FITNESS für Senioren

HEEL

HEEL Verlag GmbH
Gut Pottscheidt
53639 Königswinter
Tel.: 02223 9230-0
Fax: 02223 9230-13
E-Mail: info@heel-verlag.de
Internet: www.heel-verlag.de

Folgt dem HEEL Verlag auch unter

www.instagram.com/HEELVerlag

www.facebook.com/HEELVerlag

www.youtube.com/HeelVerlag

@HEELVerlag

Autoren:
Dr. Manuela Preuß & Dr. Peter Preuß (S. 1–101, 117–119, 130–137)
Johannes Rougnon (S. 102–116, 120–129, 138–143)
Cover- und Innengestaltung sowie Satz: grafikdesign.beyer, Köln, www.grafikdesign-beyer.de
Projektleitung: Helge Wittkopp

Fotos: © Helge Pohl
Mit Ausnahme von:
© Adobe Stock: WavebreakMediaMicro (U1, S. 8, S. 107 u., S. 108 o., S. 115 u.); Clement C/peopleimages.com (S. 6); Aleksej (S. 7); DC Studio (S. 9, S. 109 o.); majonit (S. 10); pikselstock (S. 11, S. 104 o.); lordn (S.12/13); Jelena Stanojkovic (S. 28/29); SnapVault (S. 70/71); Prostock-studio (S. 88/89); Robert Kneschke (S. 102/103, S. 120); Rido (S. 104 u.); Kzenon (S. 105 o., S. 107 o.); Maria (S. 105 u.); JackF (S. 106 u.); Reese/peopleimages.com (S. 106 o.); Halfpoint (S. 108 u., S. 116); Viktor Koldunov (S. 109 u.); Cherries (S. 110/111); NDABCREATIVITY (S. 112); goodluz (S. 114); Photographee.eu (S. 115 o.); Syda Productions (S. 128/129); Viacheslav Yakobchuk (S. 138)

Illustrationen:
© Adobe Stock: PrintingSociety (S. 4, S. 5 1. v. o. 2. v. o., 3. v. o., S. 12–109 Kopfzeile); Mariia (S. 5 1. v. u., 2. v. u., S. 110–127); Vilogsign (S. 128–143 Kopfzeile); made_by_nana (S. 139–143 Smileys); cool vp (S. 139–143 Bateriesymbole); Graficriver (S. 139–143 Wassergläser)

Printed in Latvia
ISBN: 978-3-96664-774-8

Wir bedanken uns ganz herzlich bei unseren vier Models, die sehr viel Spontanität, Geduld und Ausdauer bewiesen haben. Das Gleiche gilt für auch für unsere Autoren Dr. Manuela Preuß und Dr. Peter Preuß und unseren Fotografen Helge Pohl, die dieses Buchprojekt erst möglich gemacht haben.

WILLKOMMEN BEI „FITNESS FÜR SENIOREN“

Sie haben sich entschieden, beweglich, kräftig und gesund zu bleiben. Dieses Buch richtet sich an alle, die auch im Alter fit und agil sein möchten.

Das Buch vermittelt Ihnen zahlreiche praktische und einfach umsetzbare Übungen für mehr Kraft, Beweglichkeit, Ausdauer und Koordination.

Alle Übungen können nach Ihren individuellen Möglichkeiten durchgeführt werden, sodass die Belastung an Ihren jeweiligen körperlichen Zustand angepasst werden kann. Sie benötigen lediglich wenige Trainingsmittel, wie einen Stuhl, eine Matte oder eine weiche Unterlage sowie Plastikflaschen mit Wasser.

Regelmäßige körperliche Aktivität ist entscheidend für die Gesundheit in allen Altersgruppen. Gerade im Alter nimmt jedoch die Muskelmasse ab, und damit auch die Kraft. Knochenbrüche sind häufiger und schwerwiegender. Jede Bewegung und sportliche Betätigung stärkt Ihren Körper, fördert die Knochengesundheit, steigert die Beweglichkeit und hilft, das Risiko von Stürzen zu reduzieren.

Neben einfachem „Gehen“ oder „Nordic Walking“ eignen sich auch Sportarten wie Radfahren, Schwimmen, Wassergymnastik, Pilates oder Yoga für ein aktives Leben. Allerdings sollten auch kurze und intensive Übungen zur Förderung der Motorik sowie Kraft- und Gleichgewichtsübungen durchgeführt werden. Das Gehirn sollte neben der körperlichen Fitness auch nicht zu kurz kommen und darum finden Sie ab Seite 120 einen kleinen Teil mit Allgemeinbildungsfragen und Gedächtnisübungen.

Bevor Sie beginnen, sollten Sie unbedingt Ihren Arzt aufsuchen, um eine umfassende Gesundheitsbewertung durchführen zu lassen und sicherzustellen, dass keine zugrunde liegenden gesundheitlichen Probleme bestehen, die das Training beeinträchtigen könnten. In vielen Fällen umfasst die Überprüfung den Blutdruck, EKG, Cholesterinwerte und andere Parameter. Im Alter haben Menschen oft ein erhöhtes Risiko für bestimmte Erkrankungen wie Herzerkrankungen, Diabetes oder Osteoporose. Ebenso muss überprüft werden, ob zum Beispiel regelmäßig eingenommene Medikamente mit den sportlichen Aktivitäten in Einklang stehen.

Beugen Sie Verletzungen vor, indem Sie mit Ihrem Arzt über die Übungen sprechen, damit das Training sicher, effektiv und an Ihre individuellen Bedürfnisse angepasst werden kann. Eine Überwachung Ihrer Trainingsergebnisse ergibt ebenfalls Sinn, da sich in vielen Fällen durch eine Verbesserung der Fitness deutliche Verbesserungen der allgemeinen Gesundheit ergeben. Solch ein Trainingstagebuch finden Sie auf den letzten Seiten dieses Buches.

Grundsätzlich gilt: Trainieren Sie so, wie es für Sie am besten passt, und wählen Sie den Sport aus, der Ihnen Freude bereitet. Denn was Spaß macht, lässt sich leichter umsetzen. Suchen Sie sich Trainingspartner und genießen Sie Ihr Hobby gemeinsam.

Nun wünschen wir Ihnen viel Freude beim Training!

EINFÜHRUNG

AUSDAUER

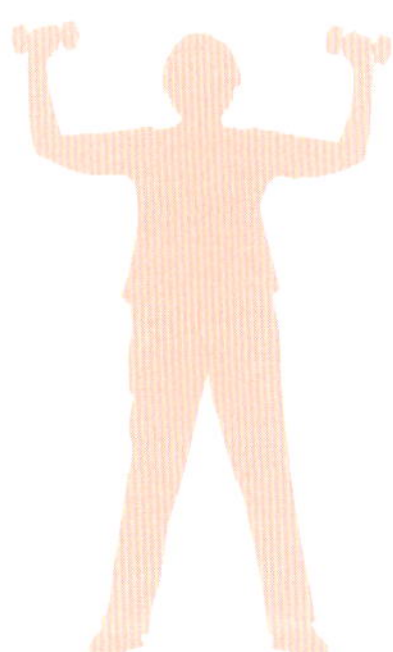

KRAFT

BEWEGLICHKEIT

FUNKTIONAL

WEITERE SPORTARTEN

ERNÄHRUNG, LEBENSSTIL UND GEHIRNJOGGING

TRAININGSTAGEBUCH

GESUNDHEITSASPEKTE UND FITNESSZIELE

Im Alter durchläuft der Körper natürliche Veränderungen, die sich auf die Gesundheit auswirken können. Muskelschwund, eine Abnahme der Knochenmasse, eine verringerte Elastizität der Gelenke und eine verlangsamte Stoffwechselrate sind einige dieser Veränderungen. Dies kann zu einer erhöhten Anfälligkeit für Verletzungen und chronischen Gesundheitsproblemen führen. Es ist entscheidend, diese Veränderungen zu verstehen und geeignete Maßnahmen zu ergreifen, um Ihre Gesundheit und Lebensqualität zu erhalten.

Die gute Nachricht ist, dass regelmäßige körperliche Aktivität und Fitness eine wirksame Möglichkeit sind, den Auswirkungen des Alters entgegenzuwirken. Körperliche Fitness kann dazu beitragen, die Muskelmasse zu erhalten, die Knochen zu stärken, die Gelenke flexibel zu halten und den Stoffwechsel anzukurbeln. Darüber hinaus kann die richtige Art von Bewegung dazu beitragen, das Risiko für chronische Erkrankungen wie Herzerkrankungen, Diabetes und Osteoporose zu reduzieren. Die körperliche Fitness hat somit das Potenzial, Ihre Gesundheit und Lebensqualität im Alter erheblich zu steigern.

Ein wichtiger Schritt ist hierbei die Festlegung realistischer Fitnessziele. Diese Ziele sollten auf Ihren individuellen Bedürfnissen und Fähigkeiten basieren. Das Erreichen dieser Ziele erfordert Geduld und Engagement, aber die Belohnungen

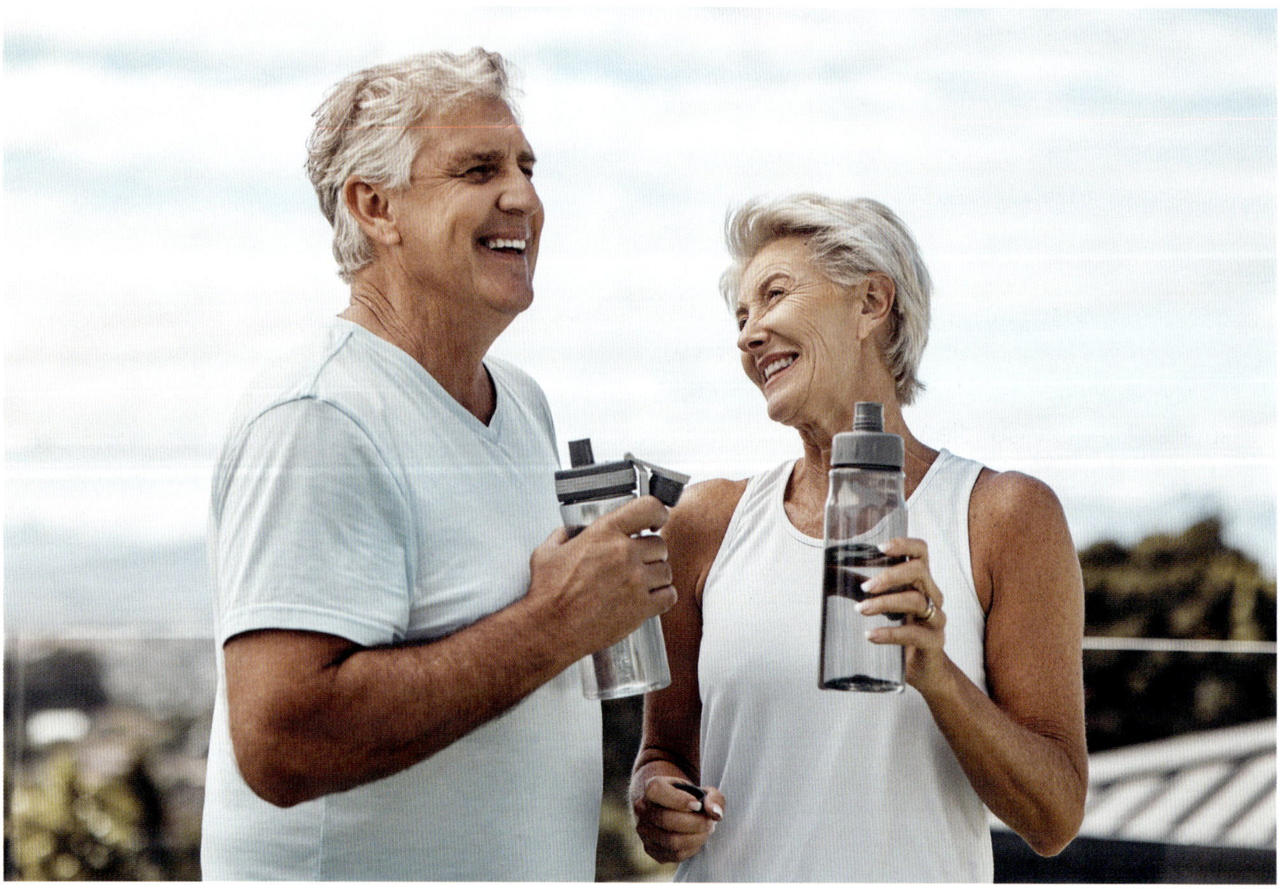

sind es wert. Ihr Fitnessprogramm sollte nicht nur Ihre körperliche Verfassung berücksichtigen, sondern auch Ihre persönlichen Ziele und Vorlieben. Es ist wichtig zu verstehen, dass „Fitness" für jeden anders aussehen kann, und Ihr Programm zu Ihrem Lebensstil passen sollte.

Denken Sie daran, dass es nie zu spät ist, in Bewegung zu kommen und Ihre Gesundheit zu verbessern. Mit der richtigen Unterstützung und einem klaren Verständnis der altersbedingten Gesundheitsaspekte können Sie ein gesundes und erfülltes Leben im Alter führen.

Achten Sie bei den Übungen auf die passende Kleidung, die korrekten Trainingsmittel und ausreichend Platz. Bitte halten Sie immer ausreichend Getränke bereit, damit Sie genug Flüssigkeit zu sich nehmen. Die Informationen in diesem Buch sind von den Autoren und dem Verlag nach bestem Wissen und Gewissen geprüft, ersetzen aber keinen Arztbesuch. Bitte suchen Sie einen Arzt auf, bevor Sie mit einem neuen Trainingsprogramm beginnen.

Neben Bewegung ist eine gesunde Ernährung wichtig für die Gesundheit. Wir möchten niemanden missionieren; genießen Sie Ihr Essen, aber versuchen Sie ebenso, die Vielfalt der Natur in Ihre Rezepte einfließen zu lassen – Ihr Körper wird es Ihnen danken, und Sie unterstützen ganz nebenbei Ihre sportlichen Möglichkeiten. Eine gesunde Ernährung kann in Verbindung mit Bewegung chronische Erkrankungen reduzieren, die geistige Gesundheit stärken und das Wohlbefinden deutlich verbessern.

Bevor Sie mit den Sporteinheiten beginnen, wärmen Sie sich bitte unbedingt auf. Je anspruchsvoller Ihr Training wird, desto mehr

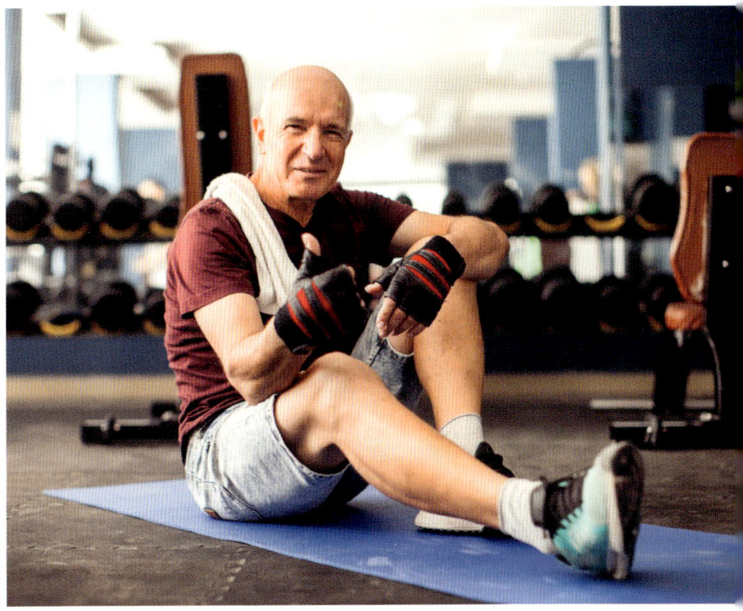

Zeit sollten Sie für das Aufwärmen ansetzen. Im Kraft- und funktionellen Training können Sie Übungen ganz langsam und leicht, ohne großen Widerstand, als Aufwärmtraining nutzen. Beim Ausdauertraining werden die ersten 2–3 Minuten des Trainings mit geringerer Intensität ausgeführt und stellen das Aufwärmen dar. Alternativ nutzen Sie folgendes beispielhaftes Aufwärmprogramm:

AUFWÄRMPROGRAMM

1. 60 Sekunden auf der Stelle gehen mit Armeinsatz.

2. Aktiver Stand: Die Arme am Oberkörper hängen lassen und dann langsam seitlich nach oben führen, bis die Hände sich begegnen, und dann wieder senken. Je nach Möglichkeit schneller werden im Verlauf der Übung, ca. 60 Sekunden.

3. 60 Sekunden auf der Stelle gehen mit Armeinsatz, Beine und Arme deutlich höher heben als zu Beginn.

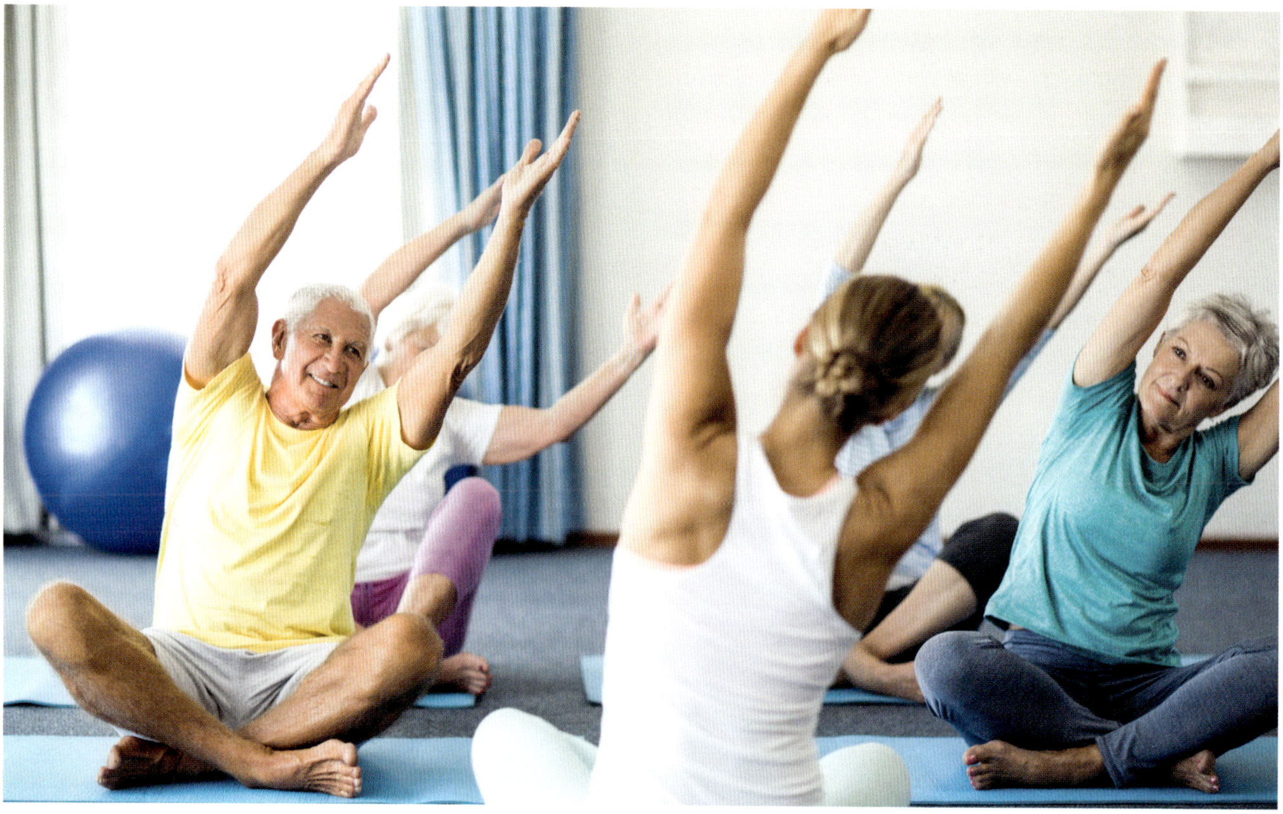

4. Aktiver Stand: Die gestreckten Arme 30 Sekunden vorwärts, anschließend 30 Sekunden rückwärts kreisen.

5. Im Anschluss an die Trainingseinheit wärmen Sie Ihren Körper analog ab.

DEHNEN NACH DEM SPORT: Aus dem Sportunterricht von früher kennen wir das Dehnen nach dem Sport. Je nach Intensität einer Übung ist das direkte Dehnen nach der Übung eher kontraproduktiv. Sicherer ist es, erst etwas „auszupendeln" und sich dann nach einigen Minuten langsam zu dehnen.

Bitte achten Sie darauf, dass die Übungen nicht mit Schwung ausgeführt werden, sondern langsam und kontrolliert:

1. Beugen Sie sich Im Stand ganz langsam nach vorne, die Hände zum Boden. Nun „ziehen" Sie sich mit Ihren Bauchmuskeln Richtung Boden. Dabei spüren Sie die Dehnung an den hinteren Oberschenkeln, an den Gesäßmuskeln und am Rücken. Dann „ziehen" Sie sich mit dem Rücken wieder in die aufrechte Position. Auf keinen Fall sollten Sie wippen oder gar oben Schwung nehmen, um mit den Händen den Boden zu berühren. Die Übung wird drei- bis fünfmal wiederholt.

2. Danach stellen Sie sich breitbeinig hin und ziehen den linken Arm nach oben, der dann über den Kopf geführt wird. Ihr Körper folgt langsam der Bewegung nach rechts und dehnt somit die Seiten. Danach wird die Übung mit dem rechten Arm wiederholt.

3. Zum Schluss stellen Sie sich in eine gerade Position und strecken sich mit den Armen Richtung Decke, soweit es geht. Abwechselnd ziehen die Hände links und rechts noch etwas höher.

Das Übungskonzept basiert auf Wiederholungen, um Kraft, Beweglichkeit, Ausdauer und Koordination auf- oder auszubauen. Versuchen Sie daher, möglichst oft eine Übung auszuführen. Kombinieren Sie die Übungen, um den ganzen Körper ausreichend zu trainieren (siehe Zirkeltraining ab Seite 130). Natürlich ist es gut, wenn Sie Ihren Körper täglich bewegen, Pausen sind aber auch wichtig und tragen zum Training bei. In manchen Fällen ist es sinnvoll, wenn möglich, einen Spiegel zu nutzen, damit Sie Ihre Haltung überprüfen können. Durch eine falsche Ausführung können Leistungen verringert werden, und im schlimmsten Fall können Verletzungen auftreten.

Seien Sie jeden Tag mindestens 30 Minuten körperlich aktiv und ergänzen Sie diese Aktivität mit 3–5 Sporteinheiten von insgesamt 150 Minuten pro Woche. Den Körper zu stärken lohnt sich, denn auch Ihr Gehirn profitiert davon. Unsere Koordination wird gesteigert und die Durchblutung angeregt, was das Erinnerungs- und Lernvermögen erhöht. Um diesen Effekt noch zu verstärken, finden Sie ab Seite 120 Übungen, die Ihr Gedächtnis und Ihre Allgemeinbildung trainieren oder verbessern können.

Erwarten Sie, sofern Sie neu einsteigen, am Anfang nicht zu viel von sich. Starten Sie langsam und steigern Sie sich kontinuierlich. Dies kann die Zeitintervalle, das Gewicht oder die Wiederholungen einer Übung betreffen. Im Laufe der Zeit werden Sie herausfinden, welche Übungen Ihnen im Alltag besonders helfen, welche Sie immer einbauen oder vielleicht auch zwischendurch machen können.

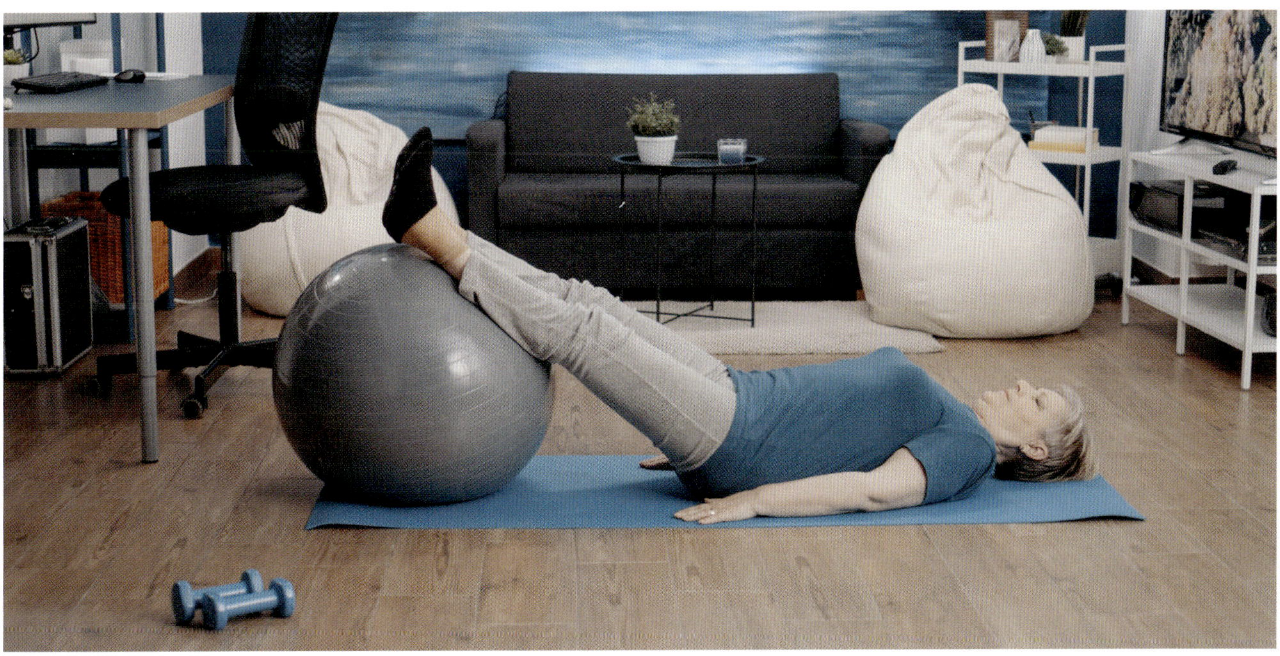

SPEZIFISCHE BEDÜRFNISSE BERÜCKSICHTIGEN

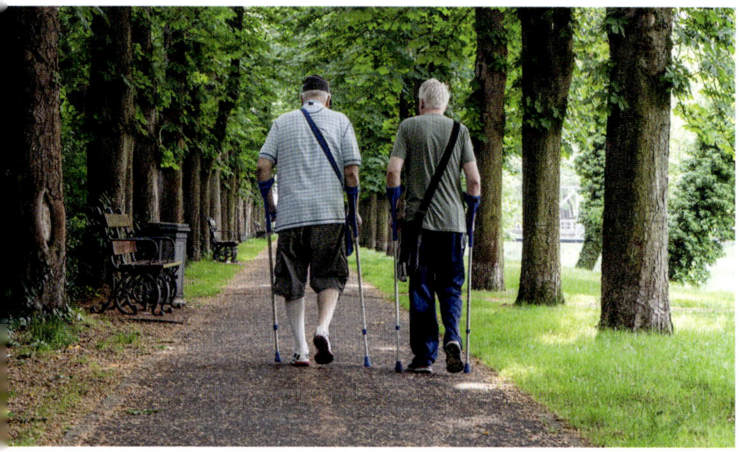

In jedem Lebensabschnitt ist die Förderung von Fitness und körperlicher Aktivität von entscheidender Bedeutung, doch im Alter gewinnen diese Aspekte eine noch größere Relevanz. Senioren, die sich auf das Abenteuer des Fitnesstrainings begeben, haben spezifische Bedürfnisse, die berücksichtigt werden müssen, um eine sichere, effektive und an ihre individuellen Gegebenheiten angepasste Aktivität zu gewährleisten.

Jeder Mensch ist einzigartig, und dies gilt insbesondere im Alter. Die Fitnessziele, gesundheitlichen Voraussetzungen und persönlichen Vorlieben können stark variieren. Daher ist es wichtig, Trainingspläne zu individualisieren, um den spezifischen Bedürfnissen und Fähigkeiten jedes Einzelnen gerecht zu werden. In jedem Fall ist ein gelenkschonendes Training wichtig, denn mit dem Alter nimmt die Flexibilität der Gelenke ab, und das Risiko von Gelenkbeschwerden nimmt zu. Daher sollten Sie gelenkschonende Übungen in Ihr Trainingsprogramm aufnehmen, die die Beweglichkeit erhalten und gleichzeitig die Gelenke nicht übermäßig belasten.

Auch das Gleichgewicht und die Stabilität sind Schlüsselfaktoren für die Vermeidung von Stürzen, insbesondere im Alter. Das Training sollte daher Übungen umfassen, die die Balance und Stabilität verbessern, um das Risiko von Verletzungen zu minimieren. Achten Sie dabei immer auf einen festen Stand und genügen Platz um sich herum.

DIE WICHTIGSTE REGEL BEI ALLEN SPORTLICHEN AKTIVITÄTEN LAUTET: KEIN SCHMERZ!

Chronische Erkrankung sind auch beim Sport ein wichtiger Faktor: Viele Senioren leiden an chronischen Erkrankungen wie Arthritis, Osteoporose oder Diabetes. Das Fitnessprogramm muss mit Ihrem Arzt darauf abgestimmt sein, diese gesundheitlichen Herausforderungen zu berücksichtigen und gegebenenfalls spezielle Maßnahmen einzubeziehen.

Hüftprothesen sind weit verbreitet. Mit ihnen kann man fast alles machen. Allerdings hängt das Training stark vom Zustand Ihrer Muskeln ab. Wenn Sie vor der Hüftprothese sportlich aktiv waren und die Rehabilitationsmaßnahmen erfolgreich waren, können Sie ohne größere Einschränkungen Sport treiben. Achten Sie aber in jedem Fall auf Ihre Belastungsgrenzen: Bei Senioren mit Hüft- oder Knieprothesen ist ein behutsames Herantasten an das Training entscheidend. Das Programm sollte die individuellen Belastungsgrenzen berücksichtigen, um Überlastungen und mögliche Schäden zu vermeiden. Insbesondere bei Knieprothesen ist es oft ratsam, die Beugung etwas einzuschränken. Auch bei allen seitlichen Bewegungen und Übungen mit gekreuzten Beinen sollten Sie vorsichtig sein und nicht zu viel Schwung nehmen.

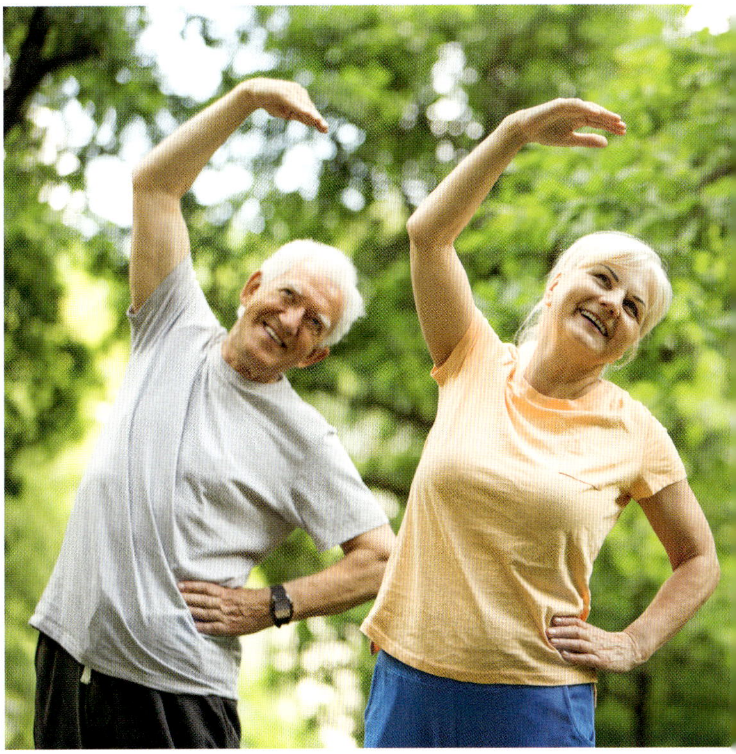

Gezieltes Krafttraining im Bereich der Hüft- und Kniegelenke kann helfen, die Muskulatur zu kräftigen und die Stabilität zu verbessern. Dies unterstützt nicht nur den Rehabilitationsprozess, sondern hilft auch, Verletzungen vorzubeugen. Hohe Stoßbelastungen wie beim Tennis oder Skifahren sollten vermieden werden. Gehen oder Walken ist dagegen sehr förderlich. Dabei ist auf eine gute Körperhaltung zu achten, um Beschwerden im Lendenwirbelbereich zu vermeiden.

Achten Sie bei Venenleiden auf einen guten Blutfluss. Sanfte Herz-Kreislauf-Übungen wie Gehen oder Radfahren verbessern die Durchblutung und verringern Schwellungen. Bei Venenleiden ist es wichtig, extreme Belastungen zu vermeiden, insbesondere solche, die mit plötzlichen Druckveränderungen verbunden sind. Vermeiden Sie daher Übungen, bei denen zu viel Druck auf die Beine ausgeübt wird, wie zum Beispiel das Heben schwerer Gewichte. Bei Venenentzündungen sollten Sie nach Rücksprache mit Ihrem Arzt auf Sport verzichten und absolute Ruhe einhalten.

Aerobes Training wie Gehen, Walken, Schwimmen oder Radfahren kann die Herzgesundheit fördern und den Blutdruck regulieren. Es ist wichtig, moderate Intensitäten zu wählen, um übermäßigen Stress zu vermeiden. Außerdem ist eine regelmäßige Kontrolle des Blutdrucks wichtig. Der Blutdruck sollte vor und nach dem Training gemessen werden, um sicherzustellen, dass er im sicheren Bereich liegt. Bei Übungen mit dem Kopf nach unten ist Vorsicht geboten. Achten Sie darauf, dass Sie sich nach Übungen in Rückenlage erst hinsetzen und dann aufstehen.

HINWEISE

Jeder Mensch hat unterschiedliche körperliche Voraussetzungen. Besprechen Sie vor dem Training mit Ihrem Arzt, welche Übungen für Sie geeignet sind. Achten Sie bei den Übungen auf die richtige Kleidung, die richtigen Geräte und ausreichend Platz. Bitte halten Sie immer ausreichend Getränke bereit, damit Sie genügend Flüssigkeit zu sich nehmen.

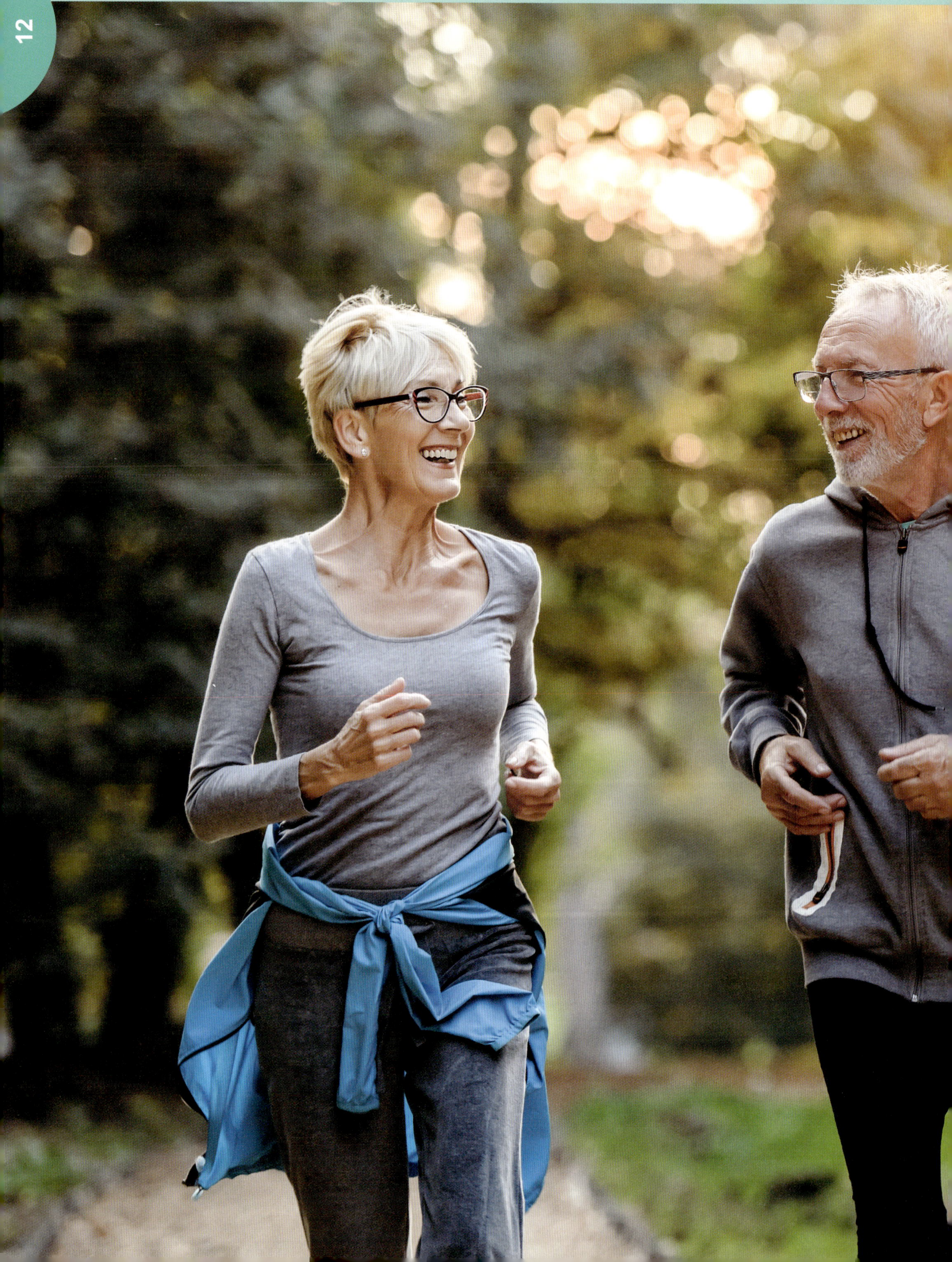

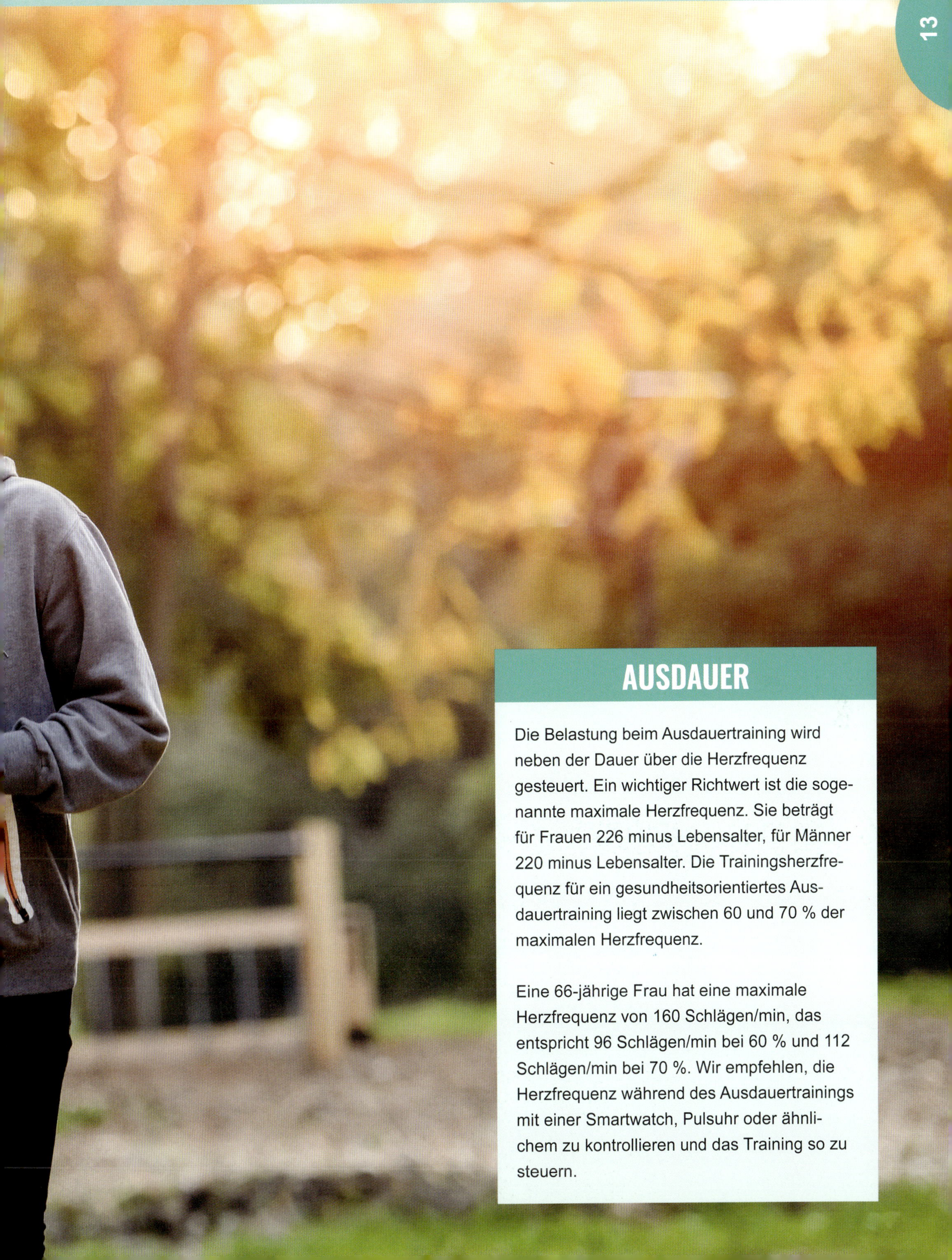

AUSDAUER

Die Belastung beim Ausdauertraining wird neben der Dauer über die Herzfrequenz gesteuert. Ein wichtiger Richtwert ist die sogenannte maximale Herzfrequenz. Sie beträgt für Frauen 226 minus Lebensalter, für Männer 220 minus Lebensalter. Die Trainingsherzfrequenz für ein gesundheitsorientiertes Ausdauertraining liegt zwischen 60 und 70 % der maximalen Herzfrequenz.

Eine 66-jährige Frau hat eine maximale Herzfrequenz von 160 Schlägen/min, das entspricht 96 Schlägen/min bei 60 % und 112 Schlägen/min bei 70 %. Wir empfehlen, die Herzfrequenz während des Ausdauertrainings mit einer Smartwatch, Pulsuhr oder ähnlichem zu kontrollieren und das Training so zu steuern.

WALKING ODER SCHNELLES GEHEN

Der Einstieg mag sanft klingen, Walking bedeutet aber nicht „spazieren gehen". Unter Walking versteht man ein zügiges Gehen, das anstrengender als Spazieren, aber gelenkschonender als Joggen ist. Es fordert das Herz-Kreislauf-System und trainiert die Ausdauer. Das Risiko für typische Herz-Kreislauf-Erkrankungen wird dadurch gesenkt.

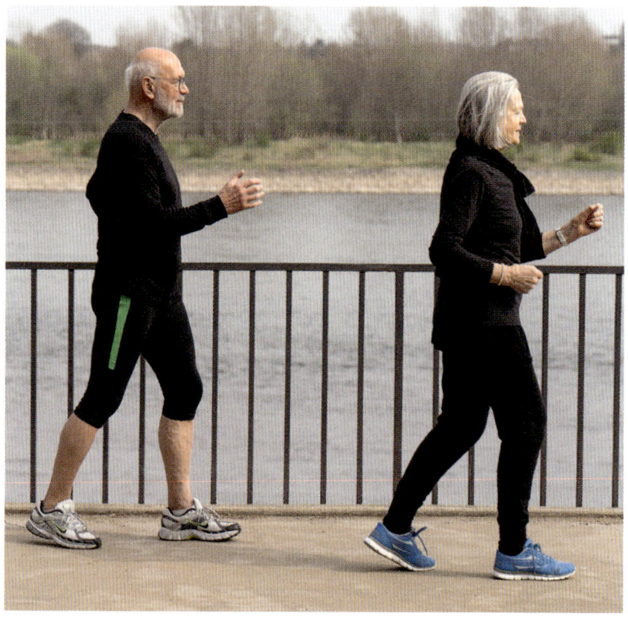

TECHNIK

Der Oberkörper ist aufrecht, der Brustkorb angehoben. Die Schultern sind zurückgezogen, tief und locker, der Blick geradeaus. Arme und Beine arbeiten in Kreuzkoordination, d. h. wenn das rechte Bein vorne ist, befindet sich der gegenüberliegende linke Arm ebenfalls vorne. Die Schrittlänge und -frequenz variieren je nach Tempo, der Armeinsatz gibt hierbei die Geschwindigkeit vor. Die Atmung ist regelmäßig und der Belastung angepasst.

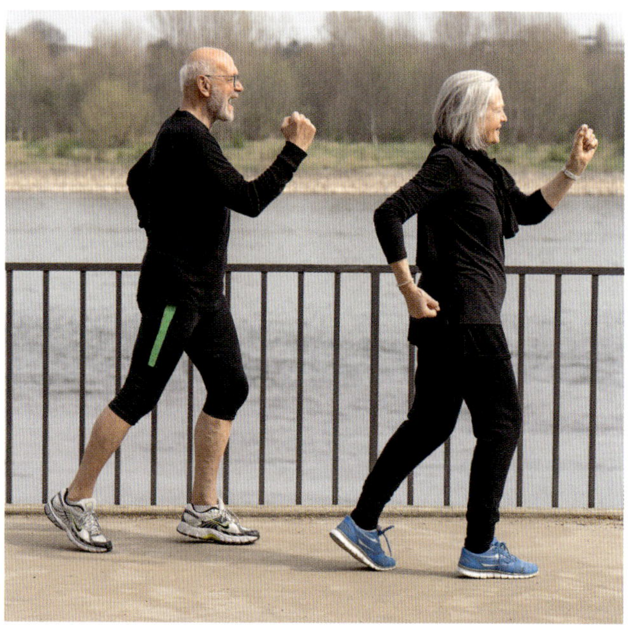

ARMEINSATZ

Die Arme sind rechtwinklig angewinkelt und schwingen aus dem Schultergelenk seitlich eng am Körper von der Hüfte bis auf Brusthöhe, die Hände sind zu lockeren Fäusten geschlossen.

BEINARBEIT

Der Fußaufsatz des vorderen Beines erfolgt mit der Ferse, das Knie ist dabei leicht gebeugt. Der Fuß rollt vollständig über die Außenkante und den Mittelfuß zu den Zehen ab. Das hintere Bein drückt kräftig vom Boden ab und wird gestreckt.

DAS WALKINGTRAINING

Drei Mal pro Woche 20–30 Minuten Walking bei 60 % der maximalen Herzfrequenz sind ein perfekter Einstieg.

WALKING MIT STEP-UPS

Step-ups bringen einen zusätzlichen Trainingseffekt für die Beinmuskulatur und Abwechslung in die Walking-Einheiten. Achten Sie darauf, dass auf Ihrer Walkingstrecke genügend Möglichkeiten für Step-ups vorhanden sind und dass Sie dabei immer einen sicheren Stand haben.

AUSGANGSPOSITION

Das Becken und den Schultergürtel gerade halten, die Füße hüftbreit seitlich versetzen, die Fußspitzen zeigen dabei nach vorne. Den rechten Fuß auf eine ca. 20 cm hohe Erhöhung setzen, beide Arme befinden sich hinter dem Körper. Den Oberkörper aufrechthalten, Blick geradeaus (Bild 1).

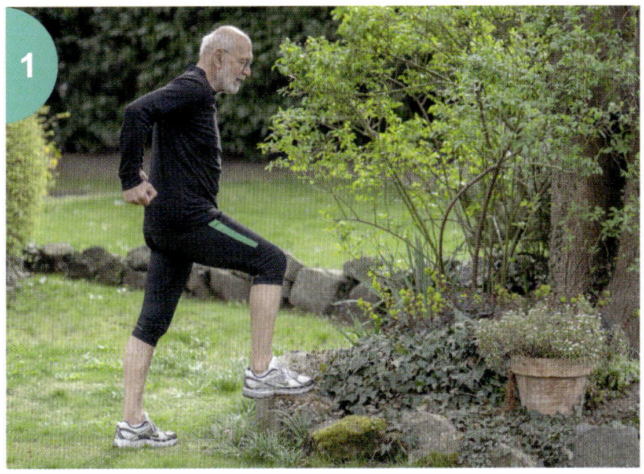

AUSFÜHRUNG

Kräftig mit dem rechten Bein nach vorne oben abdrücken und den linken Fuß hüftbreit neben dem rechten Fuß auf die Erhöhung setzen. Der Armschwung unterstützt die Aufsteigebewegung (Bild 2). Die Hauptbeanspruchung liegt im vorderen Bein, das hintere Bein stabilisiert. Anschließend linkes Bein beugen, das rechte Bein nach hinten setzen und wieder in die Ausgangsposition zurückkehren und dabei ausatmen (Bild 3). Ohne Unterbrechung die Bewegung mit dem vorderen linken Bein von Neuem beginnen.

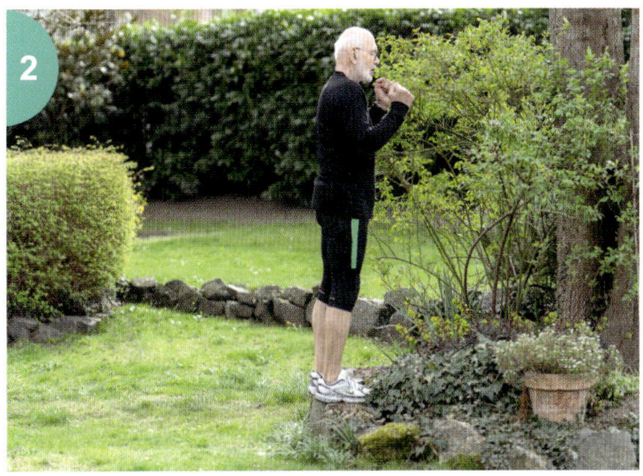

DAS WALKING MIT STEP-UPS

Drei Mal pro Woche ca. 30 Minuten Walking bei 60 % der maximalen Herzfrequenz nach folgendem Schema: 5 Minuten Walking und 20 Step-ups (10 Step-ups pro Bein) im Wechsel, diese Abfolge 4 Mal wiederholen und zum Abschluss 5 Minuten Walking.

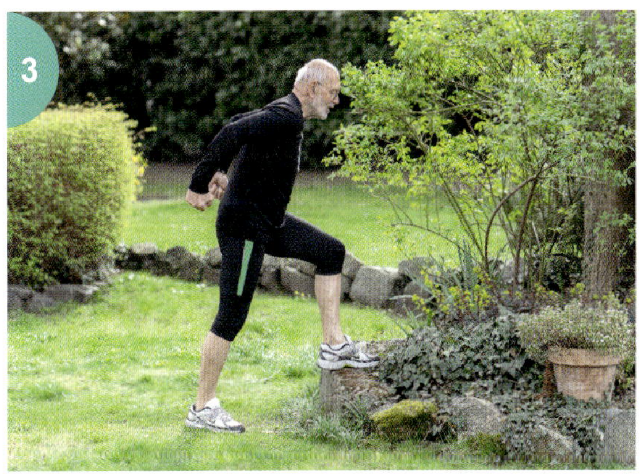

WALKING MIT ARMSCHWUNG-INTERVALLEN

Jetzt kommt Schwung in die Übung. Die unterschiedlichen Armeinsätze in Form von Kreuzkoordination und Doppelarmschwung bringen einen zusätzlichen Trainingseffekt in die Walking-Einheiten.

KREUZKOORDINATION

- Kleiner Armschwung: Die Arme schwingen aus dem Schultergelenk seitlich eng am Körper, die Hände schwingen dabei von der Hüfte bis auf Brusthöhe (Bild 1).
- Großer Armschwung: Die Arme schwingen aus dem Schultergelenk seitlich eng am Körper, die Hände schwingen dabei von der Hüfte bis über Schulterhöhe (Bild 2).

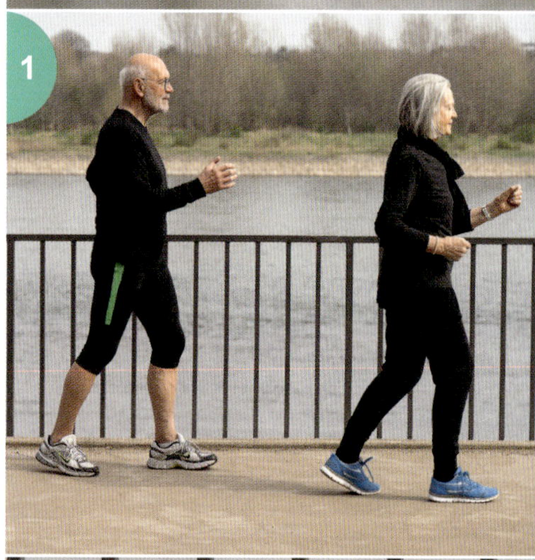

DOPPELARMSCHWUNG

Beide Arme schwingen gleichzeitig aus dem Schultergelenk seitlich eng am Körper von der Hüfte bis über Schulterhöhe. Die Füße drücken synchron zum Doppelarmschwung kräftig nach vorne ab (vgl. Bild auf Seite 17).

DAS INTERVALLTRAINING

Drei Mal pro Woche 30 Minuten Walking mit 60–70 % der maximalen Herzfrequenz nach folgendem Schema: hintereinander 5 Minuten kleiner Armschwung, 3 Minuten großer Armschwung und 1 Minute Doppelarmschwung, diese Abfolge 3 Mal wiederholen und zum Abschluss 5 Minuten kleiner Armschwung.

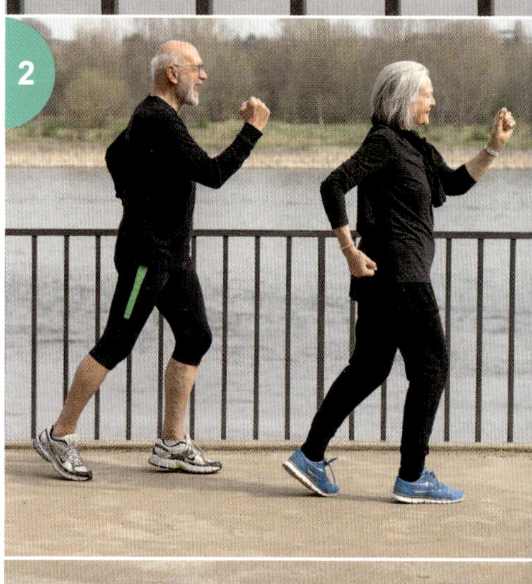

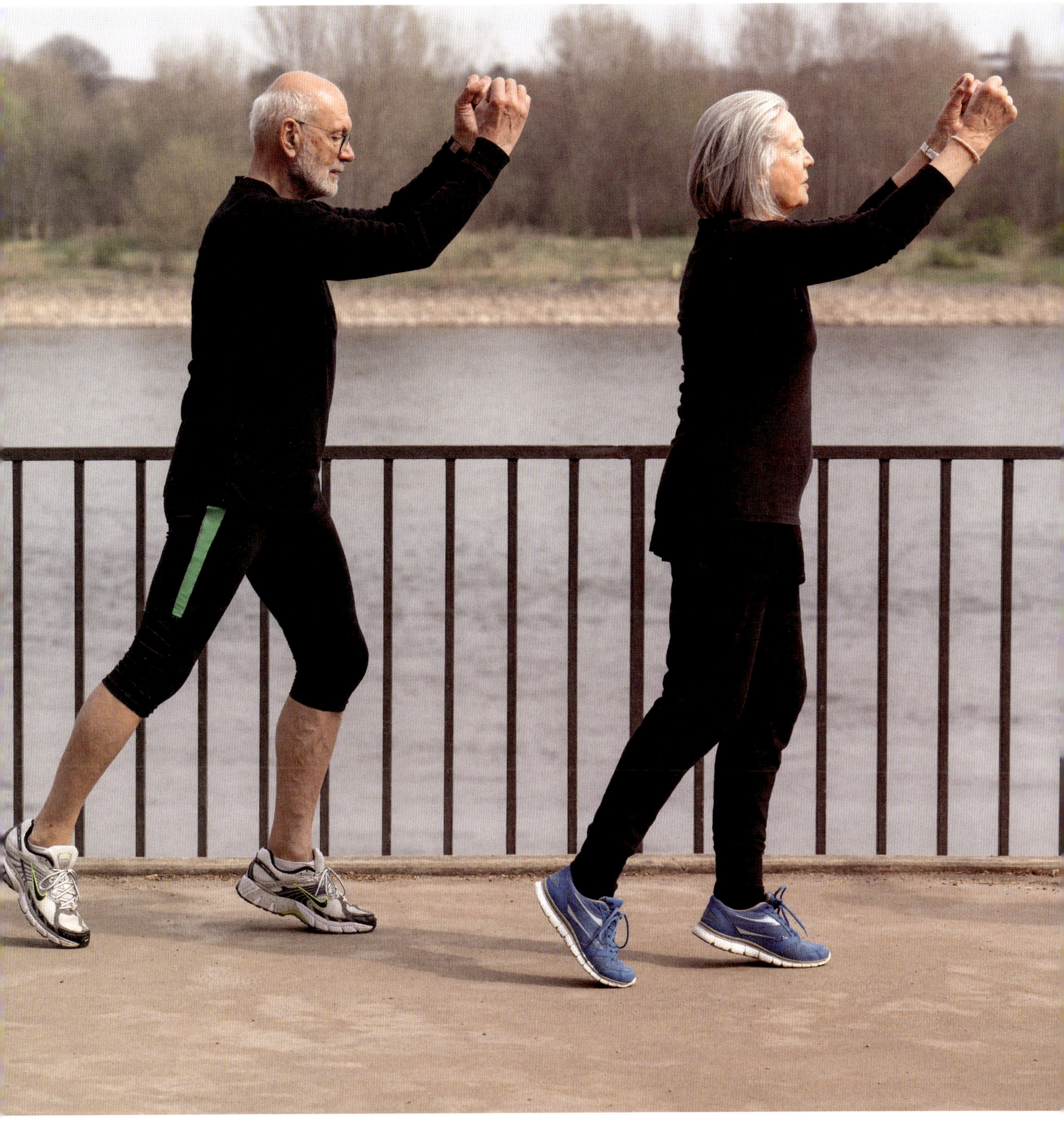

WALKING MIT GANGÜBUNGEN

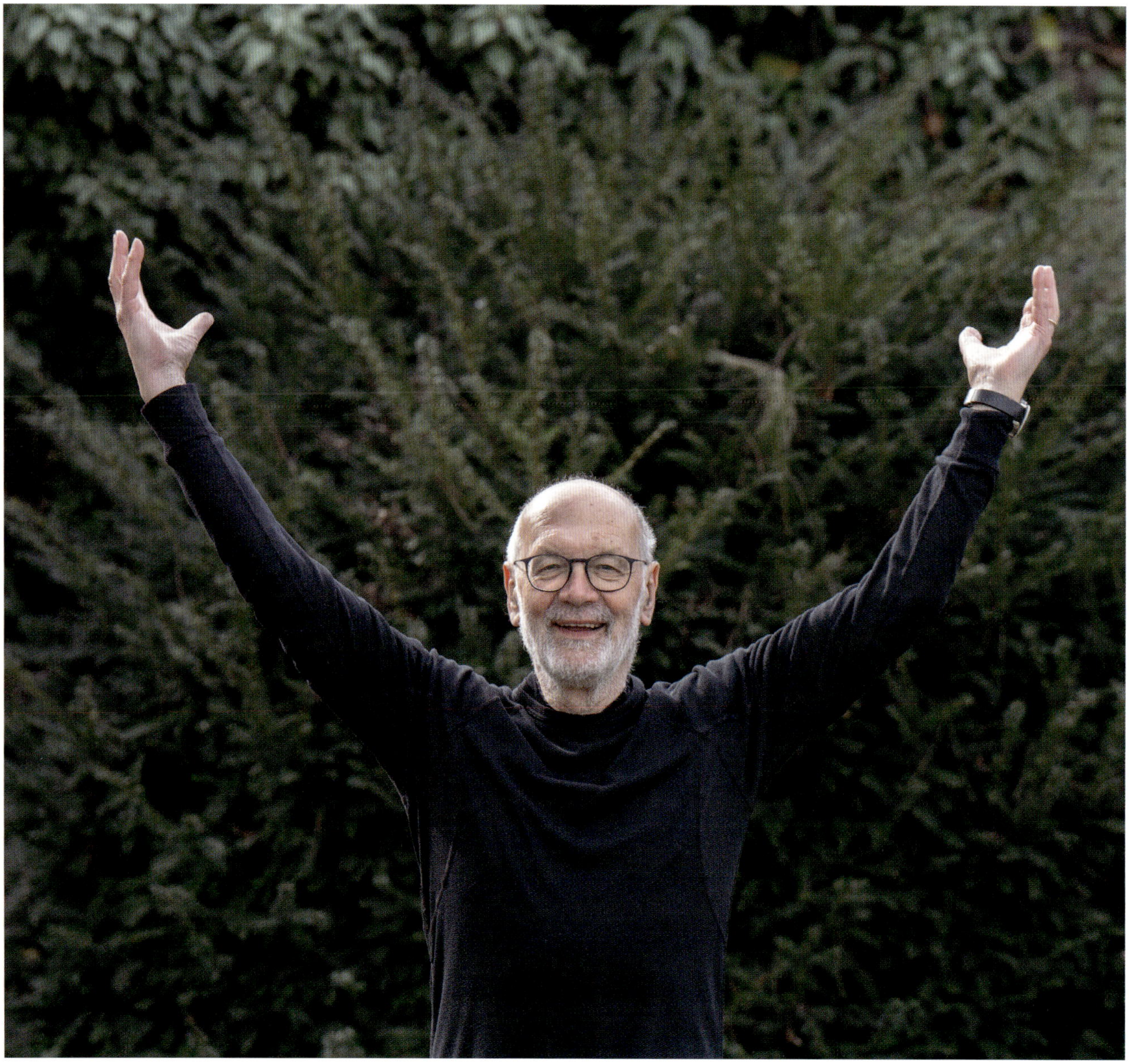

Die Gangübungen bringen Abwechslung und einen zusätzlichen Trainingseffekt in die Walking-Ausdauer-Einheiten. Zusätzlich verbessern sie die Gangart.

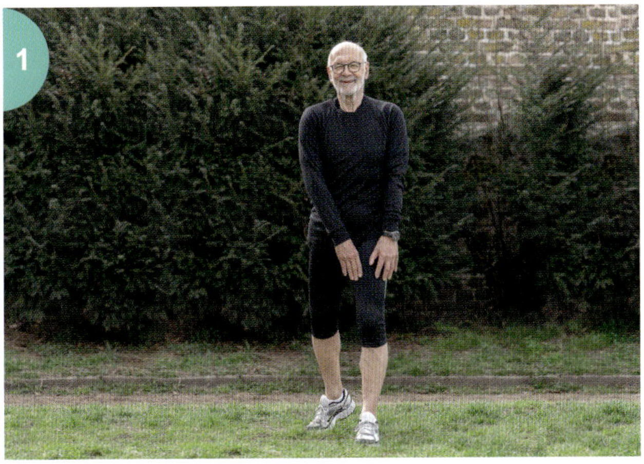

1

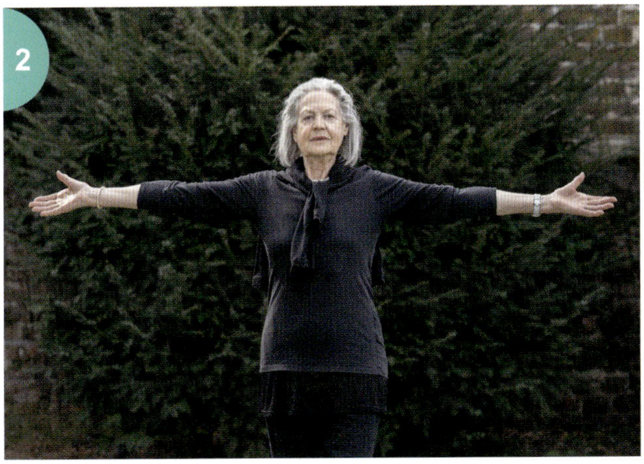

2

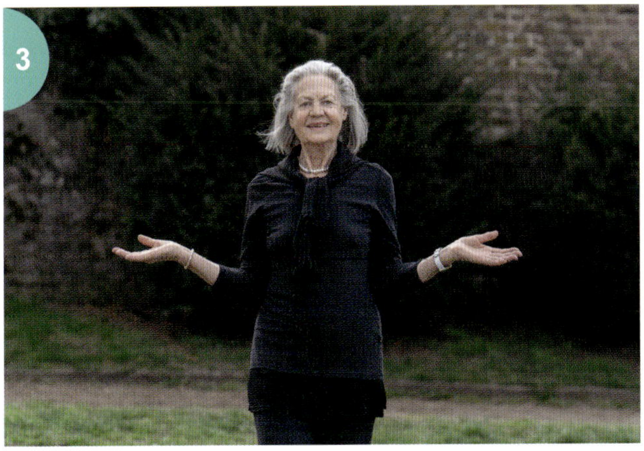

3

DIE GANGÜBUNGEN

Die Armbewegungen der Gangübungen werden anstatt des regulären Armschwungs im Gehen durchgeführt.

- Das „Y“: linkes Bein vorn, Arme gestreckt und zusammen vor der Hüfte (Bild 1); rechtes Bein vorne, Arme in Y-Position gestreckt über Kopf (Bild auf Seite 18).
- Das „T“: rechtes Bein vorn, Arme gestreckt und vor der Brust geschlossen; linkes Bein vorne, Arme in T-Position gestreckt auf Schulterhöhe neben dem Körper (Bild 2).
- Das „L“: rechtes Bein vorn, Arme gebeugt vor dem Bauch überkreuzt; linkes Bein vorne, Arme in L-Position mit anliegendem Ellenbogen nach außen neben dem Körper geöffnet (Bild 3).

DAS WALKING MIT GANGÜBUNGEN

Drei Mal pro Woche rund 30 Minuten Walking bei 60 % der maximalen Herzfrequenz nach folgendem Schema: hintereinander 5 Minuten Walking, 30 Wiederholungen „Y“, 2 Minuten Walking, 30 Wiederholungen „T“, 2 Minuten Walking, 30 Wiederholungen „L“, diese Abfolge noch einmal wiederholen und zum Abschluss 5 Minuten Walking.

WALKING MIT GANGÜBUNGEN UND AUSFALL-SCHRITTEN RUND UM DIE UHR

Bei dieser Trainingseinheit kommt eine neue Gangübung und Ausfallschritte zum Ausdauertraining hinzu. Die Angabe „rund um die Uhr" bezieht sich auf die Ausfallschritte im Stand, die auf Seite 93 genauer erklärt werden.

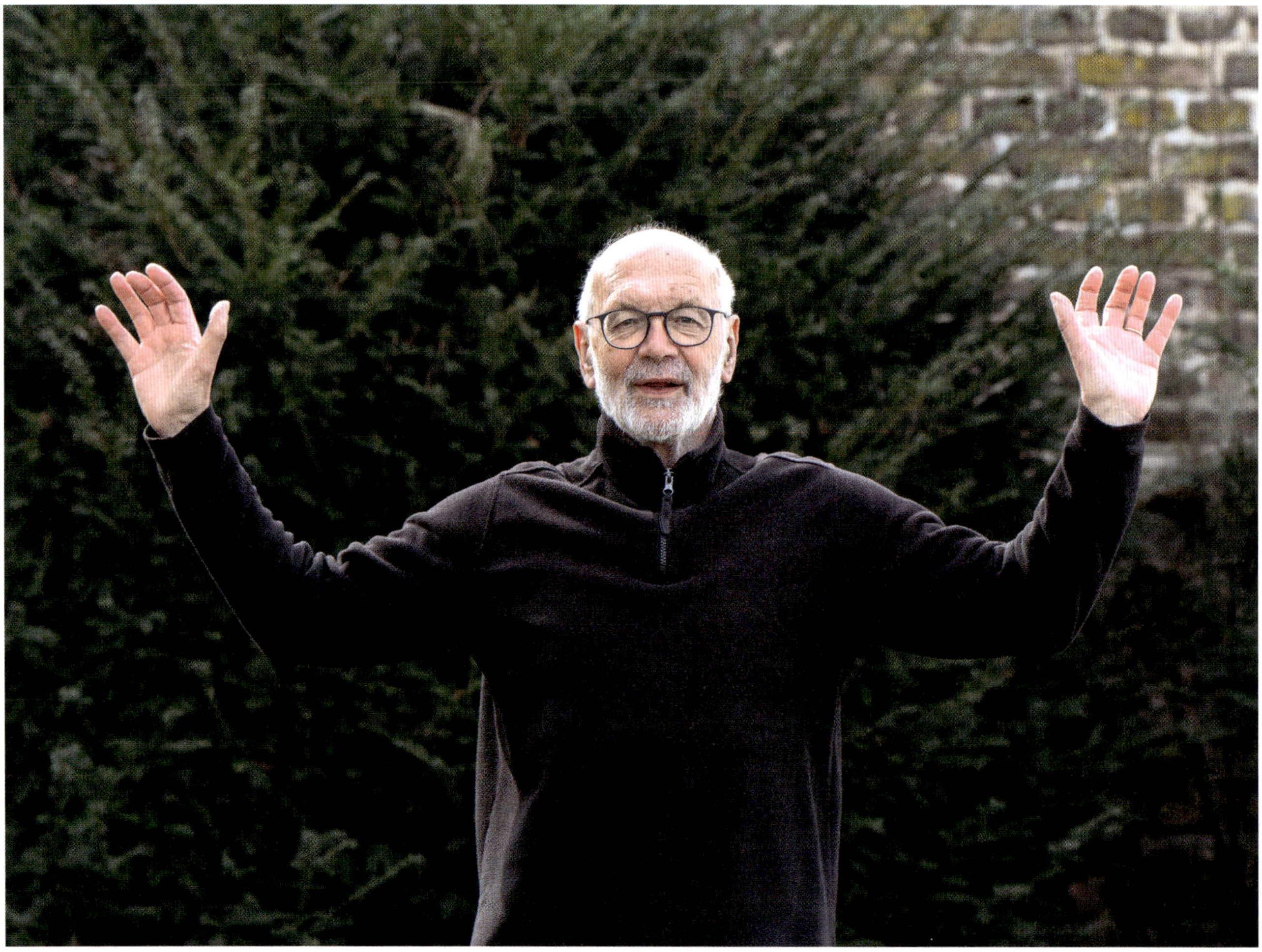

1

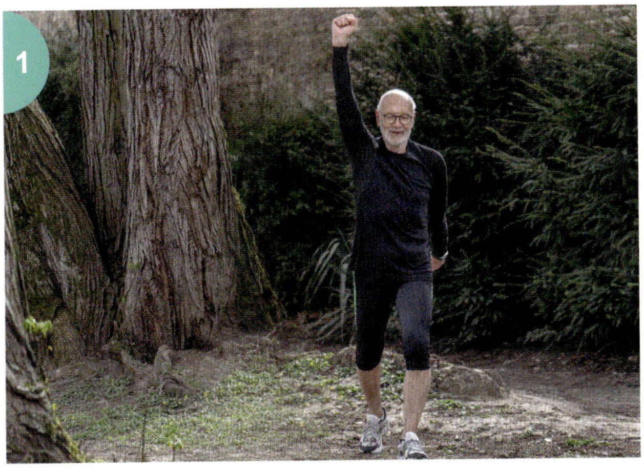

2

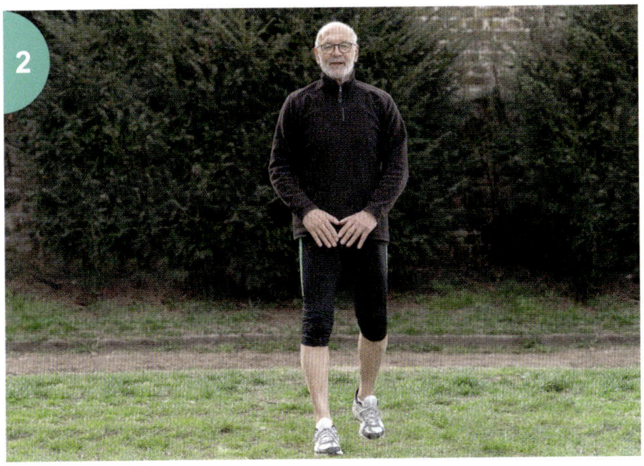

3

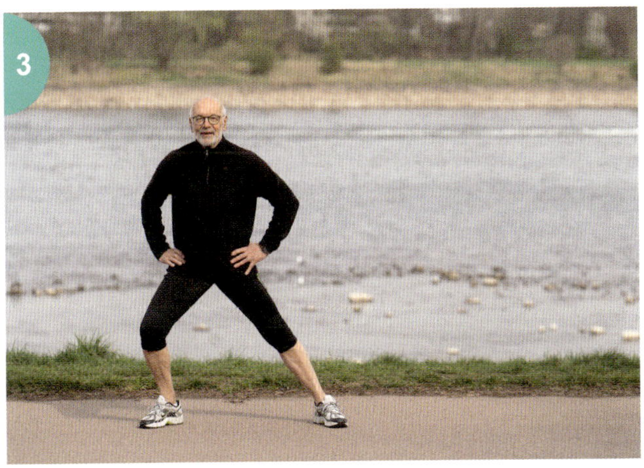

DIE GANGÜBUNGEN

Die Armbewegungen der Gangübungen werden anstatt des regulären Armschwungs im Gehen durchgeführt.

- Wechselseitiges Schulterdrücken: linkes Bein vorne und rechten Arm nach oben strecken (Bild 1), rechtes Bein vorne und linken Arm nach oben strecken.
- Das „W“: rechtes Bein vorn, Arme gestreckt und zusammen vor der Hüfte (Bild 2); linkes Bein vorne, Arme in W-Position auf Schulterhöhe (Bild auf Seite 20).
- Die Ausfallschritte im Stand „stundenweise“ rund um die Uhr von 1 bis 12 Uhr mit einer geringeren Kniebeugung von maximalen 45 Grad ausführen (Bild 3, genaue Erklärung auf den Seiten 92/93)

DAS WALKING MIT GANGÜBUNGEN UND AUSFALLSCHRITTEN RUND UM DIE UHR

Drei Mal pro Woche rund 30 Minuten Walking bei 60 % der maximalen Herzfrequenz nach folgendem Schema: hintereinander 5 Minuten Walking, 30 Wiederholungen „Schulterdrücken“, 2 Minuten Walking, 30 Wiederholungen „W“, 2 Minuten Walking, 12 Ausfallschritte rund um die Uhr, diese Abfolge noch einmal wiederholen und zum Abschluss 5 Minuten Walking.

WALKING MIT GANG-ABC

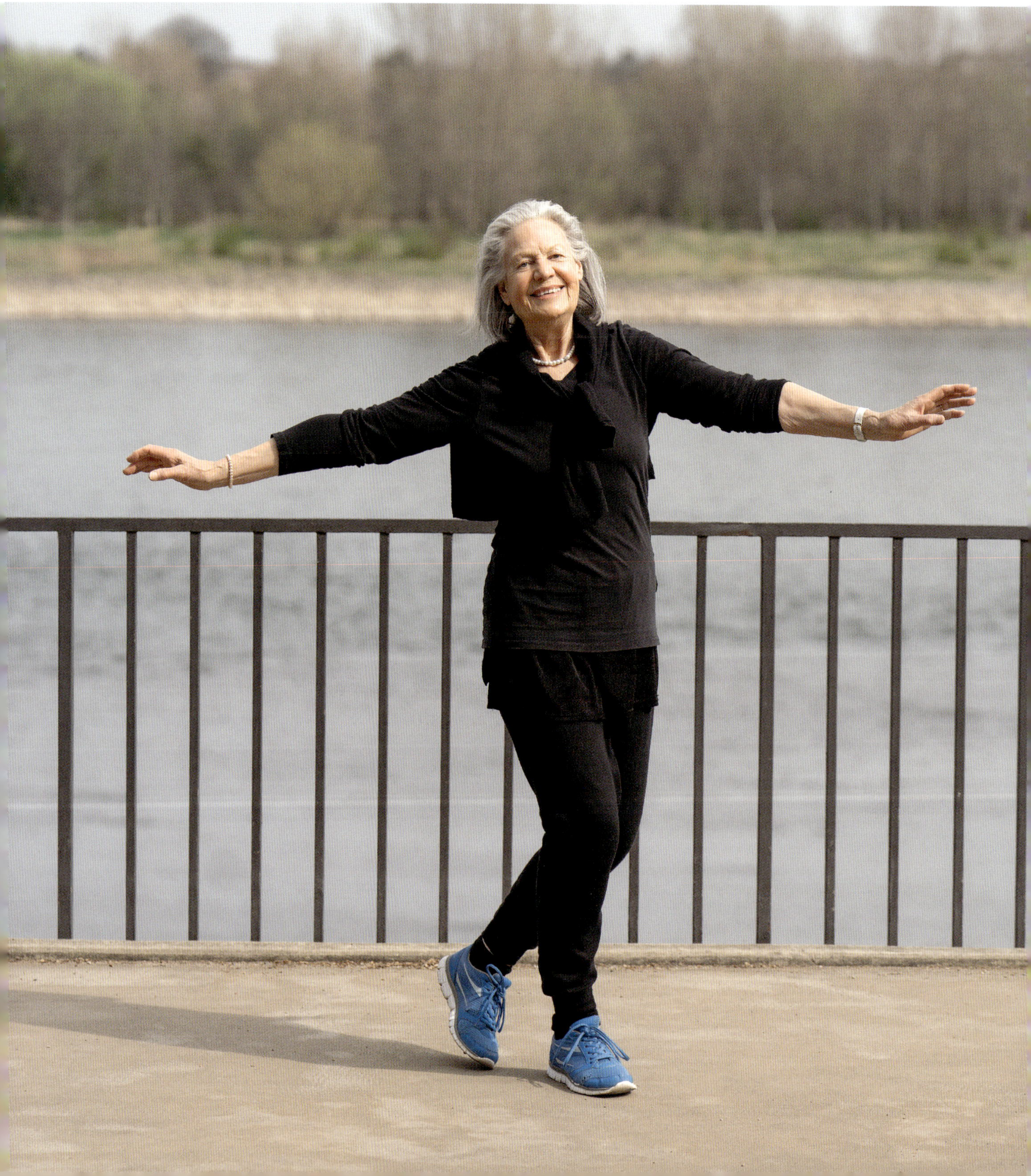

Das Gang-ABC ist eine Methode, die oft in der Physiotherapie und im Rehabilitationstraining verwendet wird, um die Gangart zu verbessern und verschiedene Aspekte der Gangmechanik zu berücksichtigen.

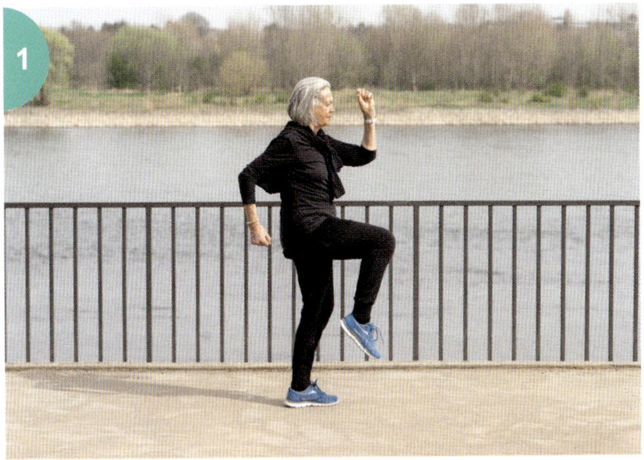

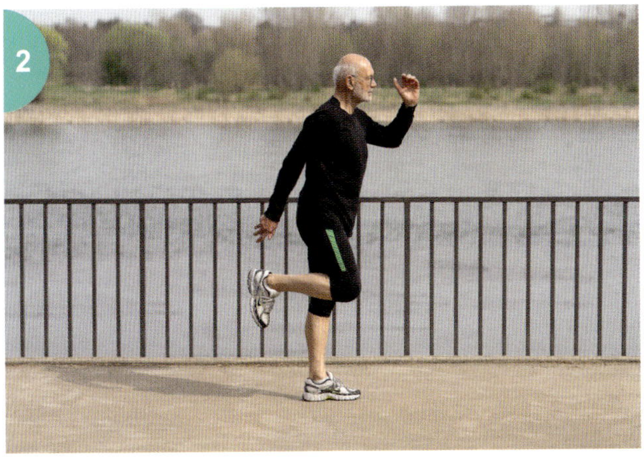

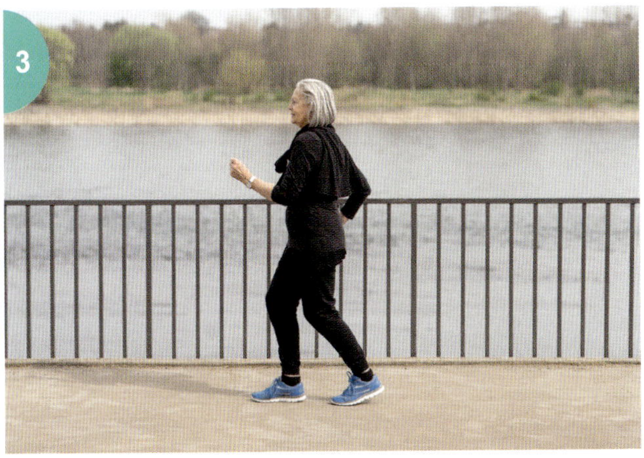

DAS GANG ABC

- Kniehebegang: das Knie des vorderen Beines wird bei jedem Schritt bis auf Hüfthöhe angehoben (Bild 1).
- Seitwärtsgang mit Überkreuzen: das rechte und linke Bein überkreuzen vorne und hinten im Wechsel, der Oberkörper führt eine entgegengesetzte Drehung aus (Bild auf Seite 22).
- Anfersen: die Ferse des hinteren Beines wird kontrolliert Richtung Gesäß gezogen (Bild 2).
- rückwärts gehen: auf ebenem Untergrund ohne Hindernisse in Kreuzkoordination rückwärts gehen (Bild 3).

DAS WALKING MIT GANG-ABC

Drei Mal pro Woche rund 30 Minuten Walking bei 60 % der maximalen Herzfrequenz nach folgendem Schema: 5 Minuten Walking, dann im Wechsel 1 Minute Gang-ABC und 2 Minuten Walking. Diese Abfolge 8-mal wiederholen, so dass jede Übung des Gang-ABCs 2 Mal ausgeführt wurde.

V-STEP

Der V-Step trainiert die Ausdauer und schult gleichzeitig die Koordination.

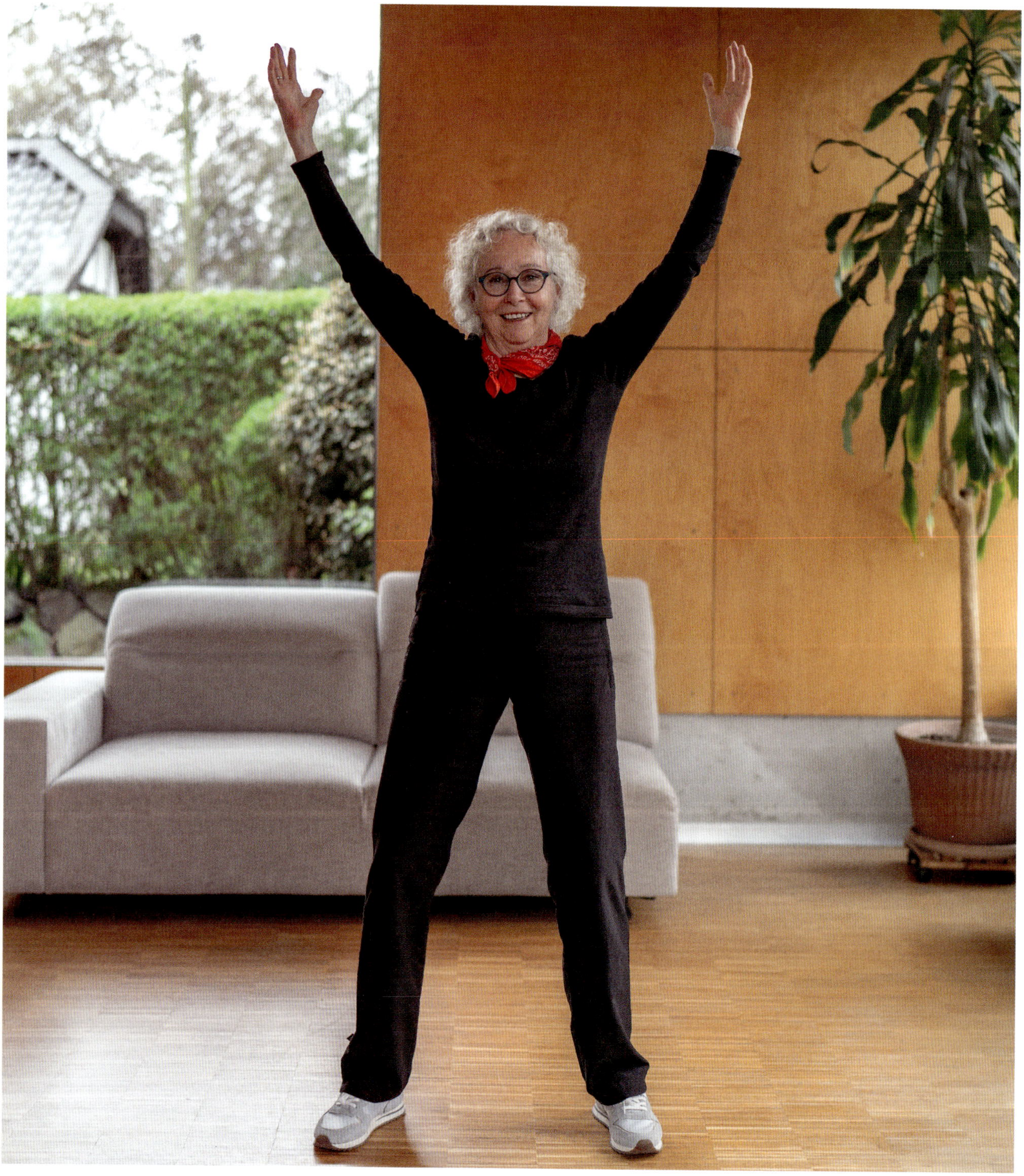

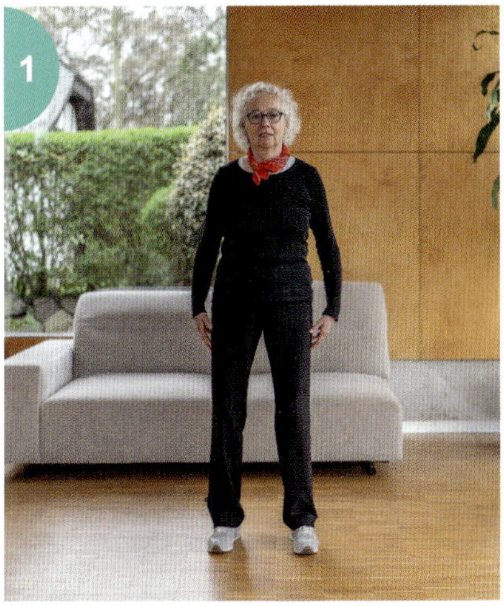

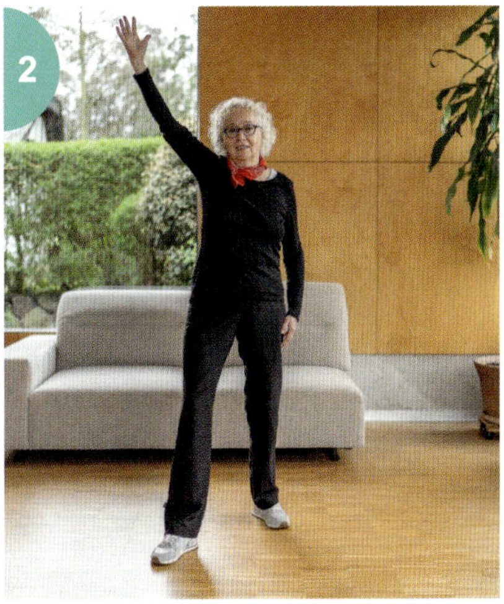

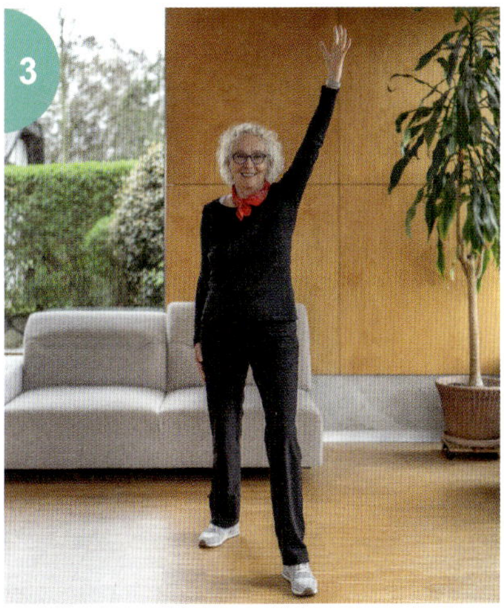

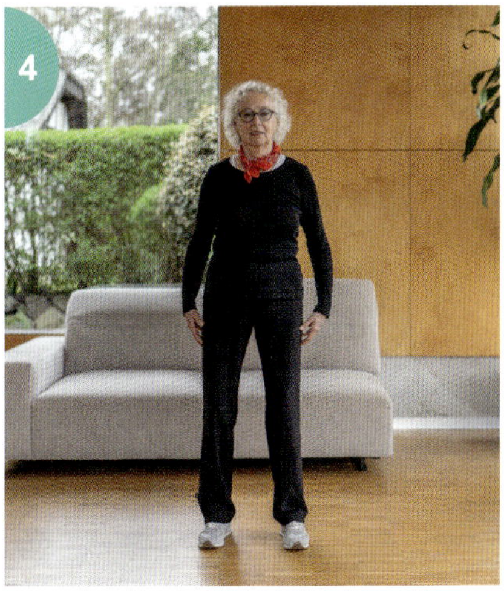

AUSGANGSPOSITION

Aktiver Stand, die Arme seitlich am Körper (Bild 1).

AUSFÜHRUNG

1. Rechten Fuß schräg nach rechts vorne setzen, rechten Arm lang gestreckt nach rechts außen und oben führen (Bild 2).
2. Linken Fuß schräg nach links vorne setzen, linken Arm lang gestreckt nach links außen und oben führen (Bild auf Seite 24).
3. Rechten Fuß wieder zurück nach hinten setzen, dabei rechten Arm nach unten, seitlich neben den Körper führen (Bild 3).
4. Linken Fuß zurück nach hinten setzen, linken Arm nach unten, seitlich neben den Körper führen (Bild 4).

Die Bewegungsabfolge ununterbrochen zuerst mit dem rechten Bein beginnend hintereinander ausführen. Nach 15 Wiederholungen Seitenwechsel und die Bewegungsabfolge zuerst mit dem linken Bein beginnen.

TRAININGSVORSCHLAG

- 2–3 Mal pro Woche an nicht aufeinanderfolgenden Tagen
- 15 V-Steps pro Seite, 2–3 Mal wiederholen
- 2–3 Min. Pause zwischen den Durchgängen

WALKING MIT AUSFALLSCHRITTEN

Die Ausfallschritte stärken zusätzlich zum Walking-Training die Beinmuskulatur und fördern die Koordination und bringen Abwechslung in die Trainingseinheiten.

1

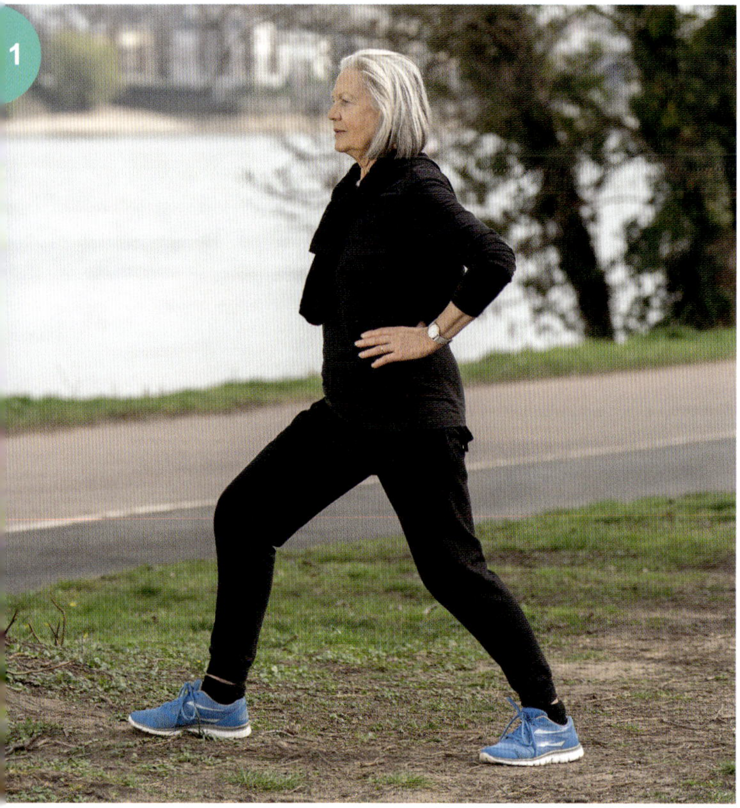

AUSGANGSPOSITION

Das Becken und den Schultergürtel gerade halten, die Füße hüftbreit seitlich versetzen, die Fußspitzen zeigen dabei nach vorne. Das Körpergewicht ist gleichmäßig auf beide Füße verteilt. Die Beine leicht beugen, den Oberkörper aufrechthalten, Blick geradeaus (Bild 1).

AUSFÜHRUNG

Beide Beine beugen, bis im Kniegelenk des vorderen Beines ein Winkel von ca. 80 Grad erreicht ist, hierbei einatmen. Den Oberkörper aufrecht halten, das Knie des vorderen Beines befindet sich auf Höhe der Fußspitze. Die Hauptbeanspruchung liegt im vorderen Bein, das hintere Bein stabilisiert. Anschließend durch Streckung der Beine wieder in die Ausgangsschrittposition zurückkehren und dabei ausatmen. Ohne Unterbrechung die Bewegung von Neuem beginnen (Bild 2).

DAS WALKING MIT AUSFALLSCHRITTEN

Drei Mal pro Woche rund 30 Minuten Walking bei 60 % der maximalen Herzfrequenz nach folgendem Schema: zu Beginn 5 Minuten Walking, dann 8 Ausfallschritte pro Bein, gefolgt von 5 Minuten Walking. Diese Abfolge noch drei Mal wiederholen.

2

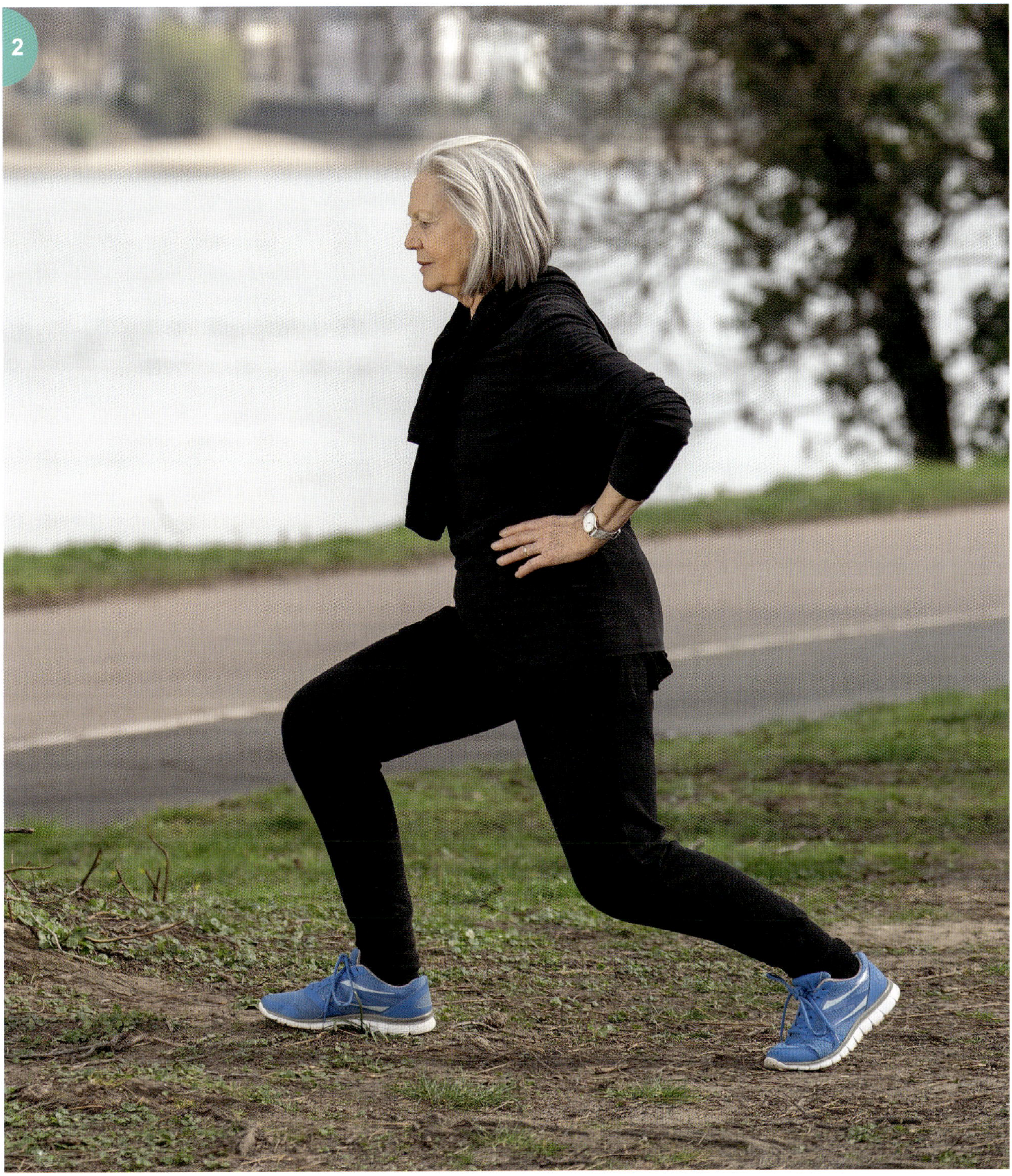

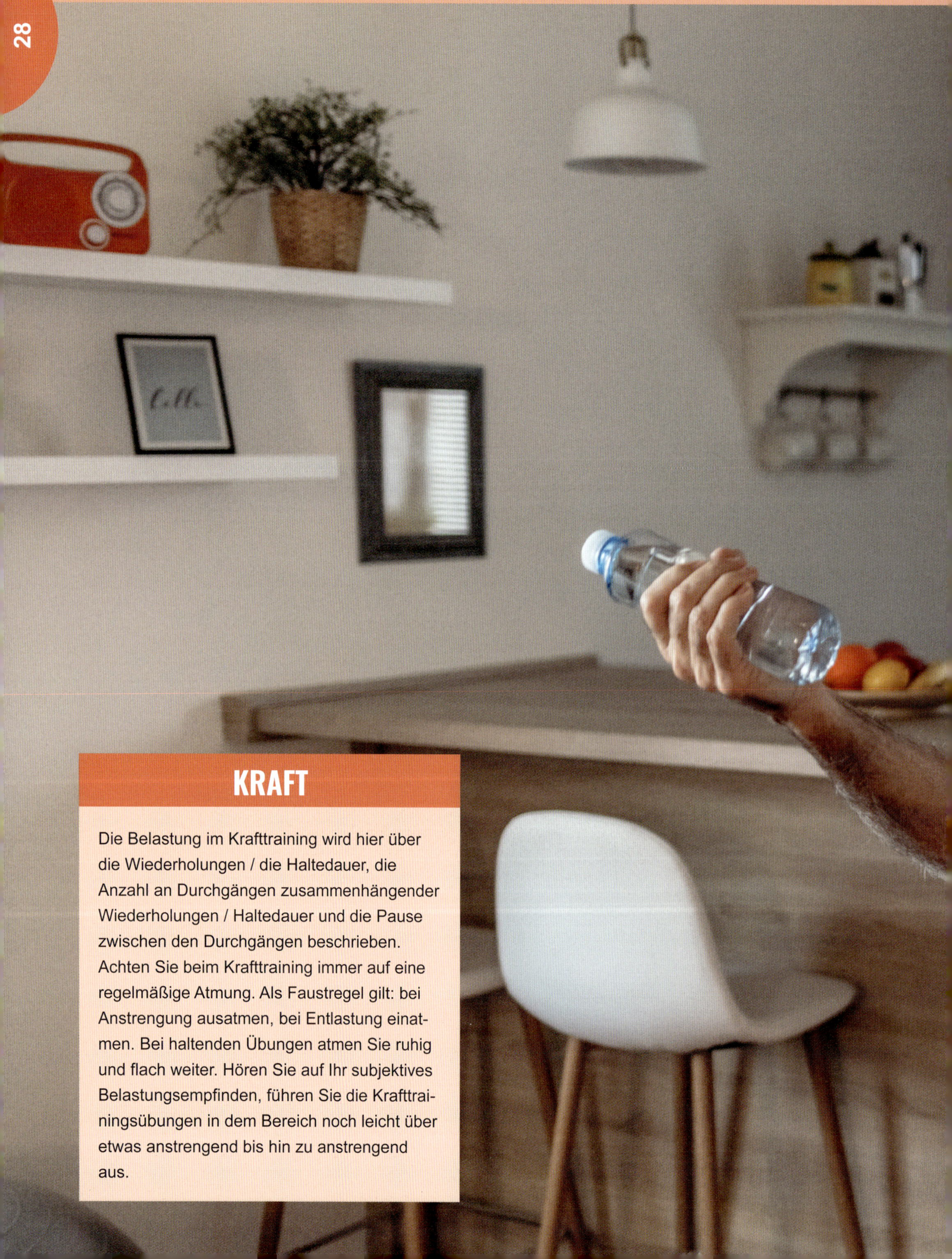

KRAFT

Die Belastung im Krafttraining wird hier über die Wiederholungen / die Haltedauer, die Anzahl an Durchgängen zusammenhängender Wiederholungen / Haltedauer und die Pause zwischen den Durchgängen beschrieben. Achten Sie beim Krafttraining immer auf eine regelmäßige Atmung. Als Faustregel gilt: bei Anstrengung ausatmen, bei Entlastung einatmen. Bei haltenden Übungen atmen Sie ruhig und flach weiter. Hören Sie auf Ihr subjektives Belastungsempfinden, führen Sie die Krafttrainingsübungen in dem Bereich noch leicht über etwas anstrengend bis hin zu anstrengend aus.

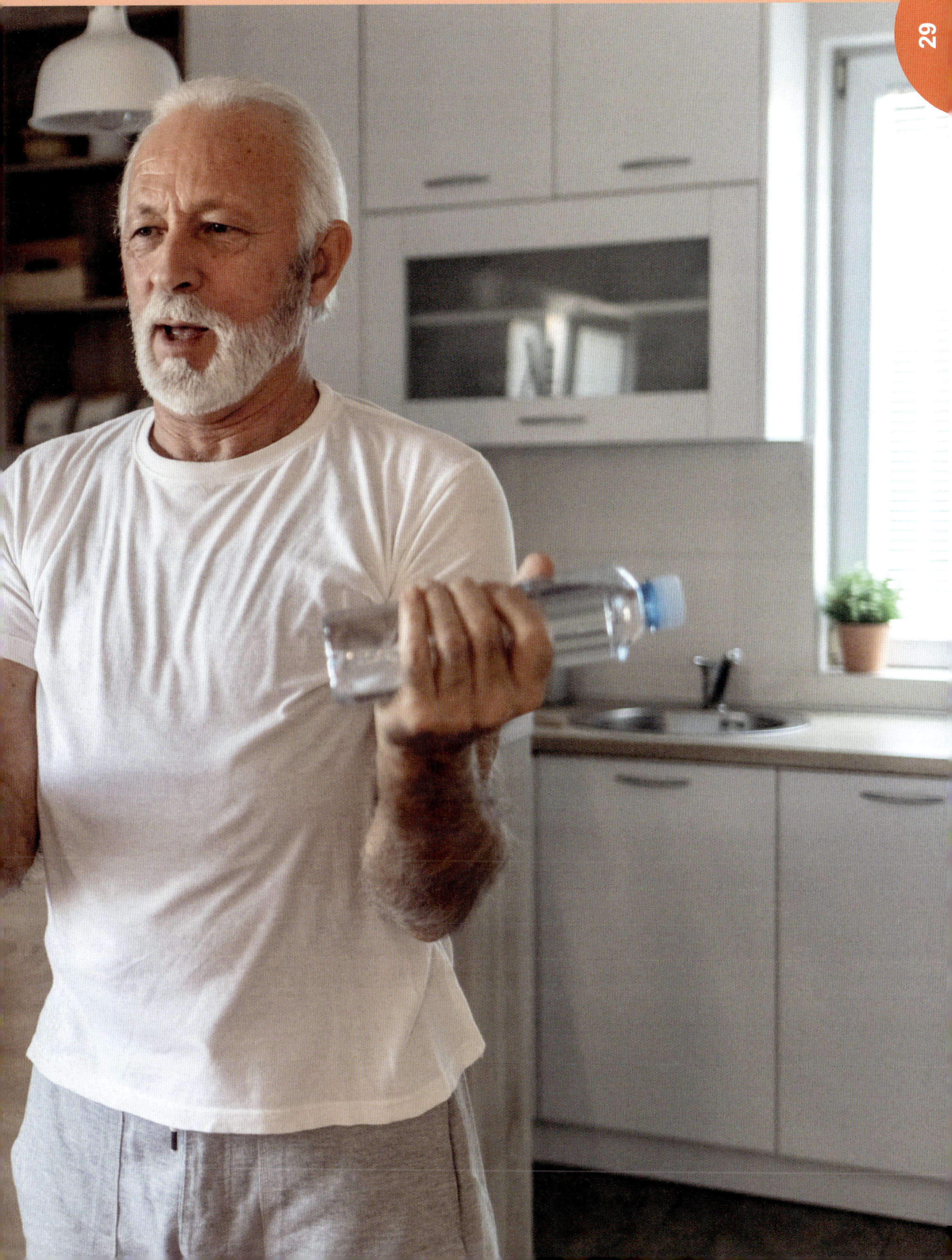

AKTIVER STAND UND BRUSTÖFFNER

Der aktive Stand ist die Grundposition für eine Vielzahl von Übungen. Der Brustöffner kräftigt die obere Rückenmuskulatur und dehnt die Brustmuskulatur.

2

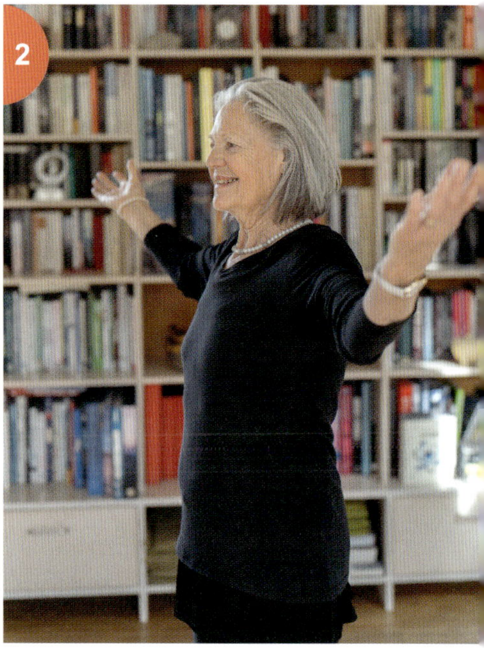

AUSGANGSPOSITION

Aktiver Stand: Füße schulterbreit auseinander, Knie leicht gebeugt, Becken aufgerichtet, Schultern tief, Brustwirbelsäule aufgerichtet, Kopf in Verlängerung der Wirbelsäule, Arme seitlich am Körper (Bild auf Seite 31).

AUSFÜHRUNG

Die Arme zu Übungsbeginn nach vorne bis auf Schulterhöhe anheben, leicht beugen und auf Schulterhöhe nach hinten führen. Die Daumen zeigen nach oben und die Brustwirbelsäule ist aufgerichtet (Bild 1 und 2). Anschließend die Arme wieder nach vorne führen und die Brustwirbelsäule runden (Bild 3). Beim Öffnen der Arme einatmen, während des Schließens ausatmen.

3

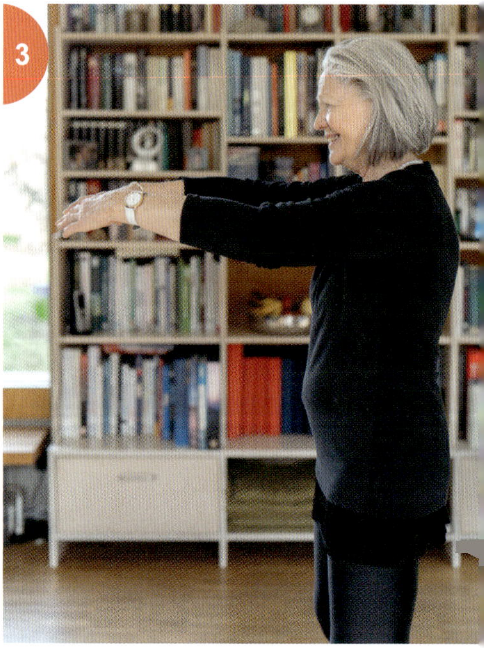

TRAININGSVORSCHLAG

- 2–3 Mal pro Woche an nicht aufeinanderfolgenden Tagen
- 15–20 Wiederholungen, 2–3 Durchgänge
- 2–3 Min. Pause zwischen den Durchgängen

1

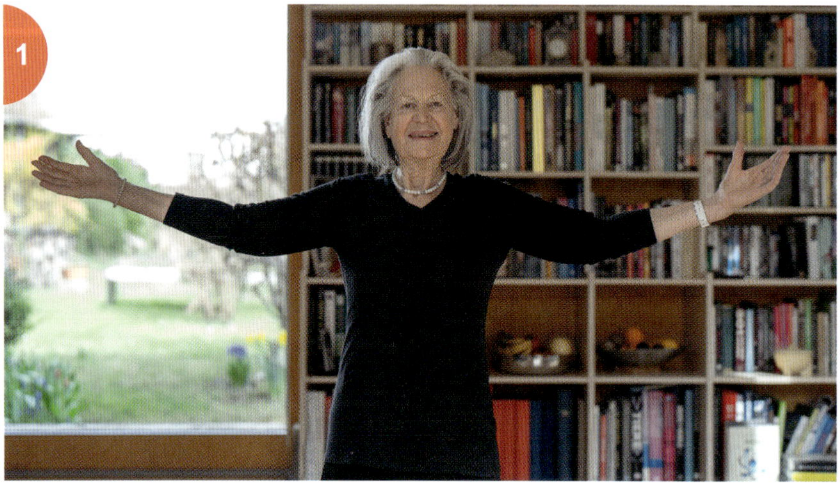

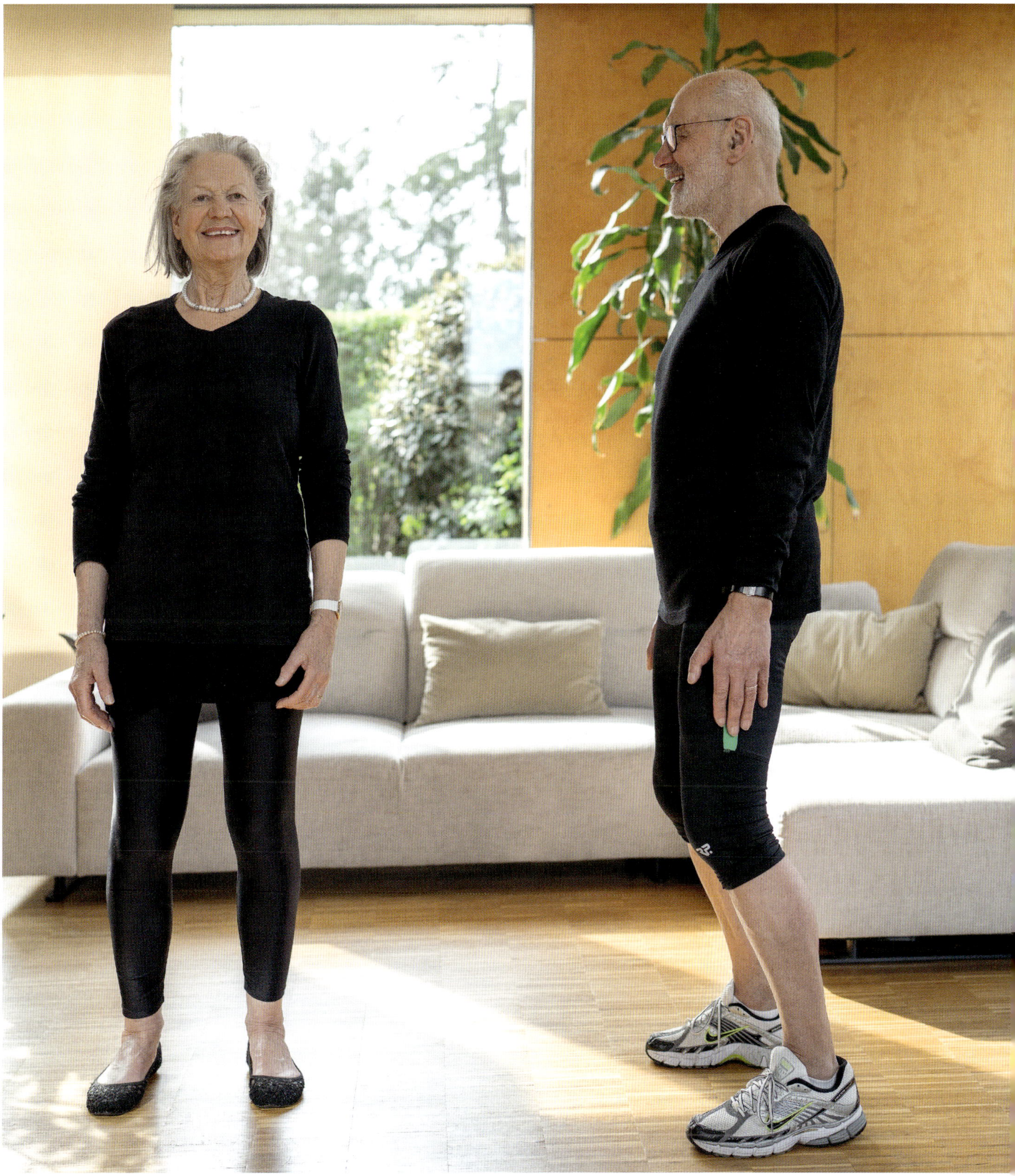

KNIEBEUGE

Die Kniebeuge beansprucht die Oberschenkel- und Gesäßmuskulatur sowie den Rumpf.

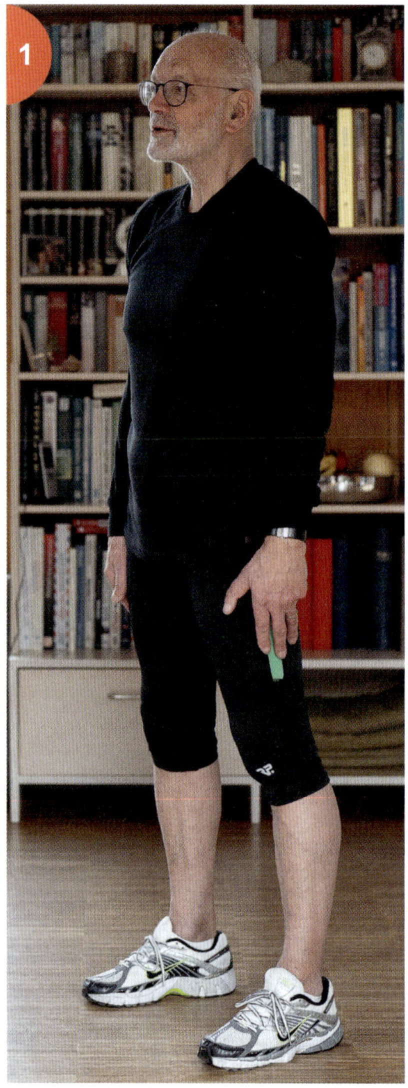

AUSGANGSPOSITION

Schulterbreiter Stand, die Fußspitzen zeigen leicht nach außen. Das Gewicht gleichmäßig auf beide Füße verteilen, die Knie und Hüfte leicht beugen. Die Arme seitlich an den Oberkörper anlegen, die Schultern tief und den Rücken gerade halten (Bild 1).

AUSFÜHRUNG

Langsam die Hüft- und Kniegelenke beugen, hierbei einatmen. Das Gesäß zunächst ein wenig nach hinten und dann auf gerader Linie nach unten bewegen. Den Oberkörper dabei leicht nach vorne neigen (bis maximal 45 Grad), Rücken gerade und Blick geradeaus. Die Arme bei der Abwärtsbewegung bis auf Schulterhöhe nach vorne oben bewegen. In der Endposition beträgt der Kniegelenkinnenwinkel mehr als 90 Grad, die Knie befinden sich auf Höhe der Fußspitzen, das Gesäß hinter den Fersen (Bild 2). Anschließend die Beine kontrolliert bis zur Ausgangsposition strecken, hierbei ausatmen (Bild 1).

TRAININGSVORSCHLAG

- 2–3 Mal pro Woche an nicht aufeinanderfolgenden Tagen
- 10–12 Wiederholungen, 2–3 Durchgänge
- 2–3 Min. Pause zwischen den Durchgängen

VARIATIONEN

Veränderung der Standbreite:

- je enger die Fußstellung, desto mehr wird die vordere Oberschenkelmuskulatur trainiert
- je weiter die Fußstellung, desto mehr wird die innere Oberschenkel- und Gesäßmuskulatur beansprucht

2

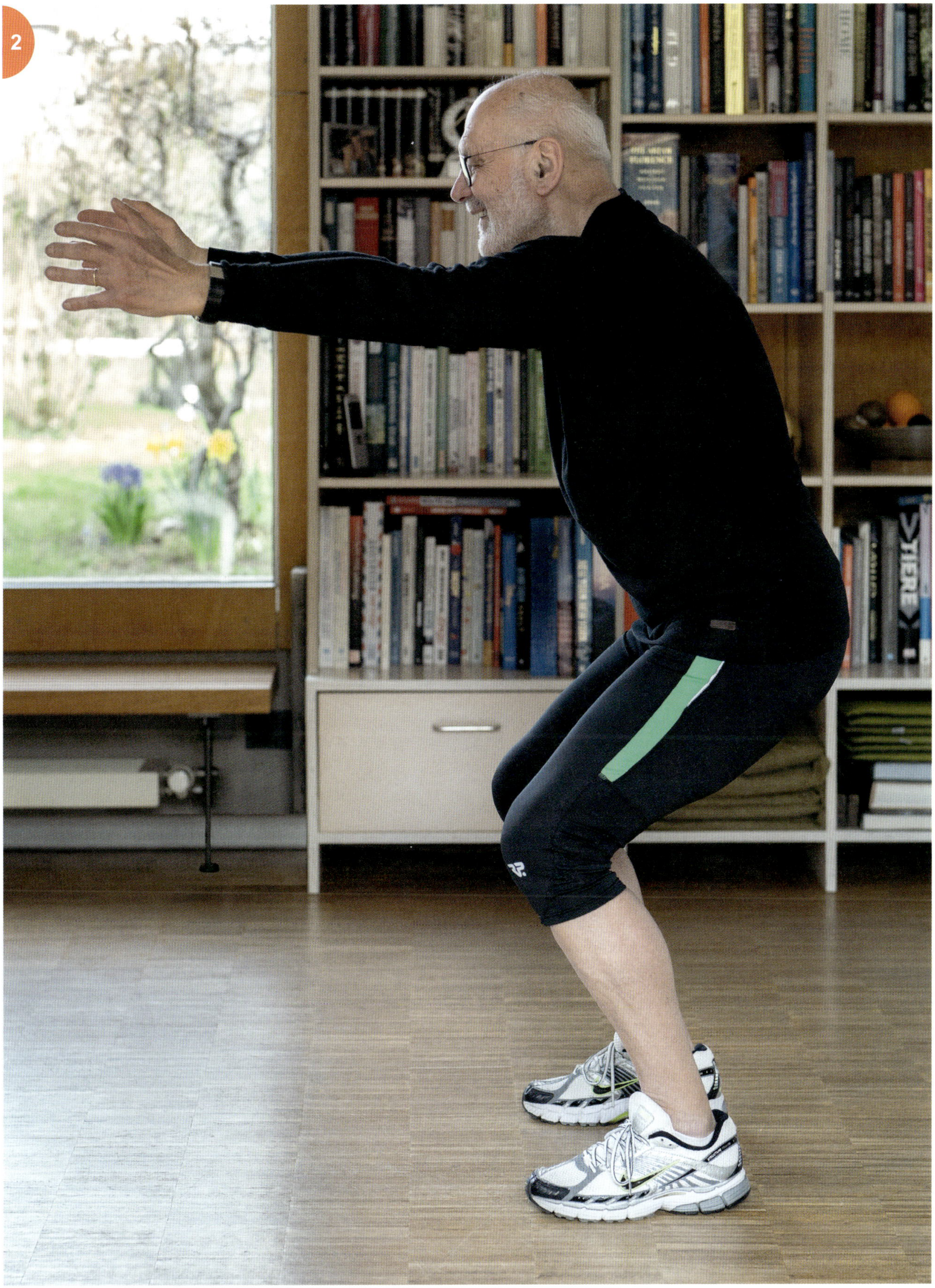

BAUCHPRESSE

Die Bauchpresse trainiert die gesamte Bauchmuskulatur.

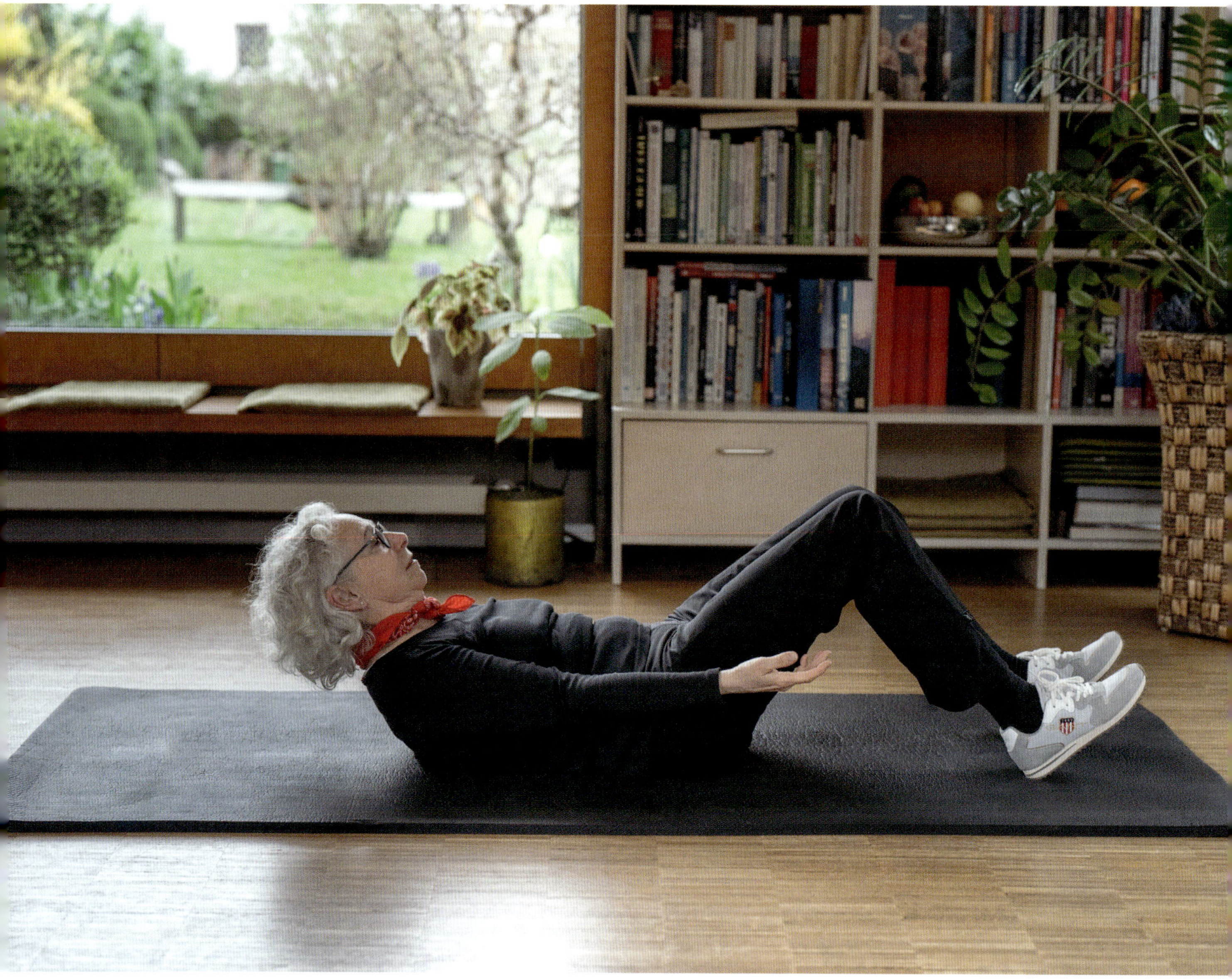

AUSGANGSPOSITION

Rückenlage auf der Matte mit aufgestellten Beinen: Die Füße mit den Fersen auf dem Boden aufstellen, die Beine sind im Knie ca. 90 Grad angewinkelt.

Den Kopf mit Blick zur Decke von der Unterlage abheben und einen faustbreiten Abstand zwischen Kinn und Brust halten, die Schultern leicht anheben. Die Arme nach vorne an den Oberschenkeln vorbei strecken.

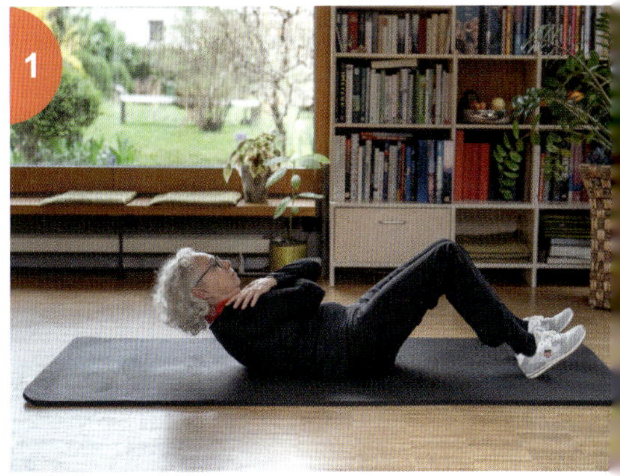

AUSFÜHRUNG

Den Oberkörper ein paar Zentimeter von der Unterlage heben und den Bauch zusammenpressen, d. h. den Oberkörper in einer Aufrollbewegung nach vorne beugen, hierbei ausatmen. Der untere Rücken hält dabei Kontakt zum Boden. Der faustbreite Abstand zwischen Kinn und Brust bleibt erhalten (Bild auf Seite 34). Anschließend den Oberkörper wieder bis in die Ausgangsposition absenken, dabei einatmen und die Bewegung von Neuem beginnen.

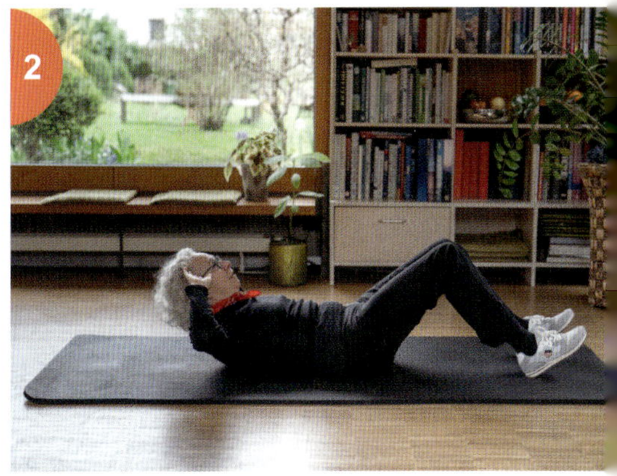

TRAININGSVORSCHLAG

- 2–3 Mal pro Woche an nicht aufeinanderfolgenden Tagen
- 10–15 Wiederholungen, 2–3 Mal wiederholen
- 2–3 Min. Pause zwischen den Durchgängen

VARIATIONEN (VON LEICHT ZU SCHWER)

- Arme vor der Brust kreuzen (Bild 1)
- Hände an den Schläfen, die Ellbogen zeigen nach außen (Bild 2)
- Arme über den Kopf gestreckt (Bild 3)

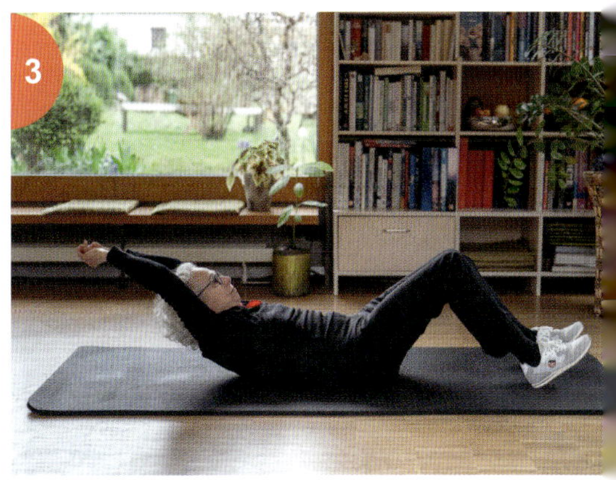

LIEGESTÜTZ

Der Liegestütz beansprucht die Brust- und vordere Schultermuskulatur sowie den Armstrecker.

AUSGANGSPOSITION

Bäuchlings auf den gestreckten Armen gestützt, Kopf in Verlängerung der Wirbelsäule. Die Füße hüftbreit, die Hände etwas weiter als schulterbreit auseinander, die Finger zeigen nach vorne. Der Körper ist gerade wie ein Brett gestreckt und angespannt, die Schultern sind tief und an der Wirbelsäule fixiert (Bild auf Seite 37).

AUSFÜHRUNG

Die Arme beugen und den Körper absenken, bis die Ellbogen rechtwinklig gebeugt sind. Der Körper bleibt gerade wie ein Brett gestreckt und angespannt, die Schultern bleiben tief und an der Wirbelsäule fixiert. Während der Abwärtsbewegung einatmen und während der Aufwärtsbewegung ausatmen (Bild 1).

TRAININGSVORSCHLAG

- 2–3 Mal pro Woche an nicht aufeinanderfolgenden Tagen
- 8–10 Wiederholungen, 2–3 Durchgänge
- 2–3 Min. Pause zwischen den Durchgängen

VARIATION

- leichtere Variante mit aufgestützten Knien (Bild 2 und 3).

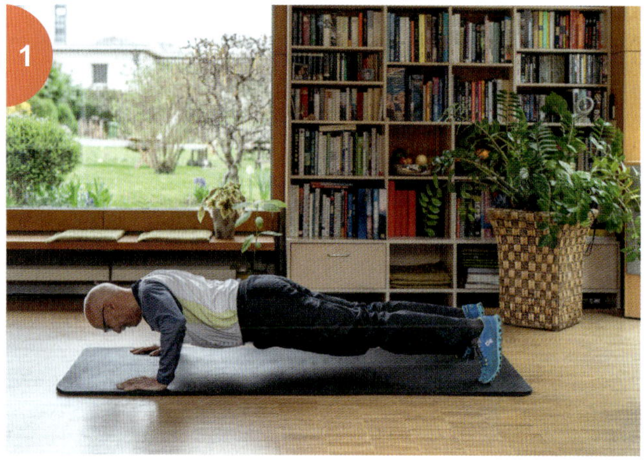

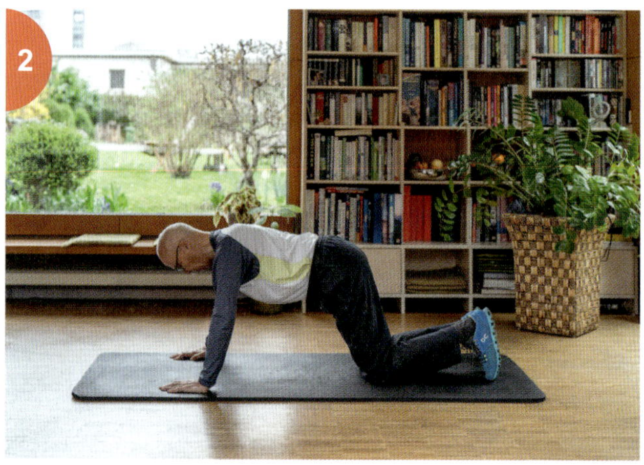

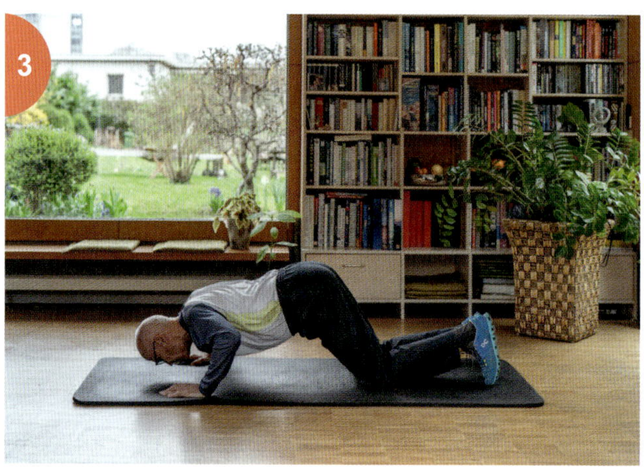

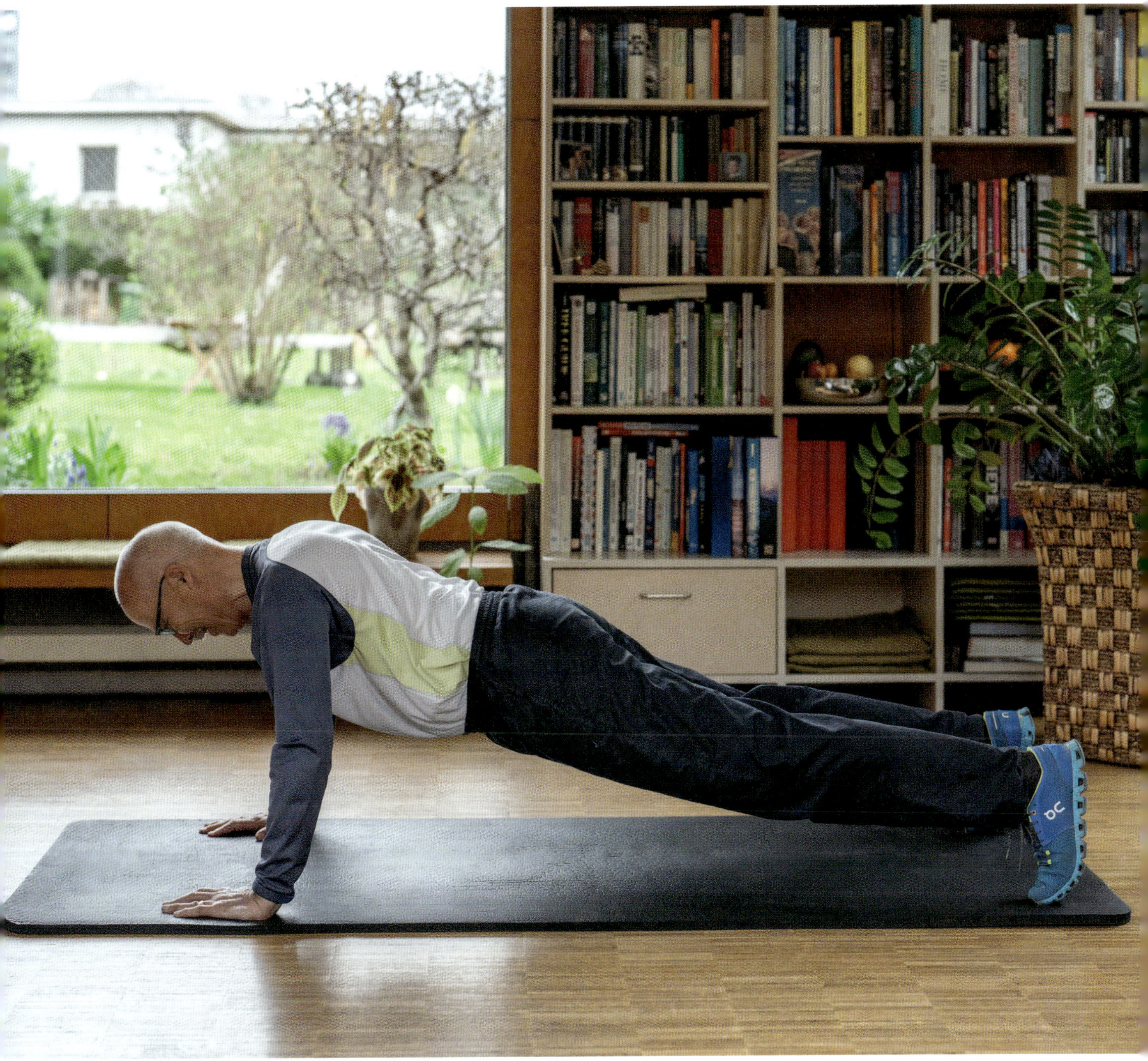

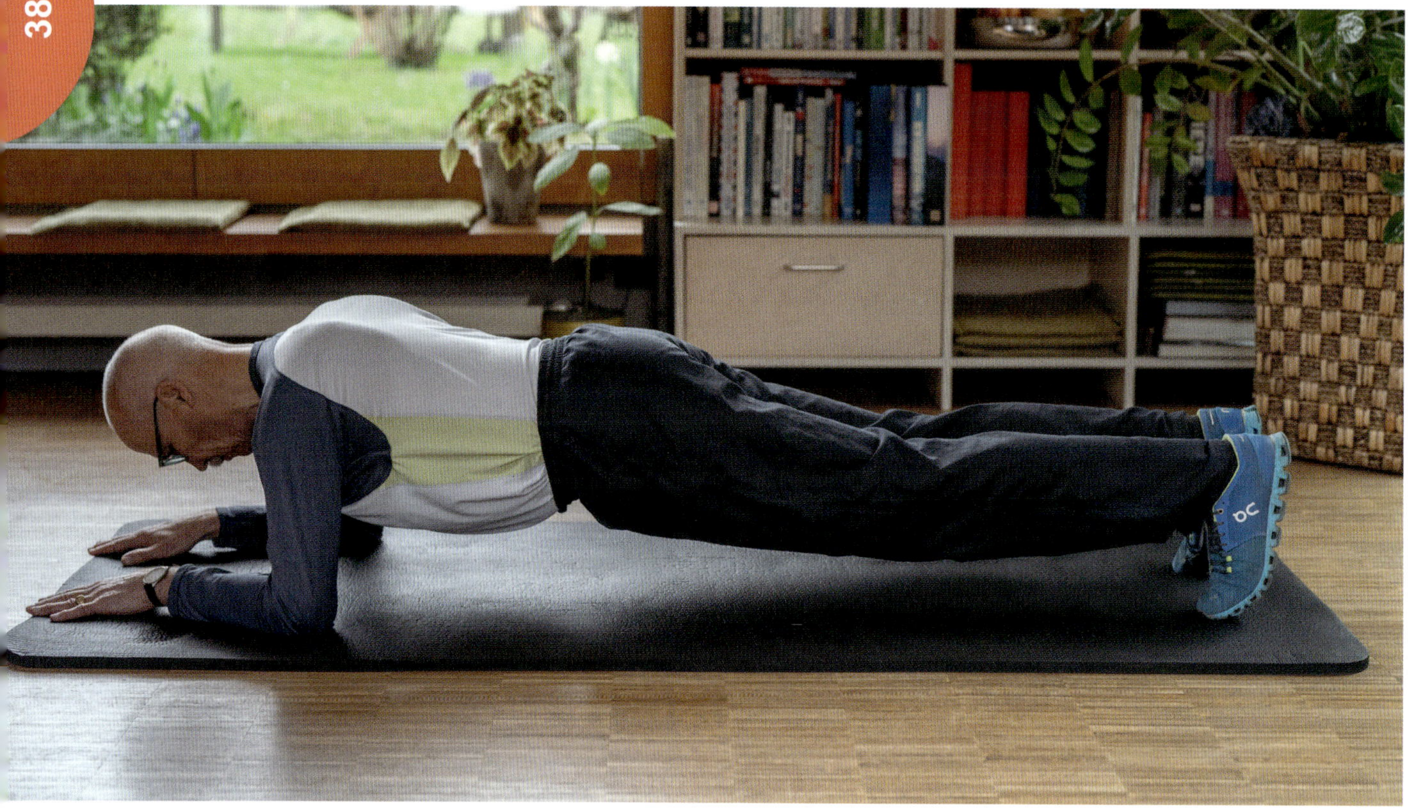

PLANKE

Die Planke beansprucht die gesamte Bauchmuskulatur, den Rückenstrecker sowie die schulterstabilisierende Muskulatur.

AUSGANGSPOSITION

In Bauchlage auf die Fußspitzen, Knie und Unterarme stützen. Die Ellbogen unterhalb der Schulter positionieren, den Rücken gerade und den Kopf in Verlängerung der Wirbelsäule halten (Bild 1).

AUSFÜHRUNG

Den Rumpf aktiv anspannen (Bauchnabel einziehen!) und den Körper vom Boden heben. Auf den Füßen abstützen, so dass Hüfte und Rumpf eine gerade Linie bilden. Diese Position je nach Vorgabe halten und dabei normal weiteratmen (Bild oben). Anschließend wieder in die Ausgangsposition absenken.

TRAININGSVORSCHLAG

- 2–3 Mal pro Woche an nicht aufeinander folgenden Tagen
- Position für 10–20 Sek. halten, 2–3 Durchgänge
- 2–3 Min. Pause zwischen den Durchgängen

VARIATION

- Ausführung auf den Händen und auf den Knien (Bild 2 Ausgangsposition, Bild 3 Ausführung). Diese Variante ist leichter und für den Einstieg geeignet.

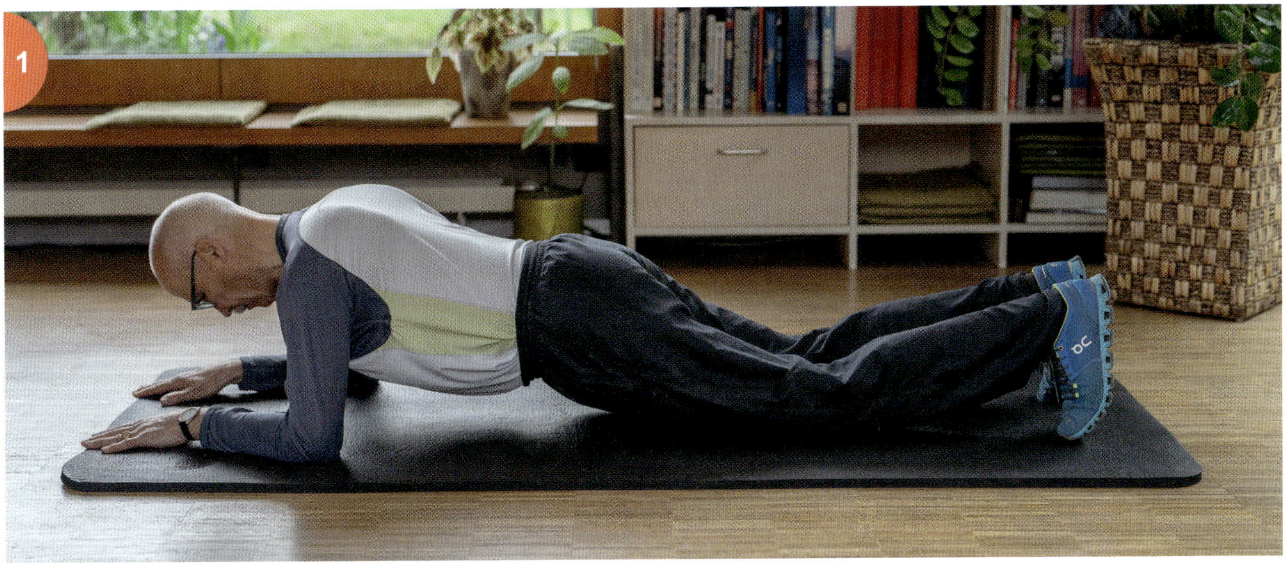
1

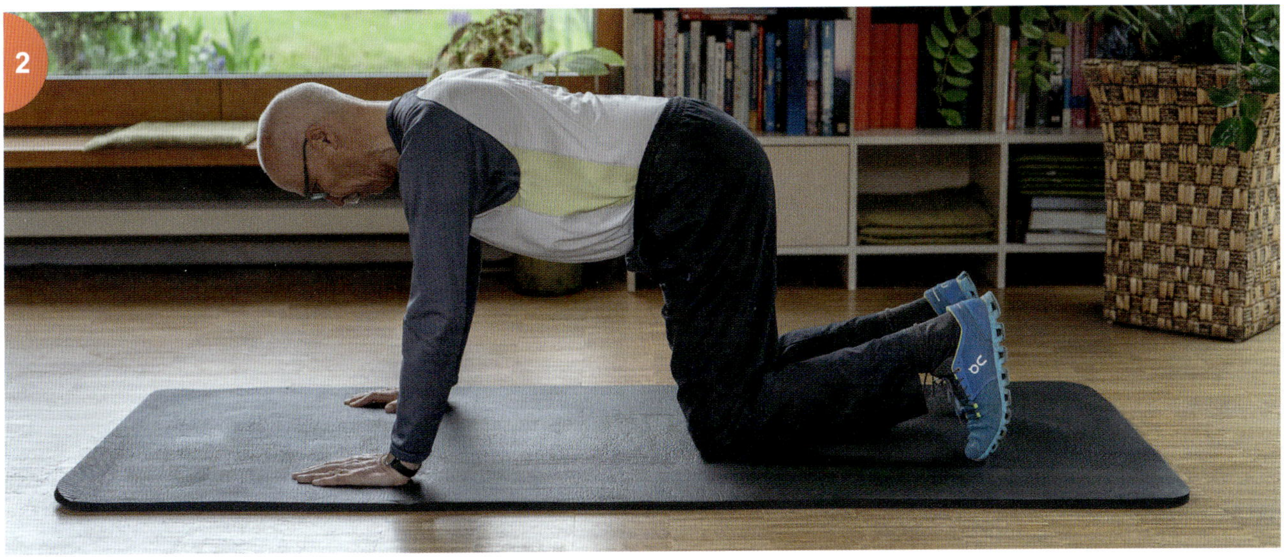
2

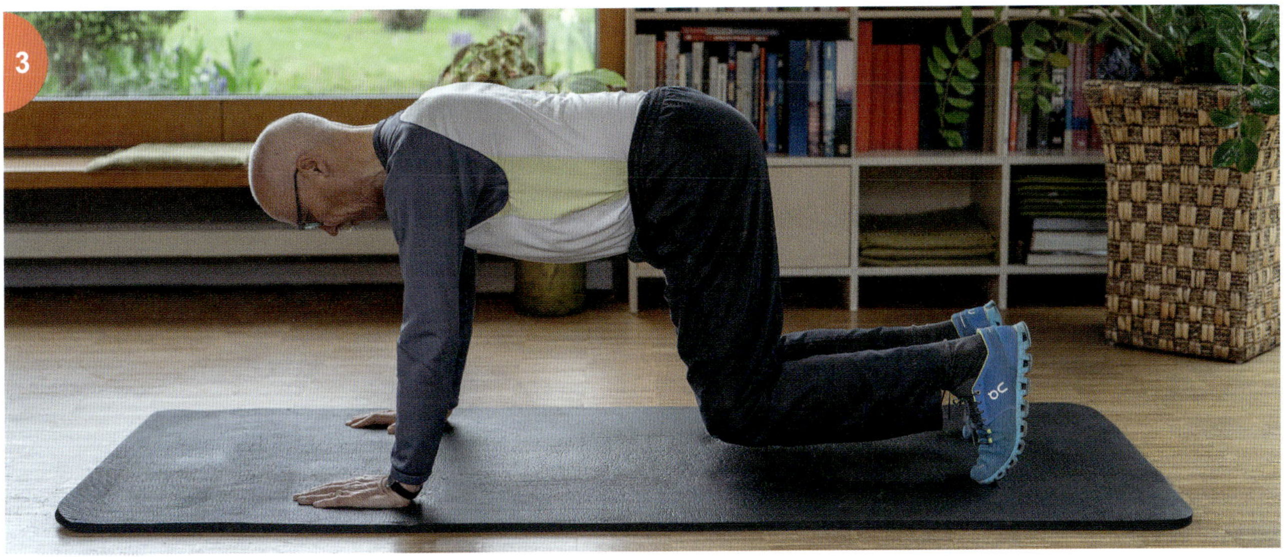
3

SCHULTERDRÜCKEN

Das Schulterdrücken kräftigt die Schulter- und obere Rückenmuskulatur sowie den Armstrecker. Als Zusatzgewicht können Wasserflaschen verwendet werden.

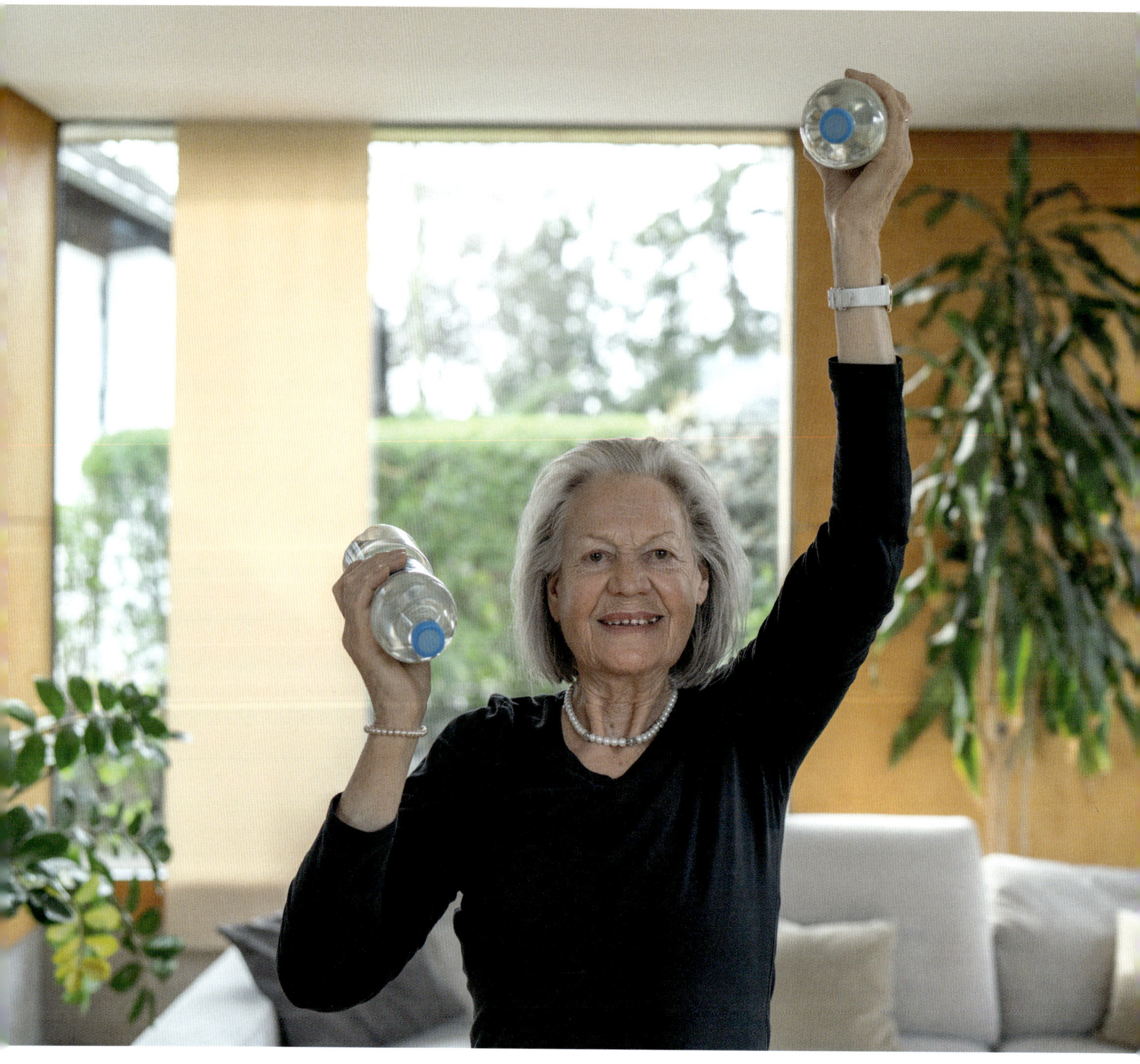

1

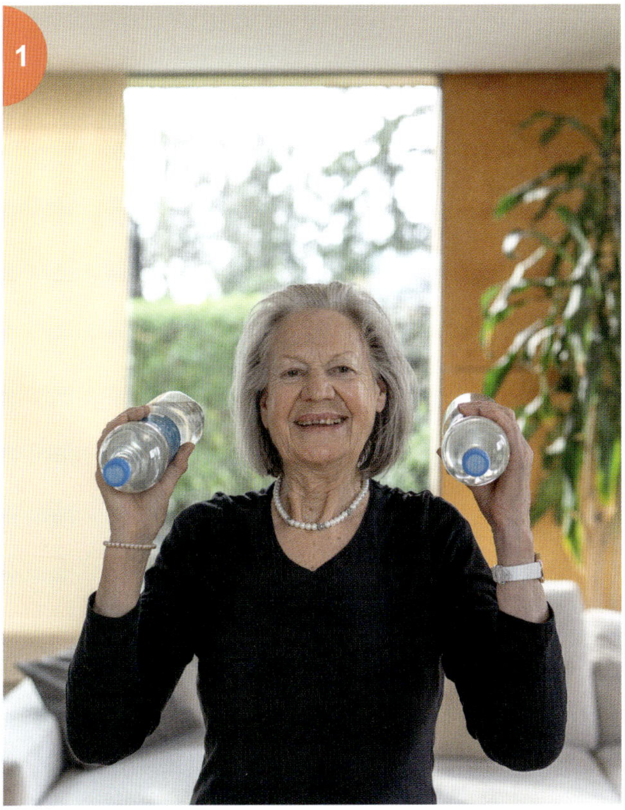

2

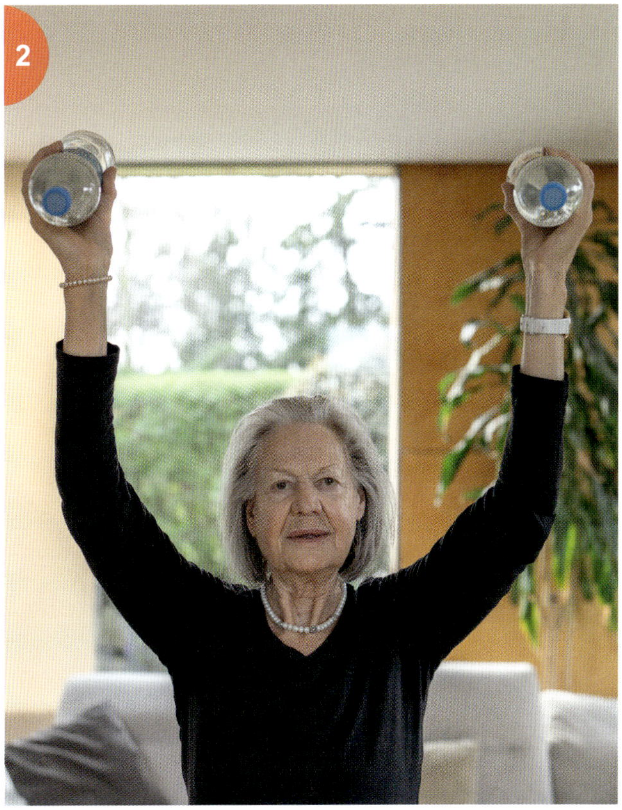

AUSGANGSPOSITION

Aktiver Stand, die Wasserflaschen befinden sich knapp über Schulterhöhe und zeigen nach vorn. Die Oberarme sind nah am Rumpf, die Ellbogen zeigen nach vorne (Bild 1).

AUSFÜHRUNG

Beide Arme synchron nach oben strecken. Die Arme sind in der Endposition noch leicht gebeugt, die Schultern bleiben tief (Bild 2). Beim Strecken der Arme ausatmen, während des Absenkens einatmen.

TRAININGSVORSCHLAG

- 2–3 Mal pro Woche an nicht aufeinanderfolgenden Tagen
- 8–10 Wiederholungen, 2–3 Durchgänge
- 2–3 Min. Pause zwischen den Durchgängen

VARIATION

- Wechselseitige Ausführung, d. h. ein Arm startet auf Schulterhöhe, der andere Arm über dem Kopf (Bild auf Seite 40).

DIPS

Die Dips beanspruchen die Armstreck- und vordere Schultermuskulatur.

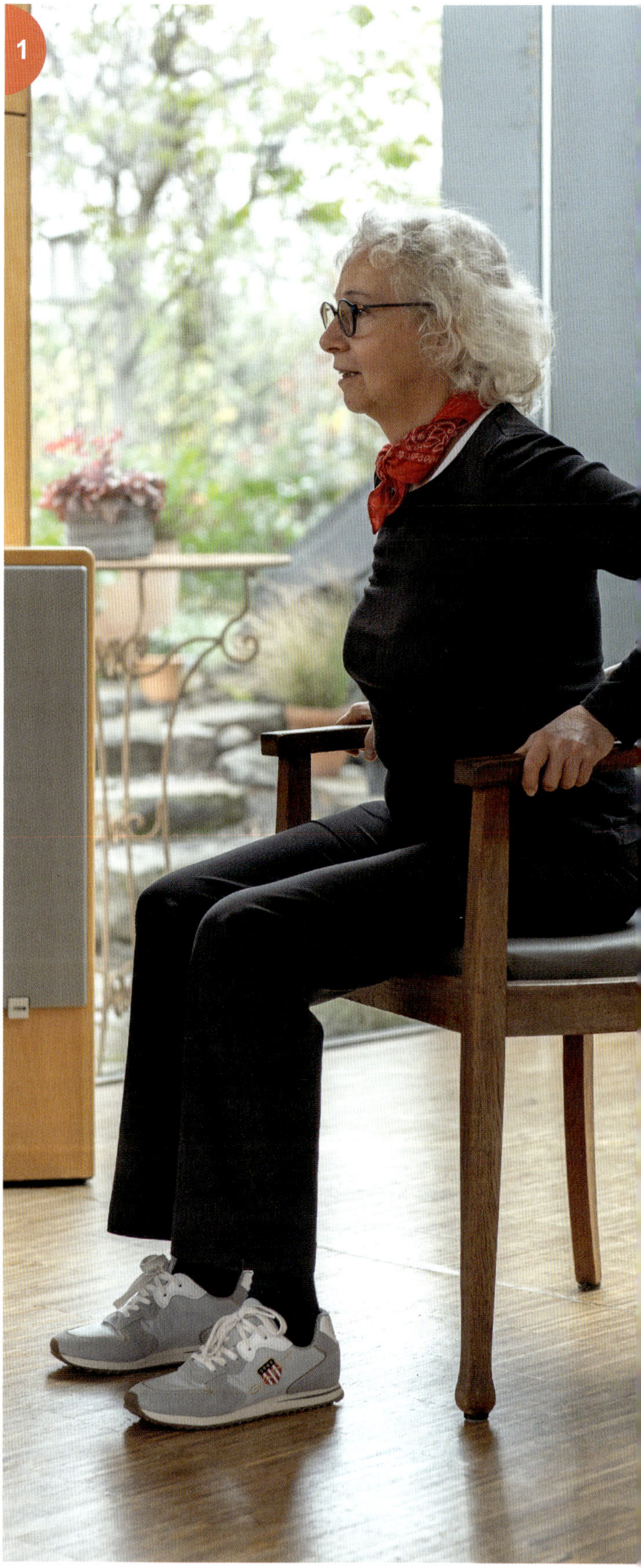

AUSGANGSPOSITION

Sitzend auf einem Stuhl mit Armlehnen, Hüft- und Kniegelenk sind 90 Grad gebeugt, die Füße hüftbreit auseinander. Die Hände stützen mit geraden Handgelenken unterhalb der Schultern, die Ellbogen sind rechtwinklig gebeugt (Bild 1).

AUSFÜHRUNG

Die Arme strecken und den Körper aus dem Stuhl anheben. Die Beine dienen lediglich zur Stabilisierung des Gleichgewichts während der Übungsausführung. In der Endposition sind die Ellbogen noch leicht gebeugt. Während der Aufwärtsbewegung ausatmen (Bild 2) und in der Abwärtsbewegung einatmen.

TRAININGSVORSCHLAG

- 2–3 Mal pro Woche an nicht aufeinanderfolgenden Tagen
- 8–10 Wiederholungen, 2–3 Durchgänge
- 2–3 Min. Pause zwischen den Durchgängen

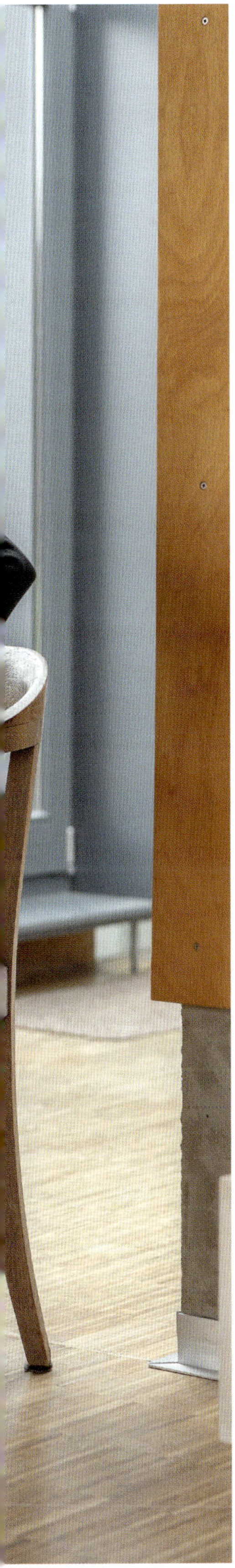

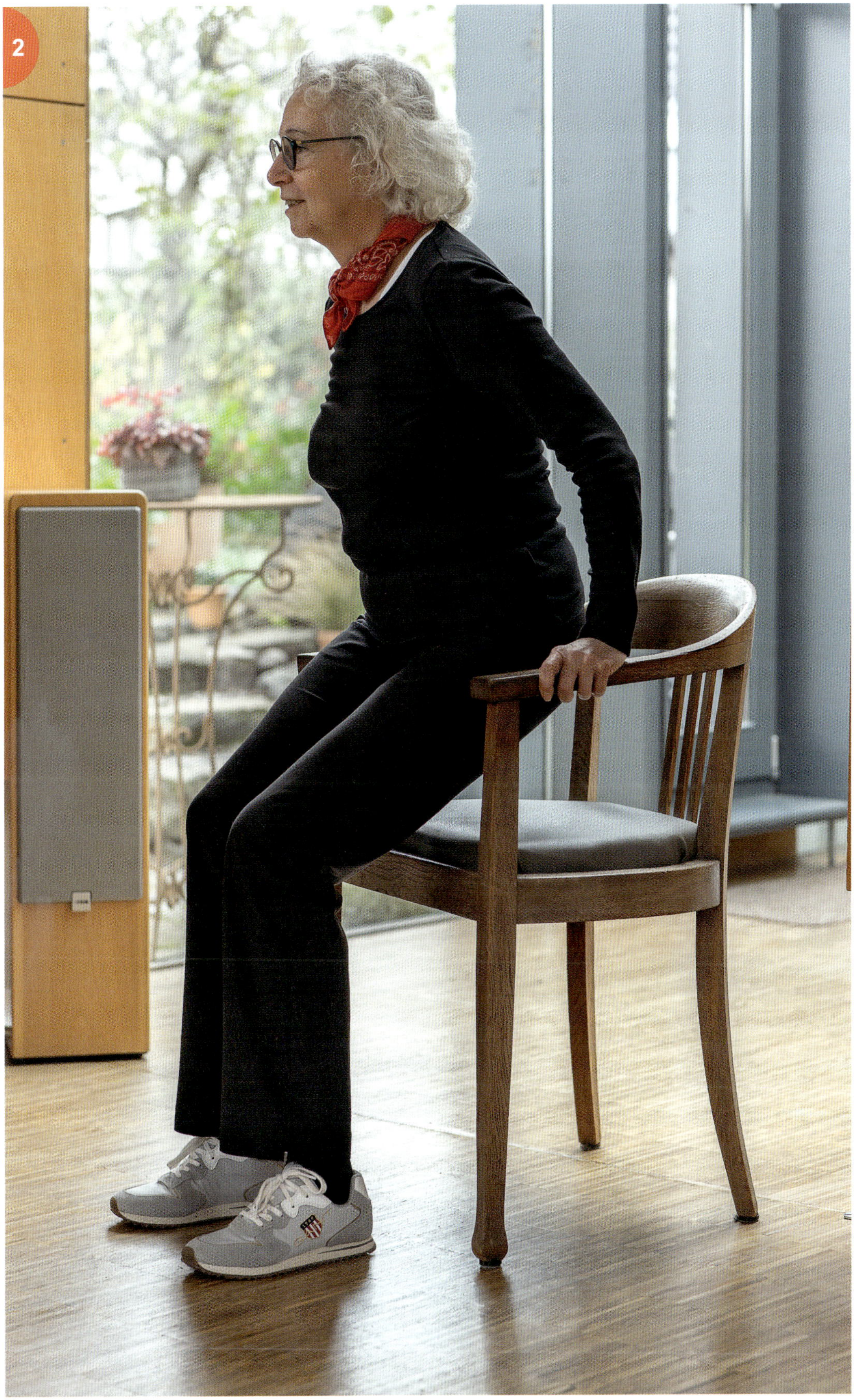
2

SUPERMAN

Die Übung Superman trainiert die gesamte Rumpfmuskulatur mit dem Schwerpunkt Rückenstrecker.

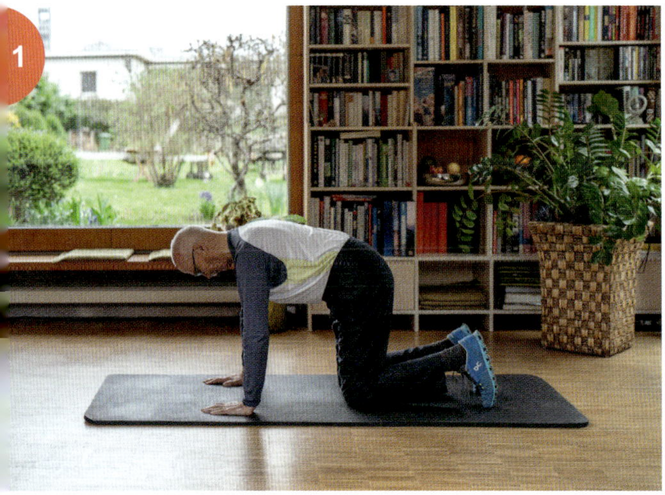

1

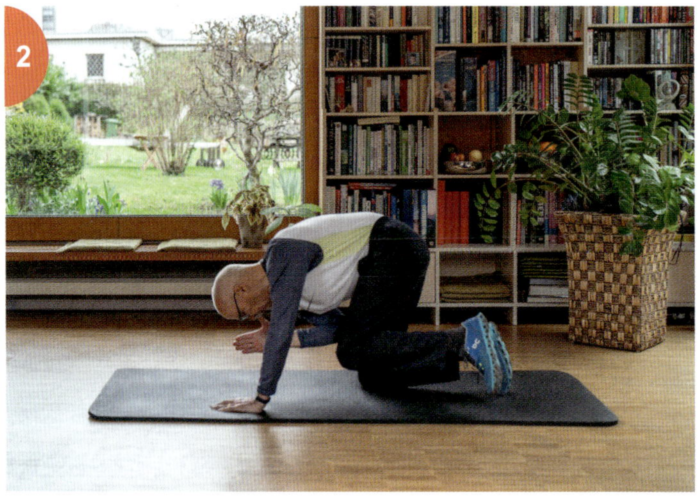

2

AUSGANGSPOSITION

Vierfüßlerstand, d. h. die Knie stützen hüftbreit unterhalb der Hüfte, die Hände stützen schulterbreit unterhalb der Schulter, die Füße sind aufgestellt. Der Rumpf ist gerade, der Kopf in Verlängerung der Wirbelsäule. Becken- und Schulterachse sind parallel zueinander (Bild 1).

AUSFÜHRUNG

Den rechten Ellbogen und das linke Knie unterhalb des Körpers zusammenführen, dabei den Rücken runden und ausatmen (Bild 2). Anschließend rechten Arm und linkes Bein bis zur Horizontalen strecken, dabei einatmen. In der Endposition zeigt der Daumen nach oben und die Fußspitze ist angezogen. Becken- und Schulterachse bleiben parallel zueinander (Bild 3).

TRAININGSVORSCHLAG

- 2–3 Mal pro Woche an nicht aufeinanderfolgenden Tagen
- 8–10 Wiederholungen pro Seite, 2–3 Durchgänge
- 2–3 Min. Pause zwischen den Durchgängen

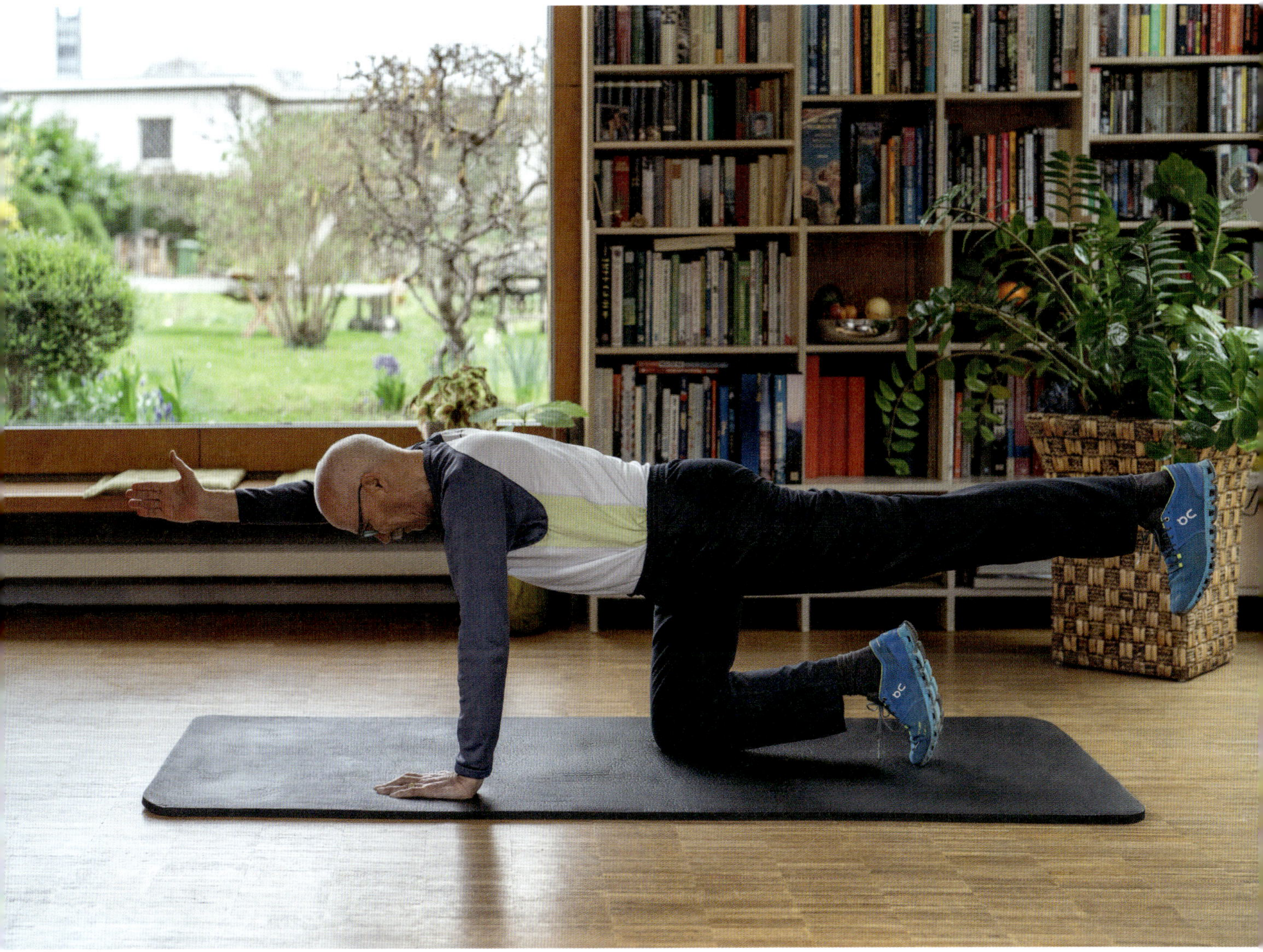

STEP-UP

Der Step-up trainiert die gesamte Oberschenkelmuskulatur und das Gesäß. Die Rumpfmuskulatur wird stabilisiert.

AUSGANGSPOSITION

Das Becken und den Schultergürtel gerade halten, die Füße hüftbreit seitlich versetzen, die Fußspitzen zeigen dabei nach vorne. Den rechten Fuß auf eine ca. 20 cm hohe Erhöhung setzen, beide Arme befinden sich hinter dem Körper. Den Oberkörper aufrechthalten, Blick geradeaus (Bild 1).

AUSFÜHRUNG

Kräftig mit dem rechten Bein nach vorne oben abdrücken und den linken Fuß hüftbreit neben dem rechten Fuß auf die Erhöhung setzen. Der Armschwung unterstützt die Aufsteigebewegung (Bild 2). Die Hauptbeanspruchung liegt im vorderen Bein, das hintere Bein stabilisiert. Anschließend linkes Bein beugen, das rechte Bein nach hinten setzen und wieder in die Ausgangsposition zurückkehren und dabei ausatmen (Bild 3). Ohne Unterbrechung die Bewegung mit dem vorderen linken Bein von Neuem beginnen.

TRAININGSVORSCHLAG

- 2–3 Mal pro Woche an nicht aufeinanderfolgenden Tagen
- 8–10 Step-ups pro Seite, 2–3 Mal wiederholen
- 2–3 Min. Pause zwischen den Durchgängen

1

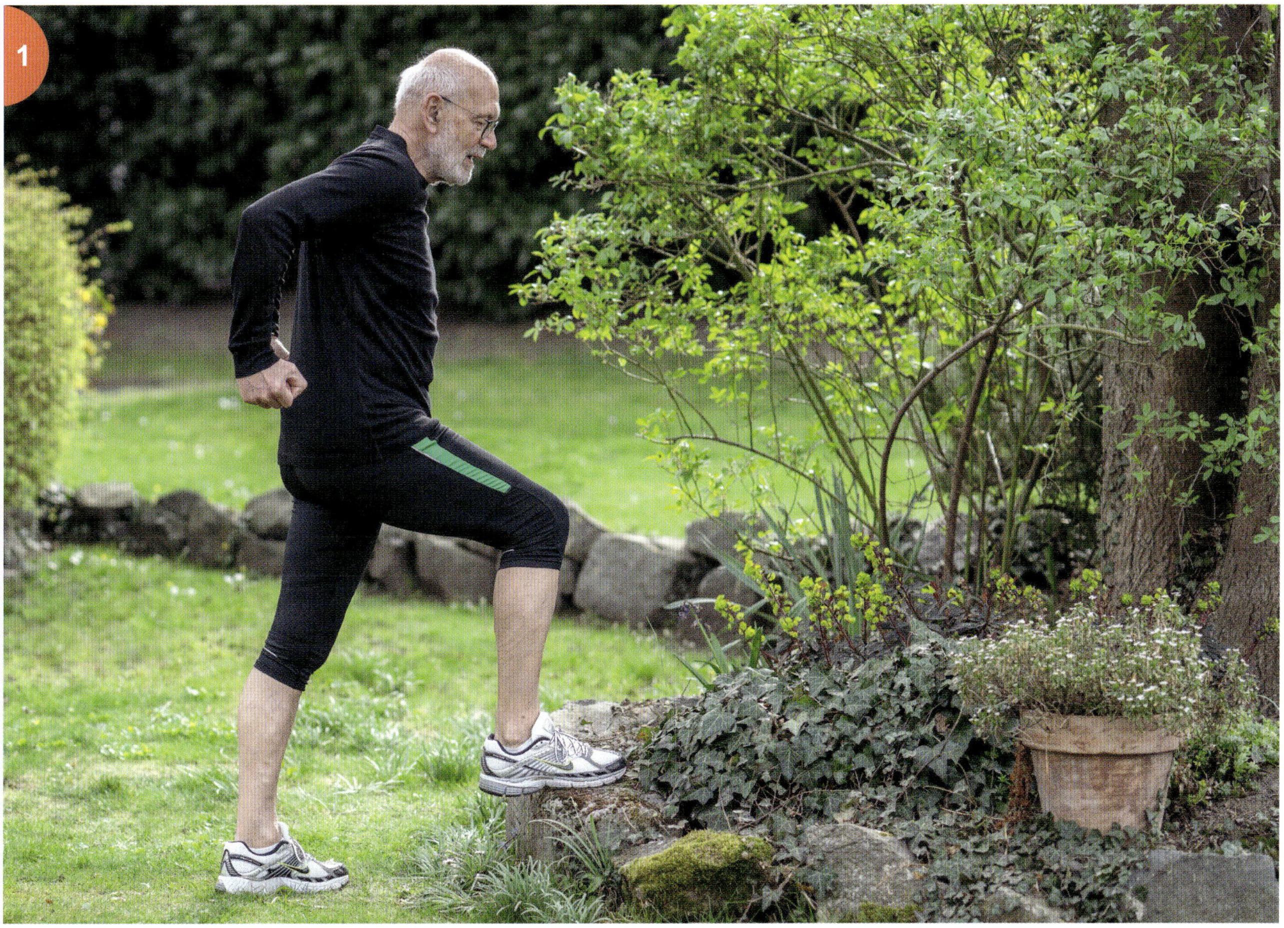

2

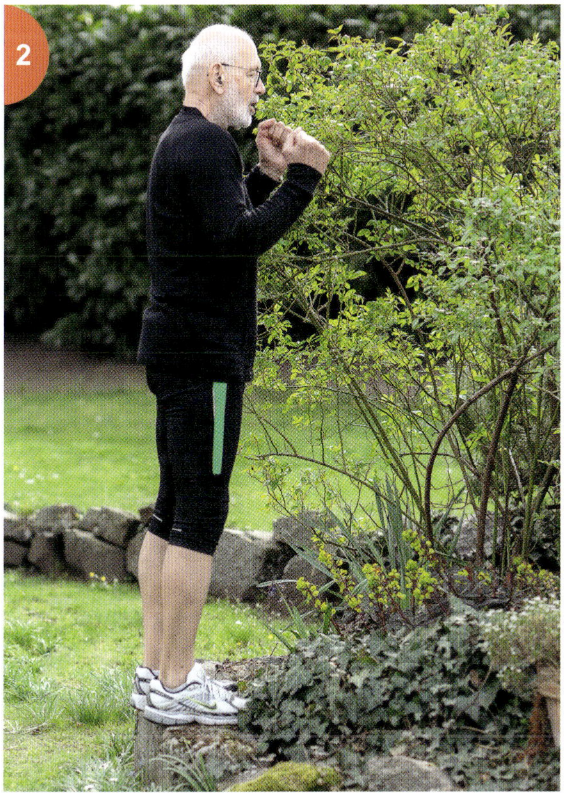

3

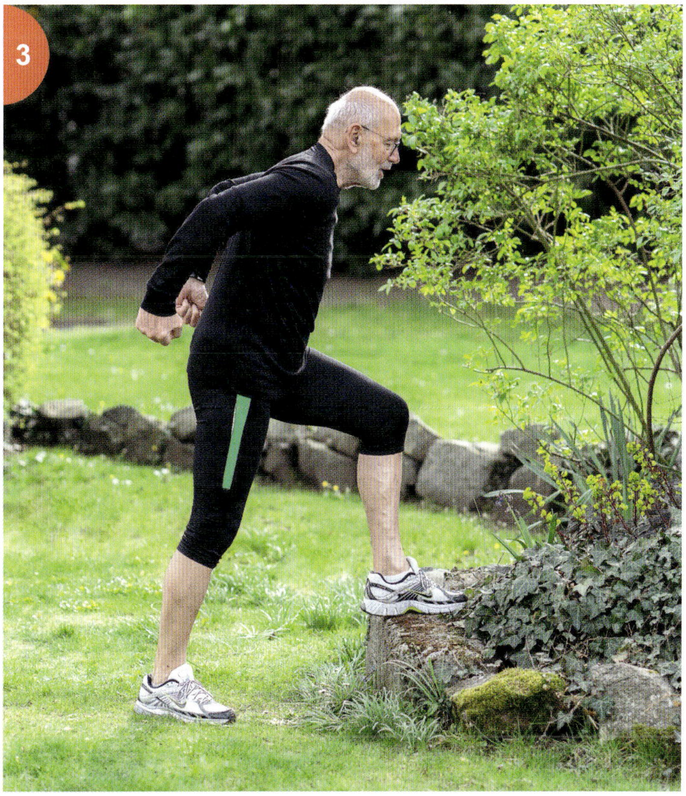

SEITHEBEN

Das Seitheben trainiert die Schulter- und Nackenmuskulatur.

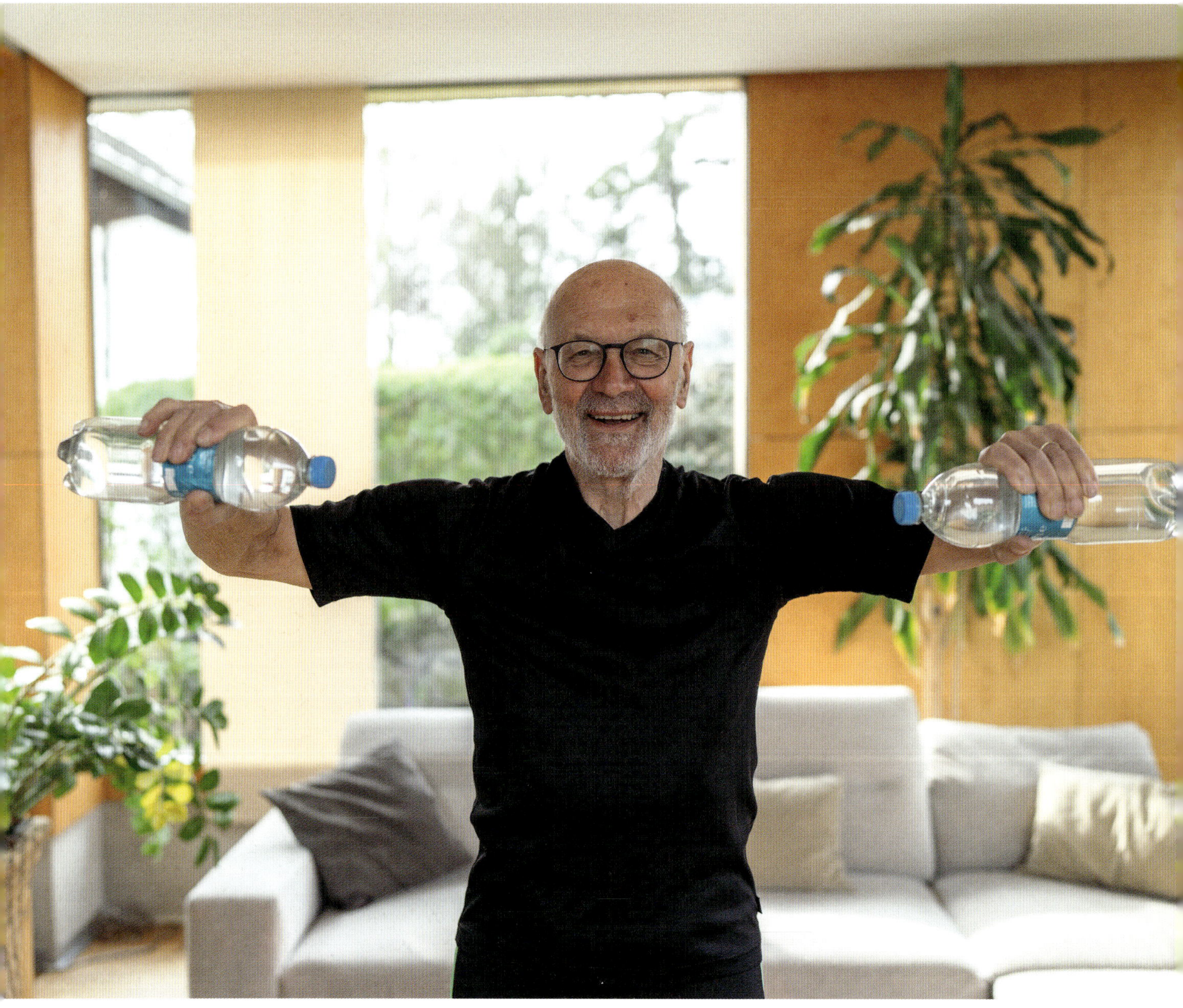

1
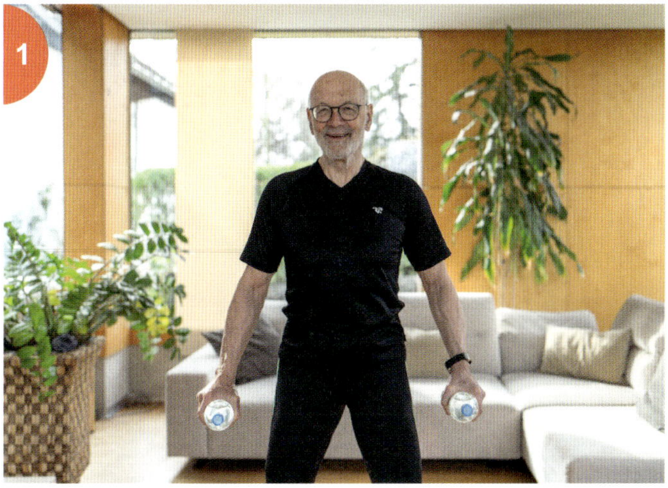

2
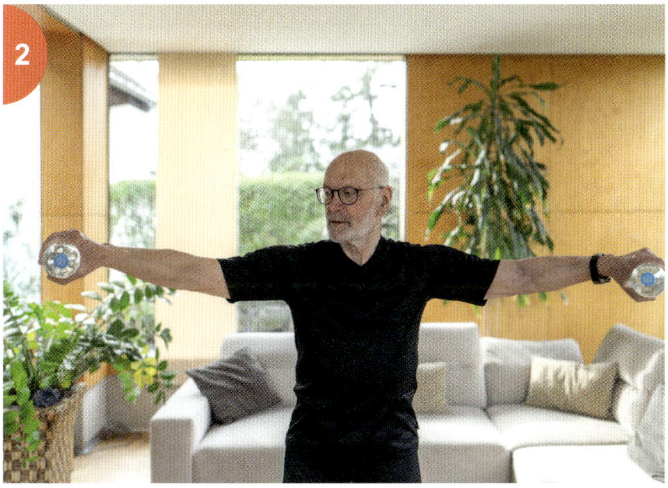

3
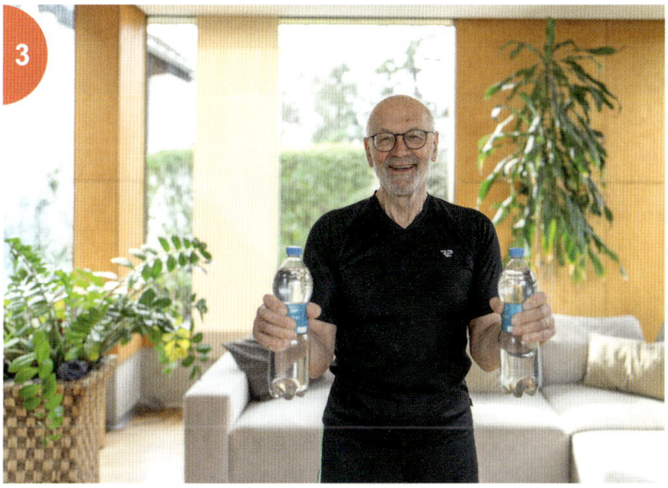

AUSGANGSPOSITION

Im aktiven Stand mit jeder Hand eine Wasserflasche in neutraler Handposition (die Handrücken zeigen nach außen) fassen. Die Oberarme mit leicht gebeugten Ellbogen nah am Körper positionieren (Bild 1).

AUSFÜHRUNG

Arme seitlich bis auf Schulterhöhe anheben, hierbei ausatmen. Die Daumen zeigen leicht nach unten, als würde man Wasser aus einem Krug ausgießen. Der Ellbogen führt die Bewegung, in der oberen Position liegen die Oberarme auf einer gedachten Linie (Bild 2). Anschließend die Arme kontrolliert bis zur Ausgangsposition absenken, dabei einatmen (Bild 1).

TRAININGSVORSCHLAG

- 2–3 Mal pro Woche an nicht aufeinanderfolgenden Tagen
- 8–12 Wiederholungen, 2–3 Durchgänge
- 2–3 Min. Pause zwischen den Durchgängen

VARIATION

- Leichtere Ausführung mit gebeugten Armen, hierbei die Ellbogen 90 Grad anwinkeln (Bild 3) und die Übung wie oben beschrieben ausführen (Bild auf Seite 48).

SEITLICHE PLANKE

Die seitliche Planke beansprucht primär die schräge Bauchmuskulatur und sekundär die äußere Oberschenkelmuskulatur, den Rückenstrecker und die schulterstabilisierende Muskulatur.

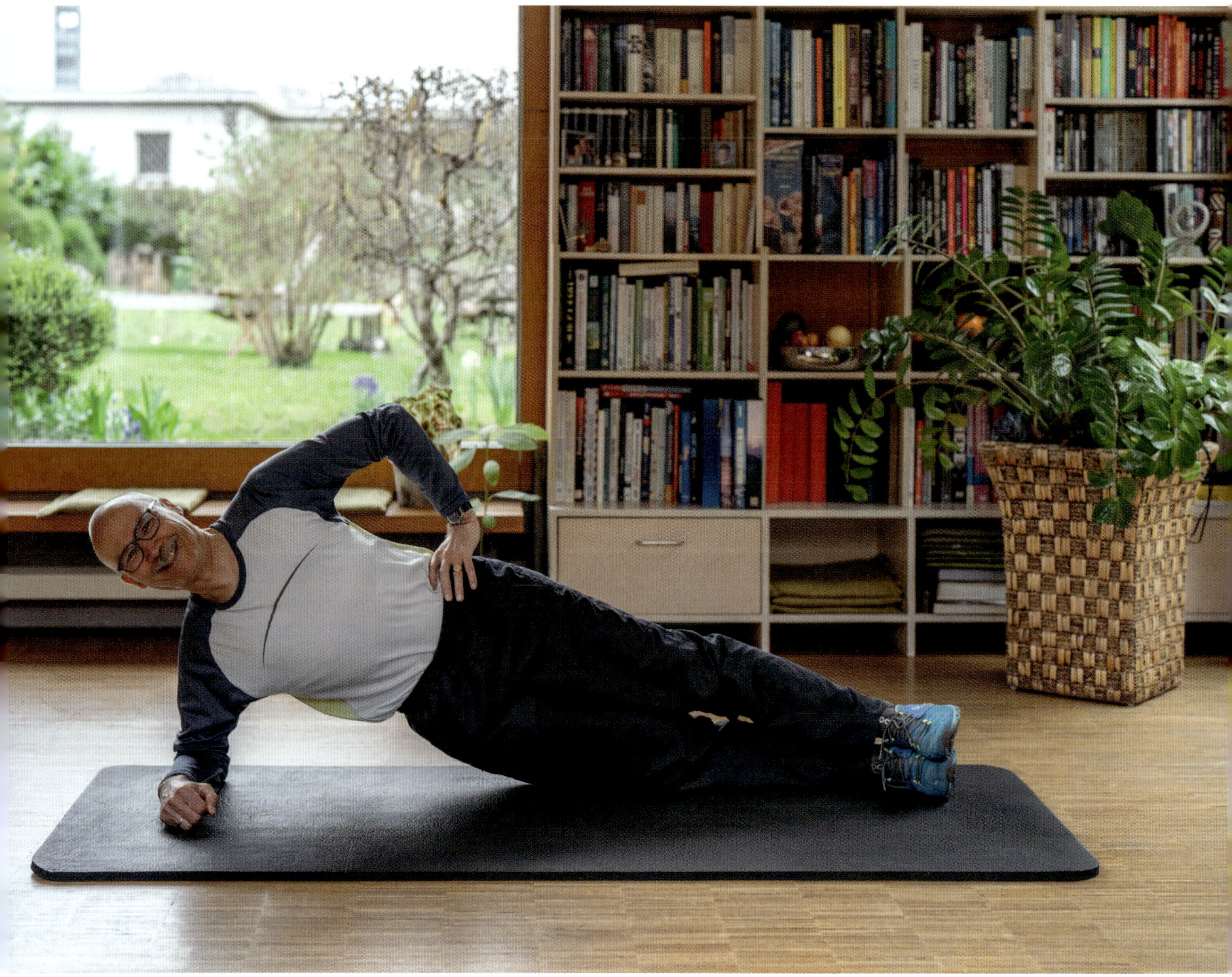

1
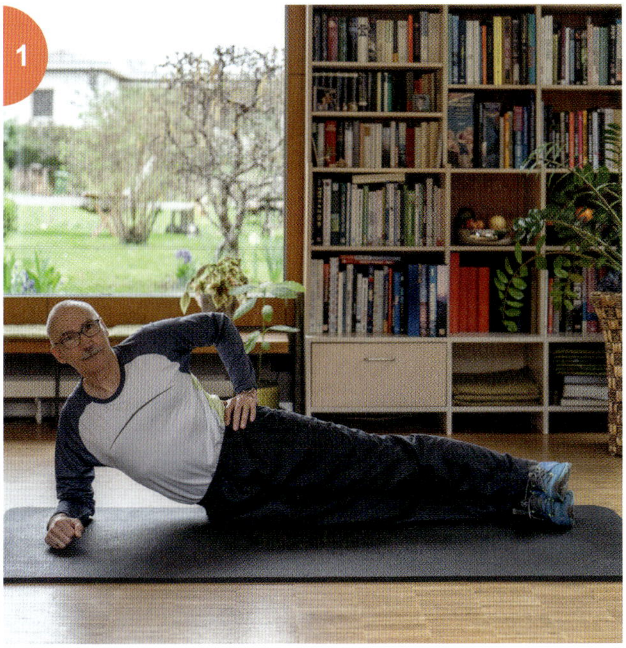

2
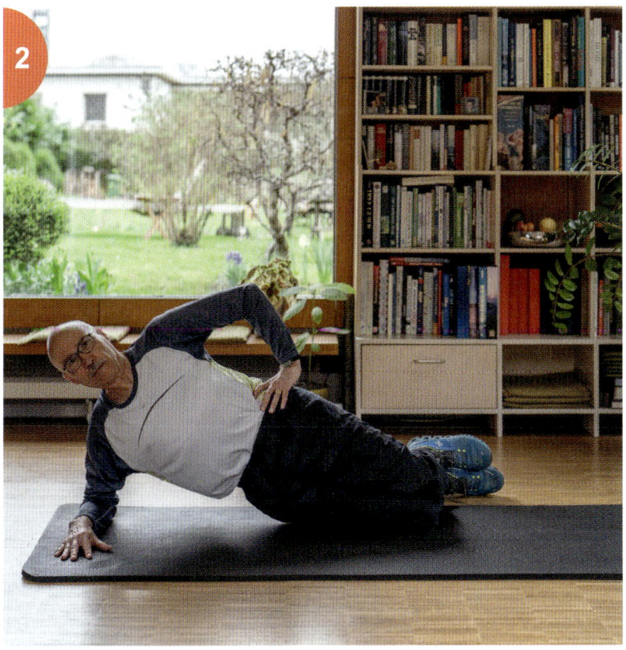

AUSGANGSPOSITION

In Seitlage auf den Unterarm stützen, den Ellbogen unterhalb der Schulter positionieren, die obere Hand in die Hüfte stützen, den Kopf in Verlängerung der Wirbelsäule halten. Die Beine sind gestreckt (Bild 1).

AUSFÜHRUNG

Das Becken abheben, so dass Oberschenkel und Rumpf eine gerade Linie bilden. Die Schulter- und Beckenachse gerade halten (Bild auf Seite 50). Diese Position halten, dabei normal weiteratmen, anschließend wieder in die Ausgangsposition absenken.

TRAININGSVORSCHLAG

- 2–3 Mal pro Woche an nicht aufeinanderfolgenden Tagen
- Position jeweils für 10–20 Sek. halten, 2–3 Durchgänge
- 2–3 Min. Pause zwischen den Durchgängen

VARIATION

- Die Beine im Kniegelenk rechtwinklig beugen (Bild 2) und die Bewegung wie oben beschrieben ausführen. Diese Variante ist leichter und für den Einstieg geeignet.

RUDERN VORGEBEUGT

Das vorgebeugte Rudern trainiert die Rücken- sowie die hintere Schulter- und Armbeugemuskulatur.

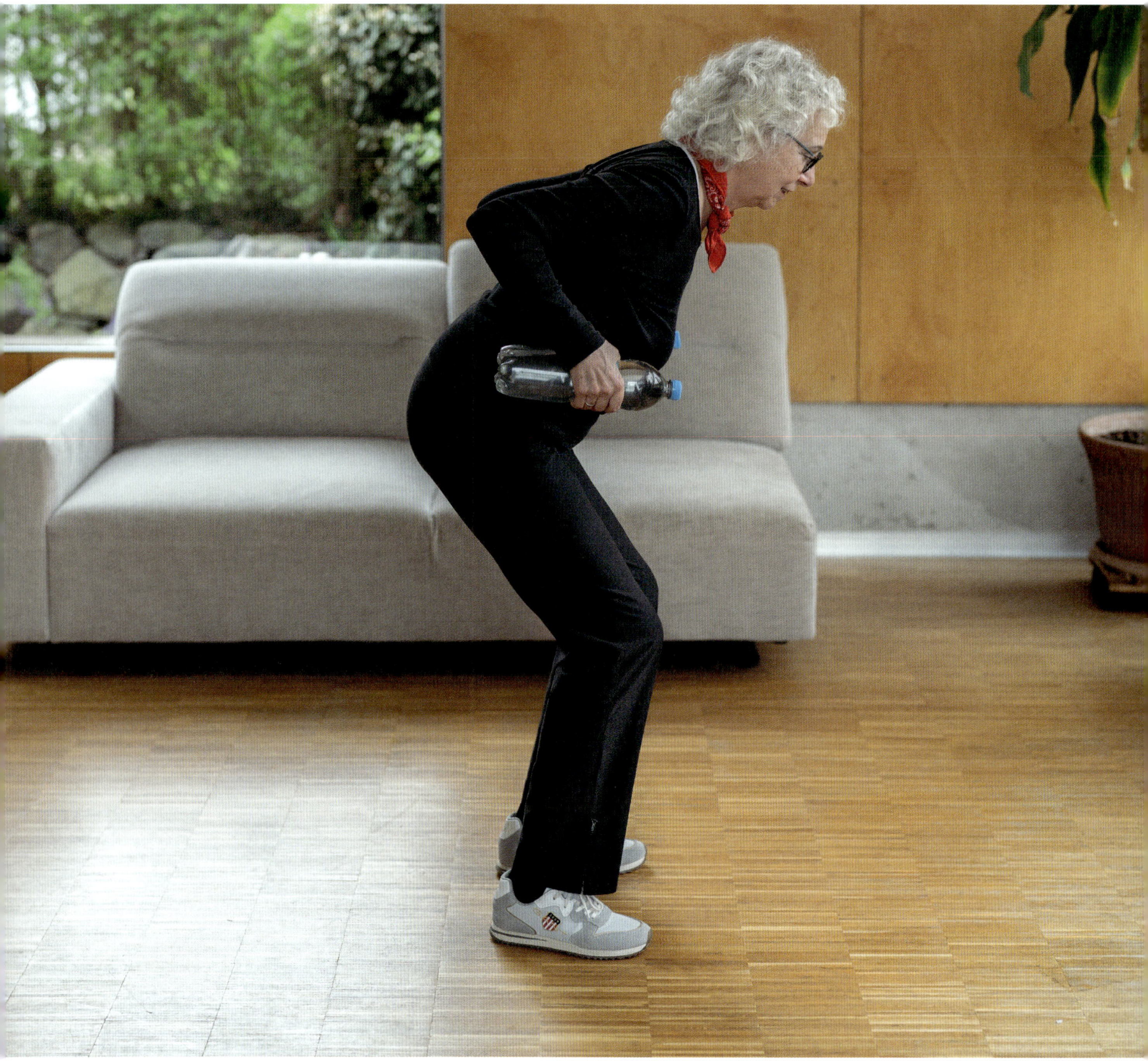

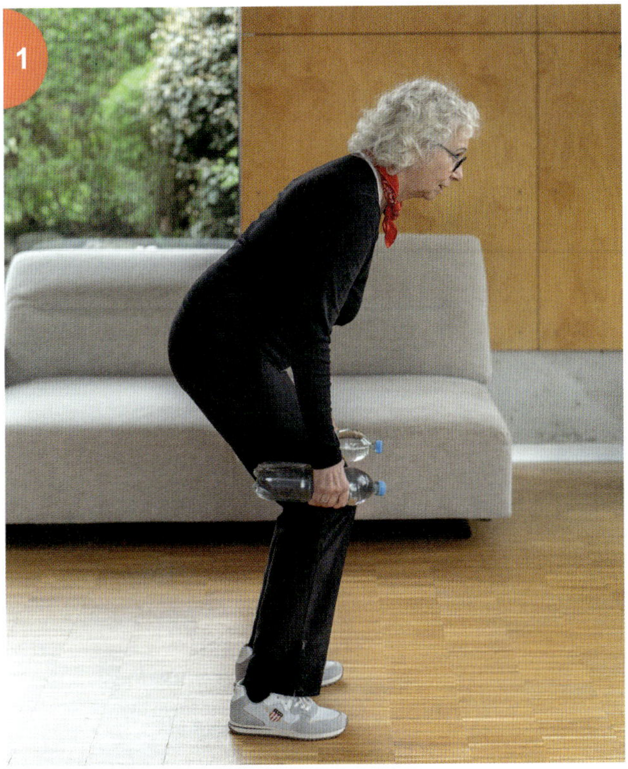
1

AUSGANGSPOSITION

Zwei Wasserflaschen mit neutraler Handposition fassen. In schulterbreitem Stand die Knie und den Oberkörper mit geradem Rücken ca. 45 Grad nach vorne neigen. Die Arme sind mit leicht gebeugten Ellbogen nach unten gestreckt (Bild 1).

AUSFÜHRUNG

Beim Ausatmen die beiden Wasserflaschen nah an den Oberschenkeln entlang zu den Beckenknochen ziehen, Ellbogen dabei eng am Körper nach hinten oben führen und die Schulterblätter zusammenziehen (Bild auf Seite 52). Anschließend die Arme wieder kontrolliert in die Ausgangsposition zurückführen und dabei einatmen (Bild 1).

TRAININGSVORSCHLAG

- 2–3 Mal pro Woche an nicht aufeinanderfolgenden Tagen
- 8–12 Wiederholungen, 2–3 Durchgänge
- 2–3 Min. Pause zwischen den Durchgängen

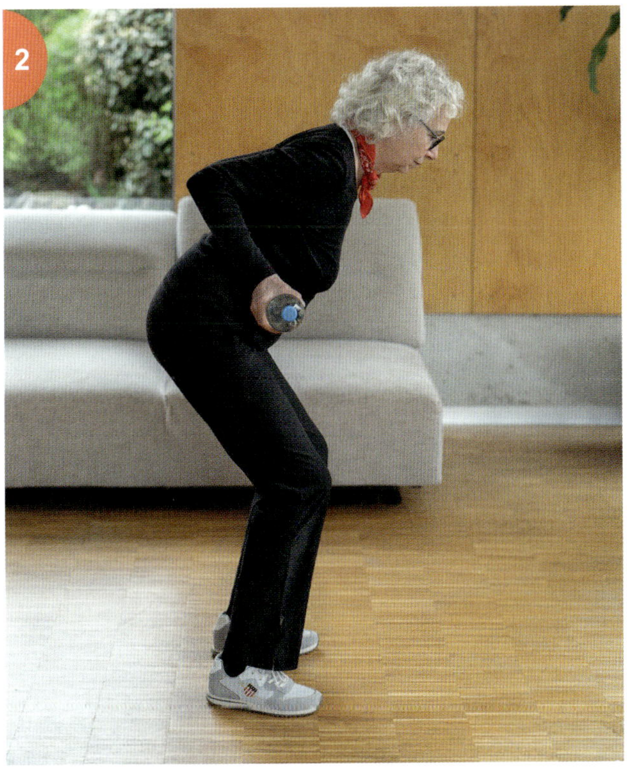
2

VARIATION

- Die Hände während der Bewegung nach außen drehen, sodass die Daumen in der Endposition nach außen zeigen (Bild 2).

SCHWIMMEN

Die Übung Schwimmen trainiert die Rücken- und Schultermuskulatur sowie die Gesäßmuskulatur.

1

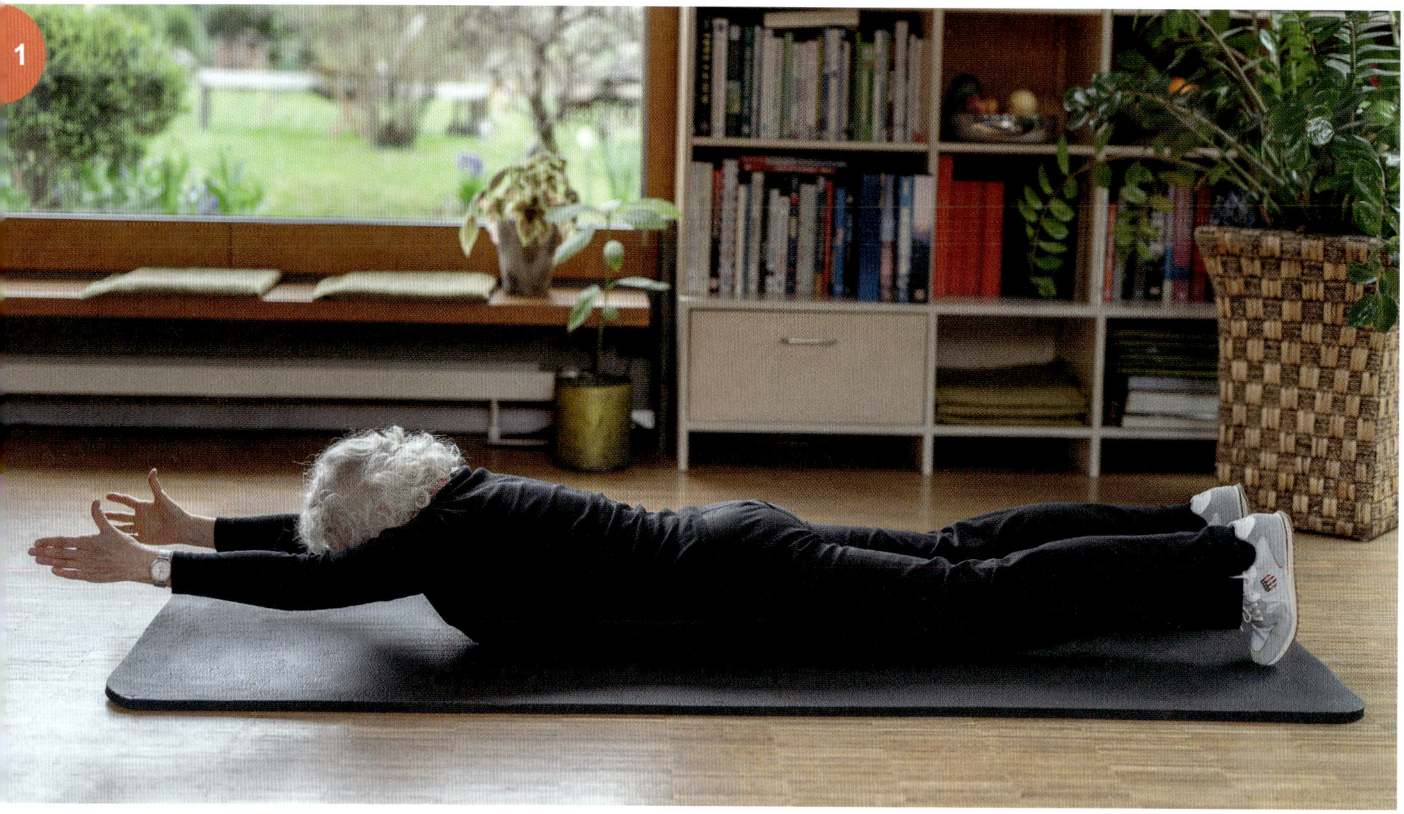

AUSGANGSPOSITION

In Bauchlage die Arme lang nach vorne strecken und anheben. Die Handrücken zeigen dabei nach außen, die Daumen nach oben. Die Fußspitzen sind aufgestellt, das Gesäß ist angespannt. Den Kopf in Verlängerung der Wirbelsäule halten und den Blick nach unten richten (Bild 1).

AUSFÜHRUNG

Die Arme nach hinten ziehen, bis sich die Oberarme in U-Halte auf Schulterhöhe befinden und die Ellbogen im 90-Grad-Winkel gebeugt sind, dabei einatmen (Bild 2).
Anschließend wieder in die Ausgangsposition zurückkehren, ausatmen und die Bewegung ohne Pause von Neuem beginnen.

2

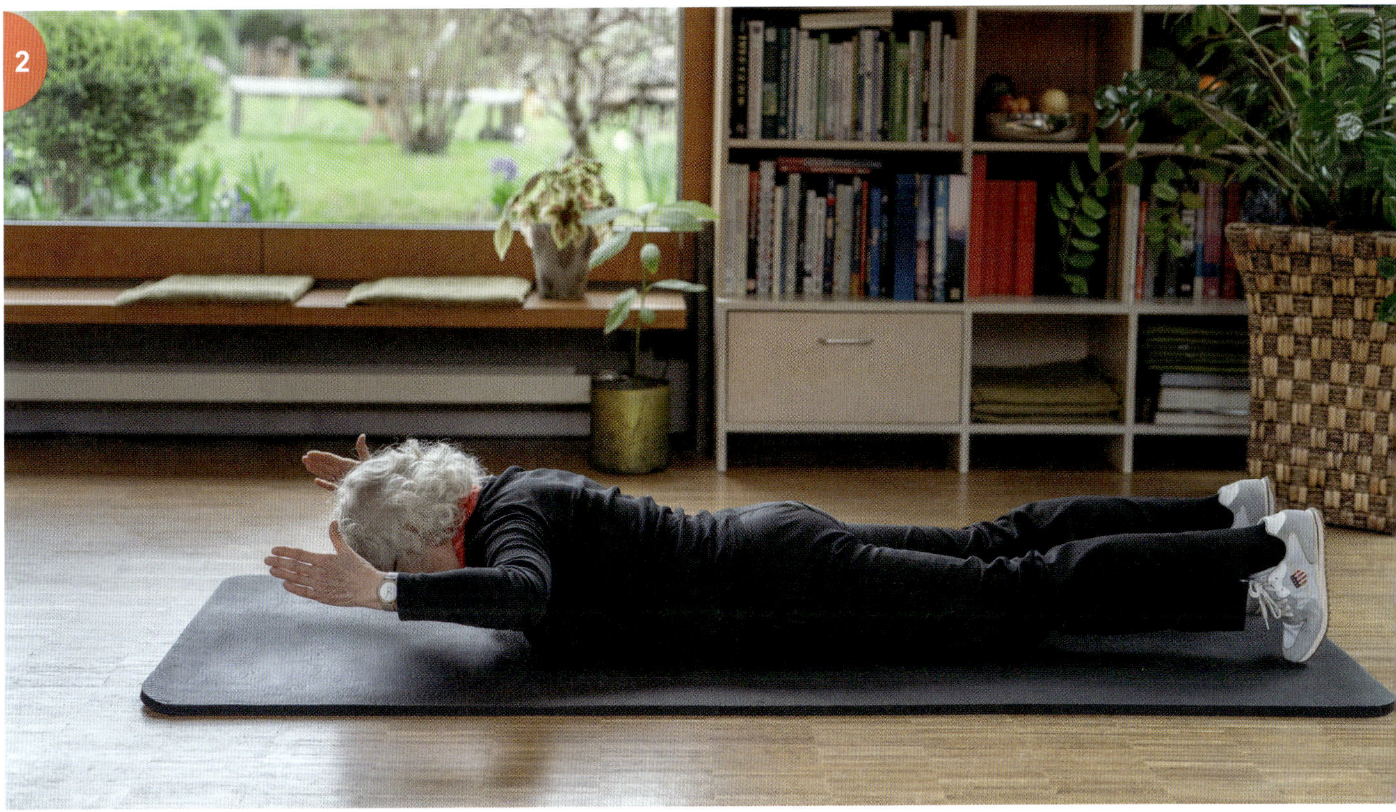

TRAININGSVORSCHLAG

- 2–3 Mal pro Woche an nicht aufeinanderfolgenden Tagen
- 8–10 Wiederholungen, 2–3 Durchgänge
- 2–3 Min. Pause zwischen den Durchgängen

AUSFALLSCHRITT

Der Ausfallschritt trainiert die Oberschenkel- und Gesäßmuskulatur, die Rumpfmuskulatur wird stabilisiert.

1

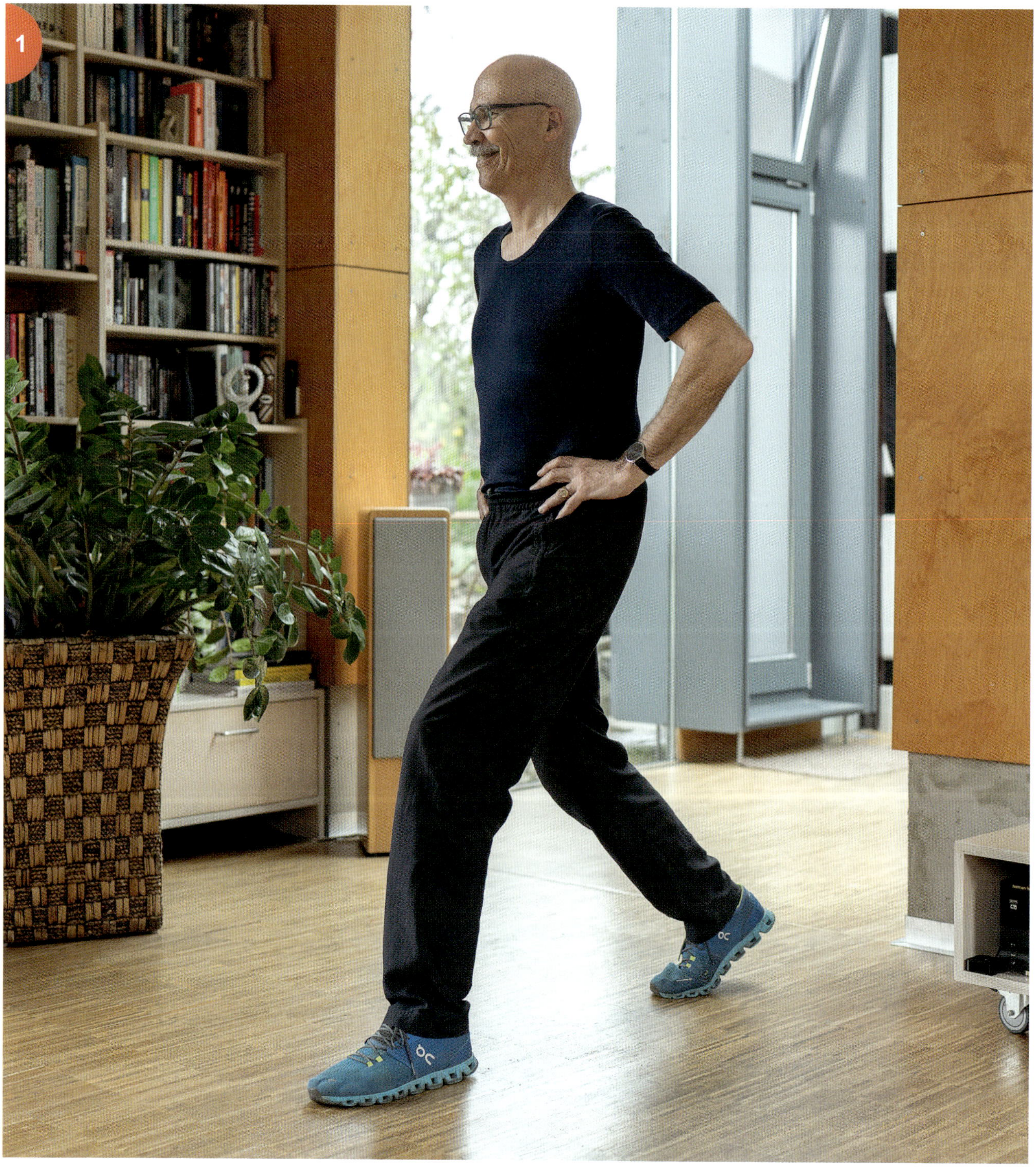

AUSGANGSPOSITION

Mittelweite Schrittposition, Becken und Schultergürtel gerade halten, die Füße hüftbreit seitlich versetzen, die Fußspitzen zeigen nach vorne. Die Ferse des hinteren Fußes vom Boden abheben. Die Beine leicht beugen, Oberkörper aufrecht, die Hände in die Hüfte stützen und den Blick geradeaus richten (Bild 1).

AUSFÜHRUNG

Beide Beine beugen, bis im Kniegelenk des vorderen Beines ein Winkel von ca. 90 Grad erreicht ist, hierbei einatmen. Den Oberkörper aufrecht halten, das Knie des vorderen Beines befindet sich auf Höhe der Fußspitze (Bild 2). Die Hauptbeanspruchung liegt im vorderen Bein, das hintere Bein stabilisiert. Anschließend durch Streckung der Beine wieder in die Ausgangsschrittposition zurückkehren (Bild 1) und dabei ausatmen.

TRAININGSVORSCHLAG

- 2–3 Mal pro Woche an nicht aufeinanderfolgenden Tagen
- 8–10 Wiederholungen pro Bein, 2–3 Durchgänge
- 2–3 Min. Pause zwischen den Durchgängen

2

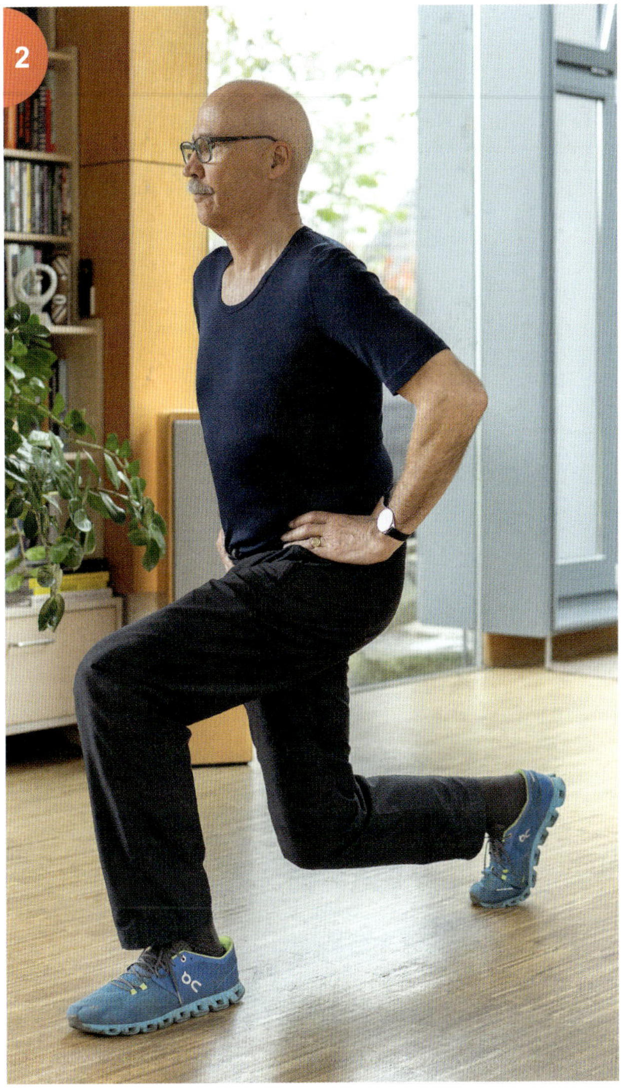

TRIZEPS-KICKBACKS

Die Trizeps-Kickbacks trainieren die Armstrecker und die hintere Schultermuskulatur.

1

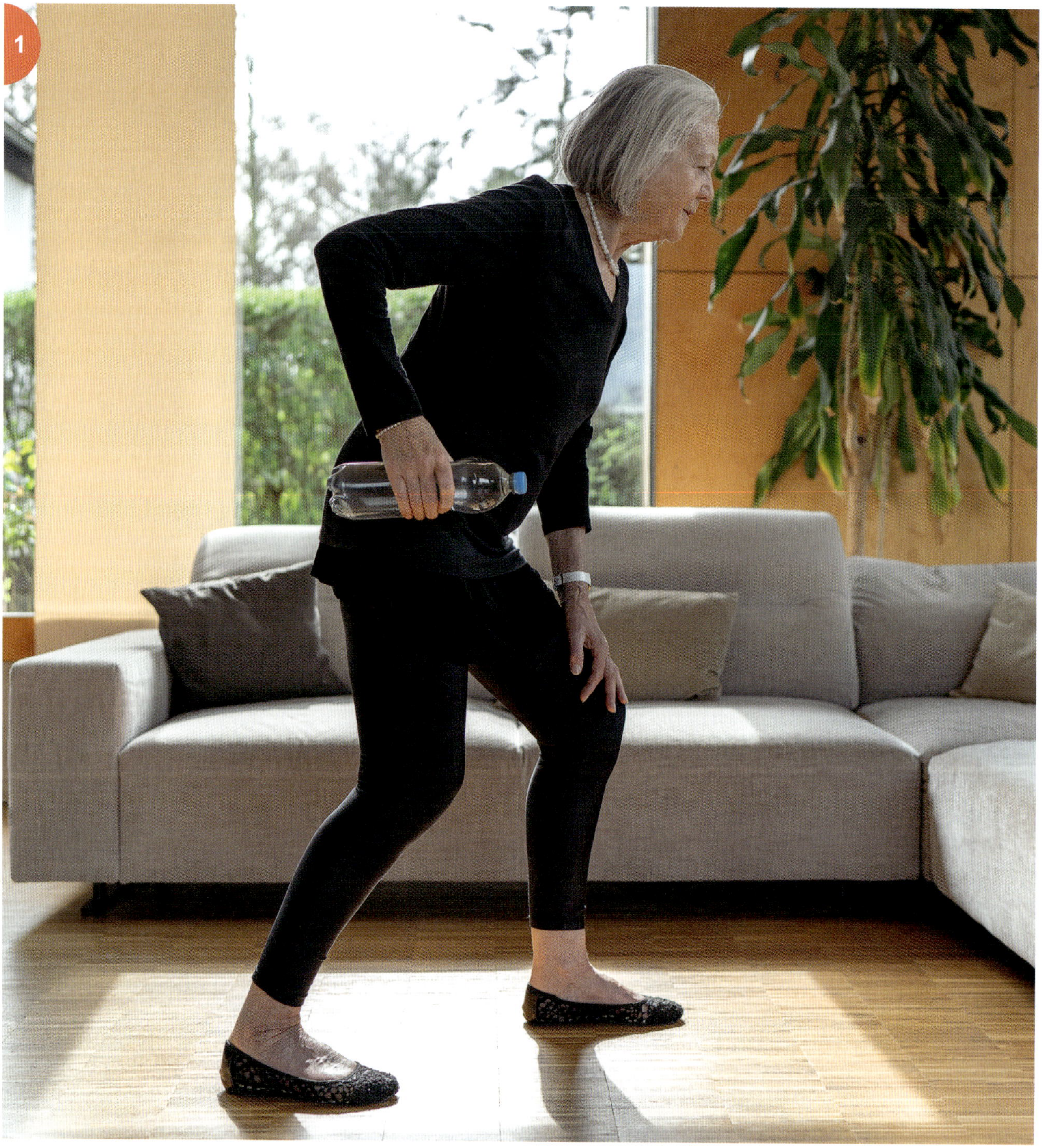

AUSGANGSPOSITION

Schrittstellung, der Oberkörper ist leicht vorgeneigt, die linke Hand stützt auf dem linken Bein. Der Oberkörper ist gerade, die Schulterblätter tief und zusammengezogen, der Kopf in Verlängerung der Wirbelsäule. Die Wasserflasche wird zunächst in der rechten Hand gehalten, der Oberarm ist nahezu bodenparallel nach hinten angehoben, der Ellbogen rechtwinklig gebeugt (Bild 1).

AUSFÜHRUNG

Den rechten Unterarm komplett strecken, dabei den Oberarm nahezu bodenparalell fixiert halten und ausatmen. Anschließend den Unterarm in die Ausgangsposition zurückführen und einatmen (Bild 2).

TRAININGSVORSCHLAG

- 2–3 Mal pro Woche an nicht aufeinanderfolgenden Tagen
- 8–10 Wiederholungen pro Arm, 2–3 Durchgänge
- 2–3 Min. Pause zwischen den Durchgängen

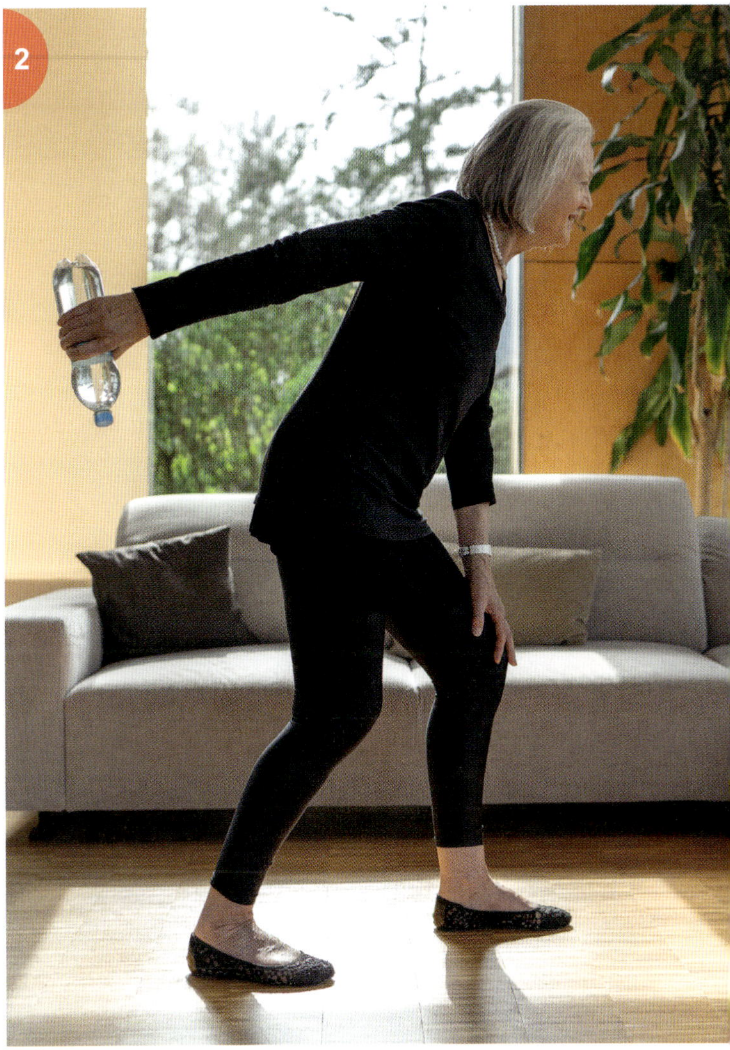
2

KNIEBEUGE – HOLZHACKER

Die Kniebeuge beansprucht die Oberschenkel- und Gesäßmuskulatur sowie den Rumpf; die Holzhackerbewegung trainiert zusätzlich die Rücken-, Schulter- und Armmuskulatur.

1

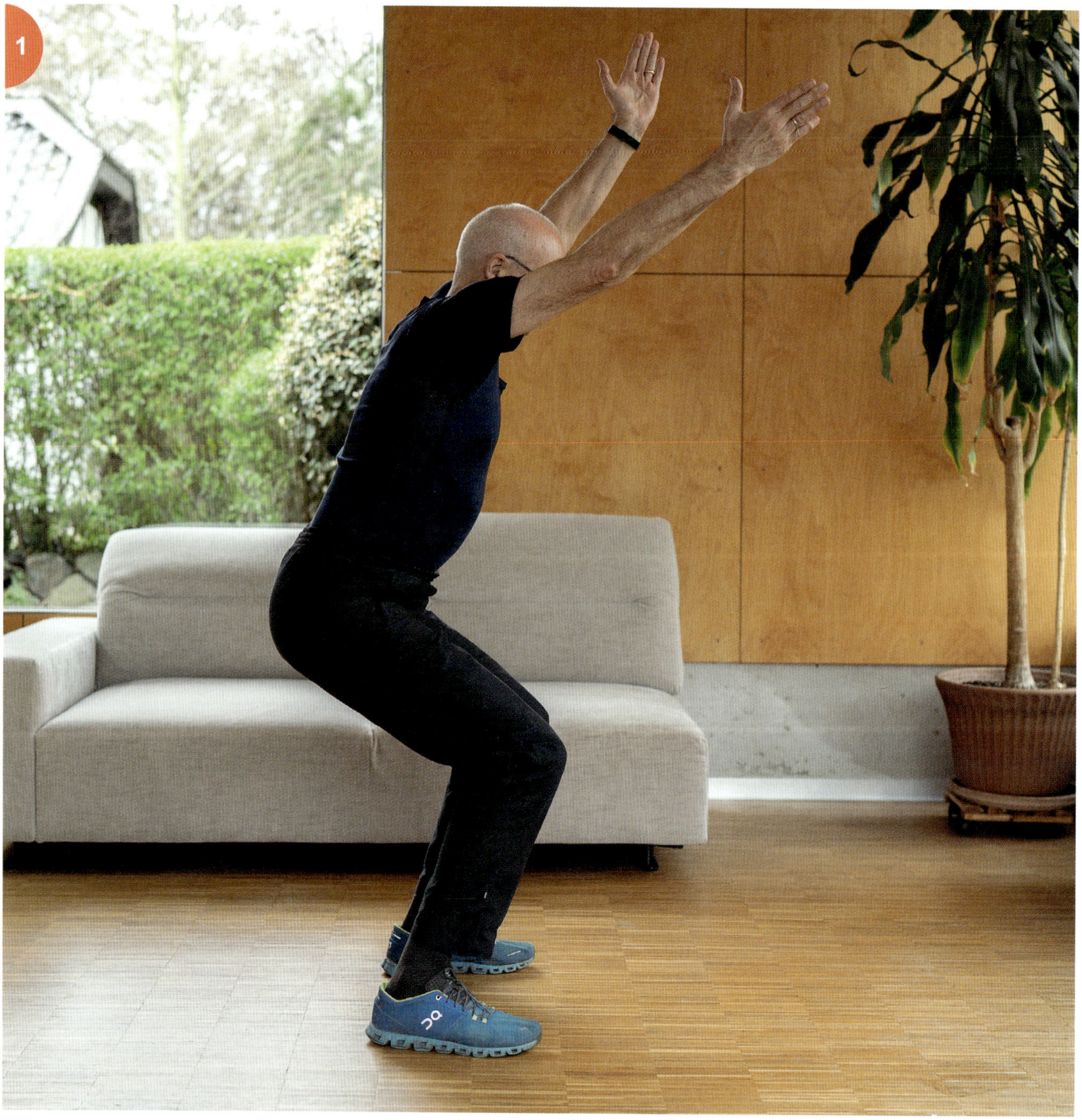

AUSGANGSPOSITION

Untere Position der Kniebeuge im schulterbreiten Stand, der Oberkörper ist leicht nach vorne geneigt, Rücken gerade und Blick geradeaus. Die Arme in Verlängerung des Oberkörpers nach oben strecken, die Oberarme befinden sich auf Höhe der Ohren, die Handrücken zeigen nach außen (Bild 2).

AUSFÜHRUNG

Diese Position halten und mit den Armen kleine Auf- und Abwärtsbewegungen (Holzhack-Bewegungen) ausführen, hierbei den Rumpf anspannen, den Rücken gerade halten und gleichmäßig weiter atmen (Bild 1).

TRAININGSVORSCHLAG

- 2–3 Mal pro Woche an nicht aufeinanderfolgenden Tagen
- 10 Wiederholungen der Holzhack-Bewegung in Kniebeugeposition, insgesamt 4–6 Wiederholungen der Kniebeuge-Holzhack-Bewegung, davon 2–3 Durchgänge
- 2–3 Min. Pause zwischen den Durchgängen

2

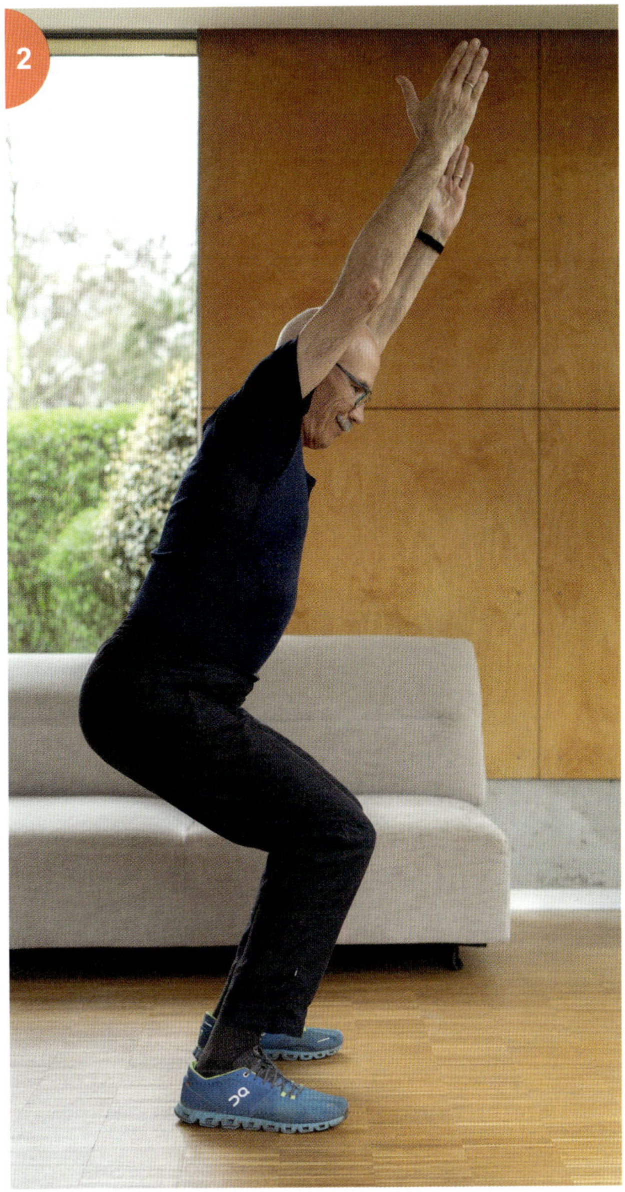

BIZEPSCURL

Der Bizepscurl trainiert die Armbeuger und die Unterarmmuskulatur.

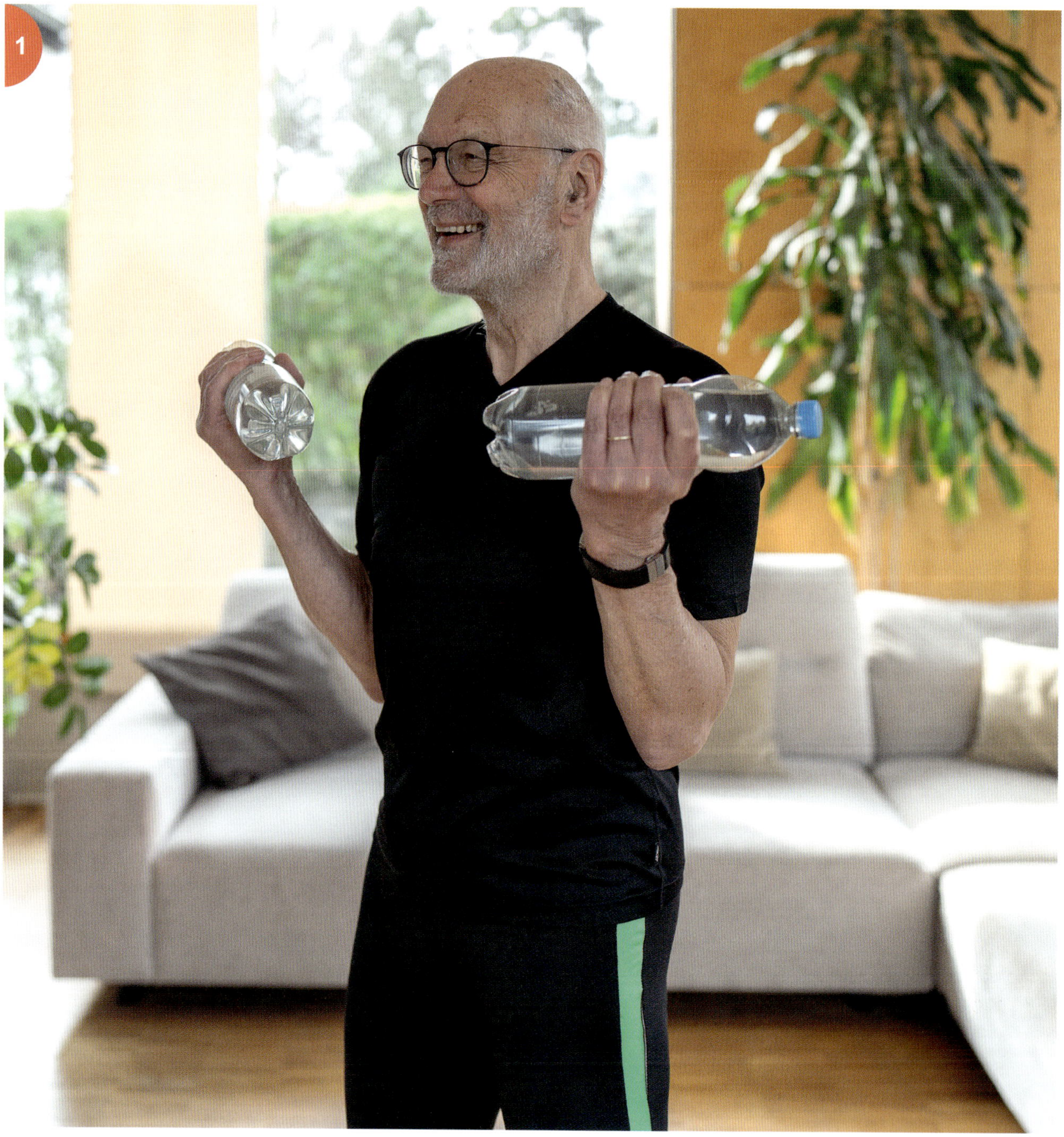

AUSGANGSPOSITION

Aktiver Stand, die Hände umfassen zwei Wasserflaschen im neutralen Griff (die Handrücken zeigen nach außen), die Ellbogen sind leicht gebeugt und liegen am Körper an. Den Oberkörper aufrecht und den Kopf in Verlängerung der Wirbelsäule halten.

AUSFÜHRUNG

Die Unterarme kontrolliert beugen, bis sich die Hände auf Schulterhöhe befinden, dabei ausatmen (Bild 1). Während des Beugens die Hand nach außen und die Handflächen nach oben drehen. Die Oberarme bleiben seitlich am Körper. Anschließend die Wasserflaschen wieder in die Ausgangsposition absenken, dabei einatmen.

2

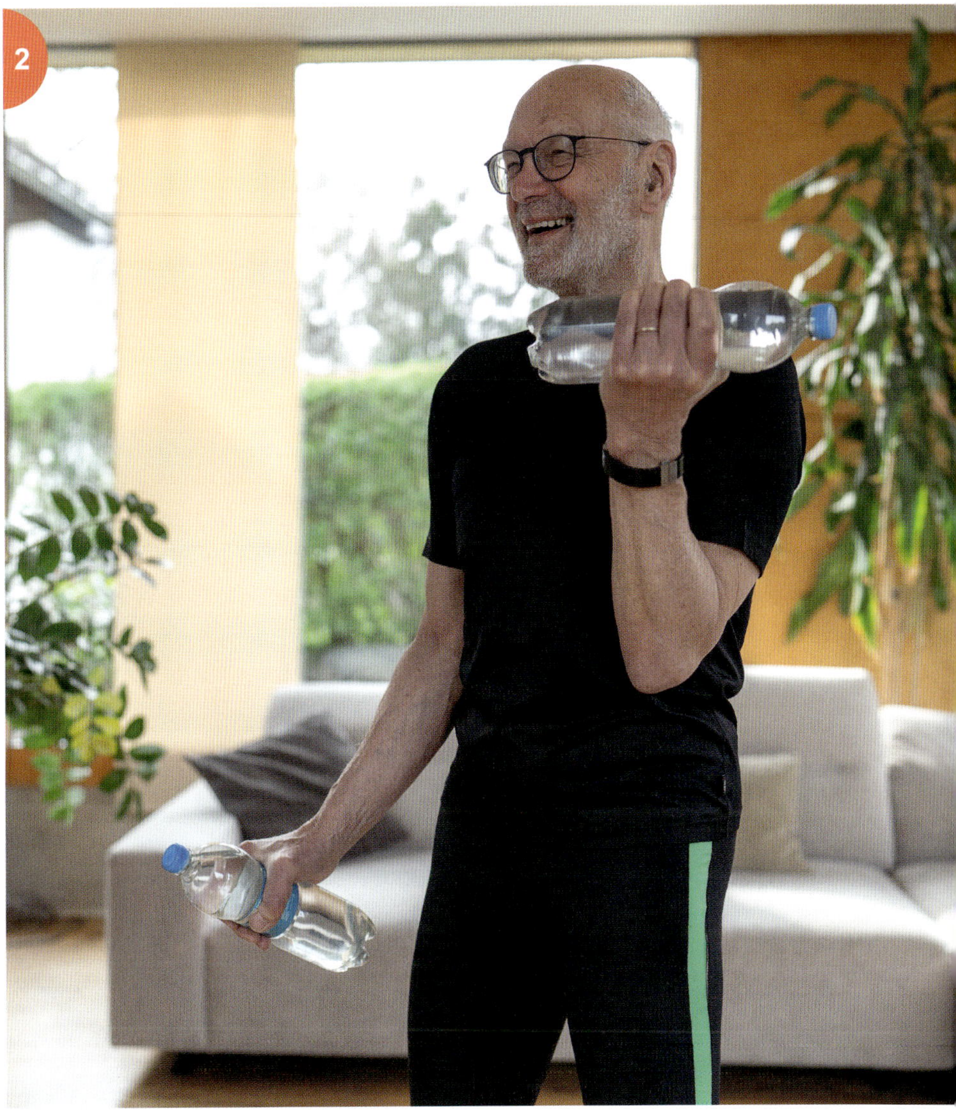

VARIATION

- Wechselseitiges Beugen der Unterarme (Bild 2): Während der eine Arm in der Ausgangsposition bleibt, beugt der andere Unterarm und die Hand dreht nach außen.

TRAININGSVORSCHLAG

- 2–3 Mal pro Woche an nicht aufeinanderfolgenden Tagen
- 8–10 Wiederholungen, 2–3 Durchgänge
- 2–3 Min. Pause zwischen den Durchgängen

STANDWAAGE

Die Standwaage trainiert die hintere Oberschenkel- und Gesäßmuskulatur, die Rumpfmuskulatur wird stabilisiert.

1

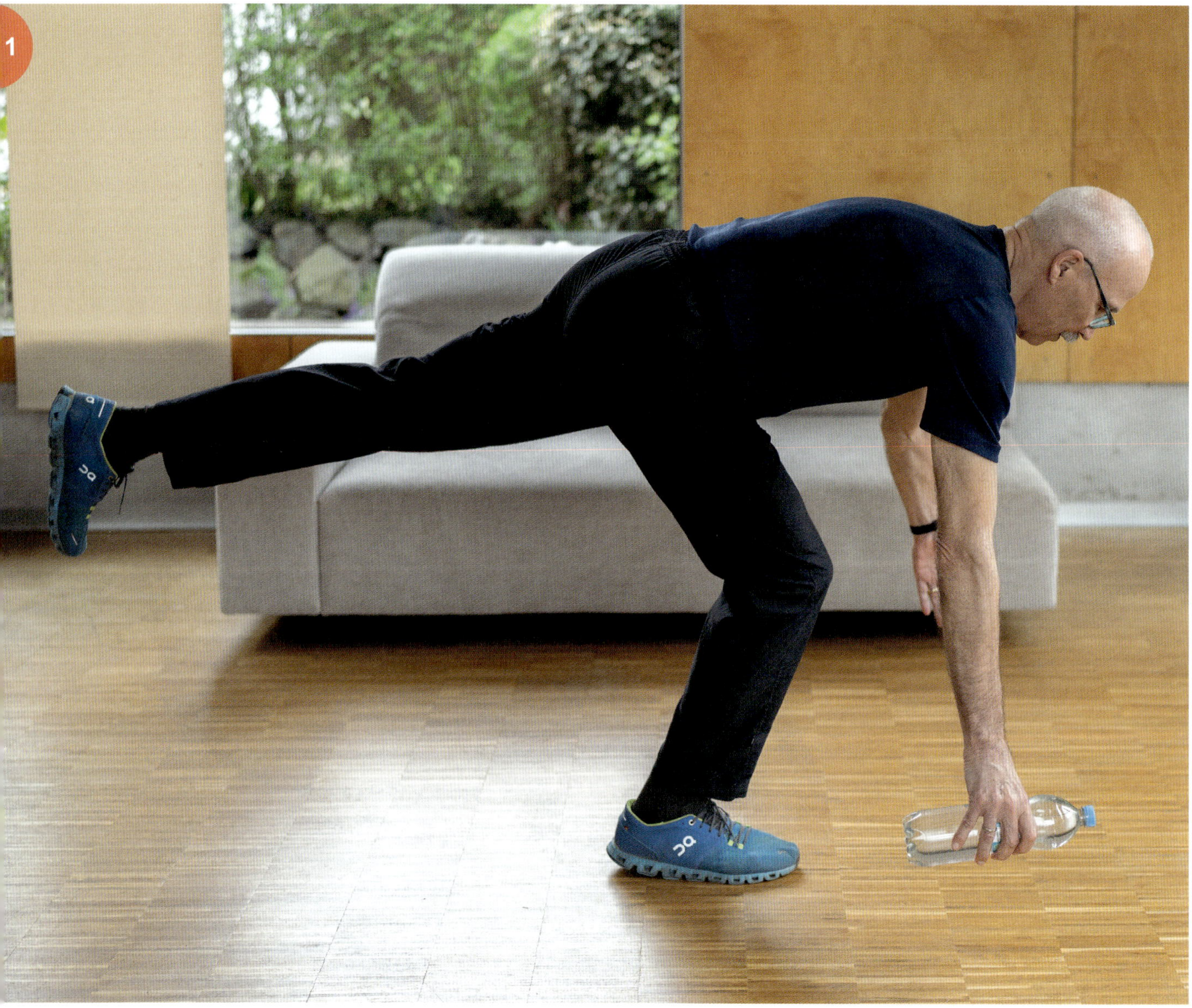

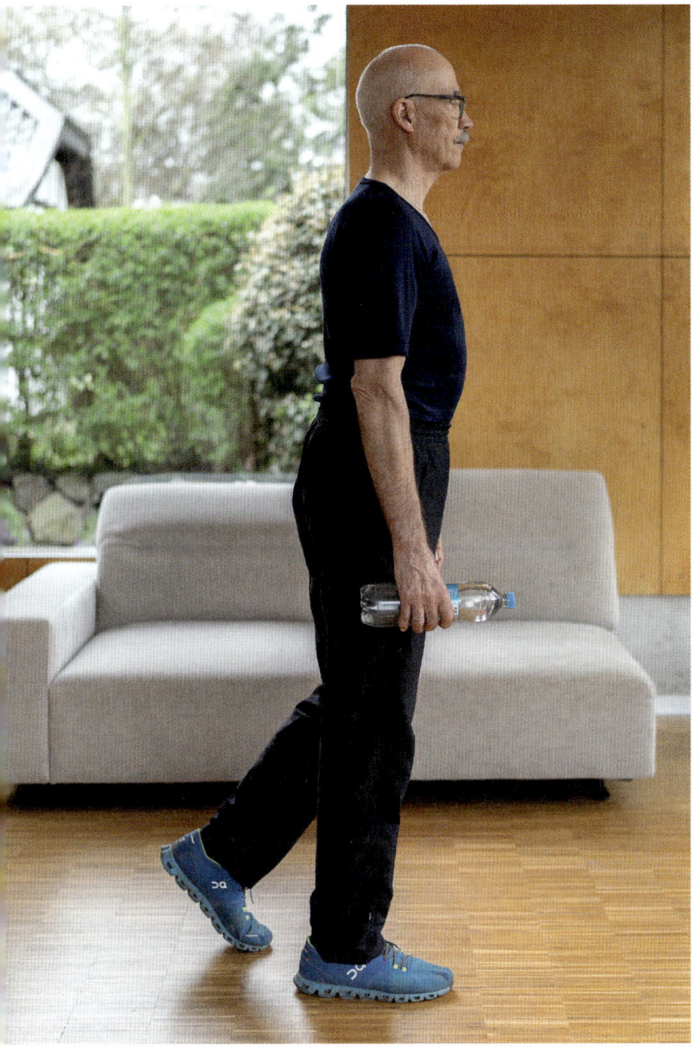

AUSGANGSPOSITION

Aus dem aktiven Stand mit einer Wasserflasche in der rechten Hand den linken Fuß knapp hinter der Ferse des rechten Fußes auf den Fußballen aufsetzen (Bild 2).

AUSFÜHRUNG

Aus der Hüfte heraus den Oberkörper bodenparallel vorbeugen und das gestreckte linke Bein anheben, die Fußspitze ist angezogen. Darauf achten, dass der Oberkörper und das nach hinten gestreckte Bein auf einer gedachten Linie liegen. Der Rücken ist gerade und der Kopf in Verlängerung der Wirbelsäule, der Arm mit der Wasserflasche ist lotrecht unter der Schulter (Bild 1). Diese Position kurz halten, dann in die Ausgangsposition zurückkehren und die Bewegung von Neuem beginnen.

TRAININGSVORSCHLAG

- 2–3 Mal pro Woche an nicht aufeinanderfolgenden Tagen
- 6–8 Wiederholungen pro Bein, beim Beinwechsel die Wasserflasche entsprechend in die andere Hand nehmen, 2–3 Durchgänge
- 2–3 Min. Pause zwischen den Durchgängen

SCHRITTKNIEBEUGE

Die Schrittkniebeuge trainiert die Oberschenkel- und Gesäßmuskulatur, die Rumpfmuskulatur wird stabilisiert.

1

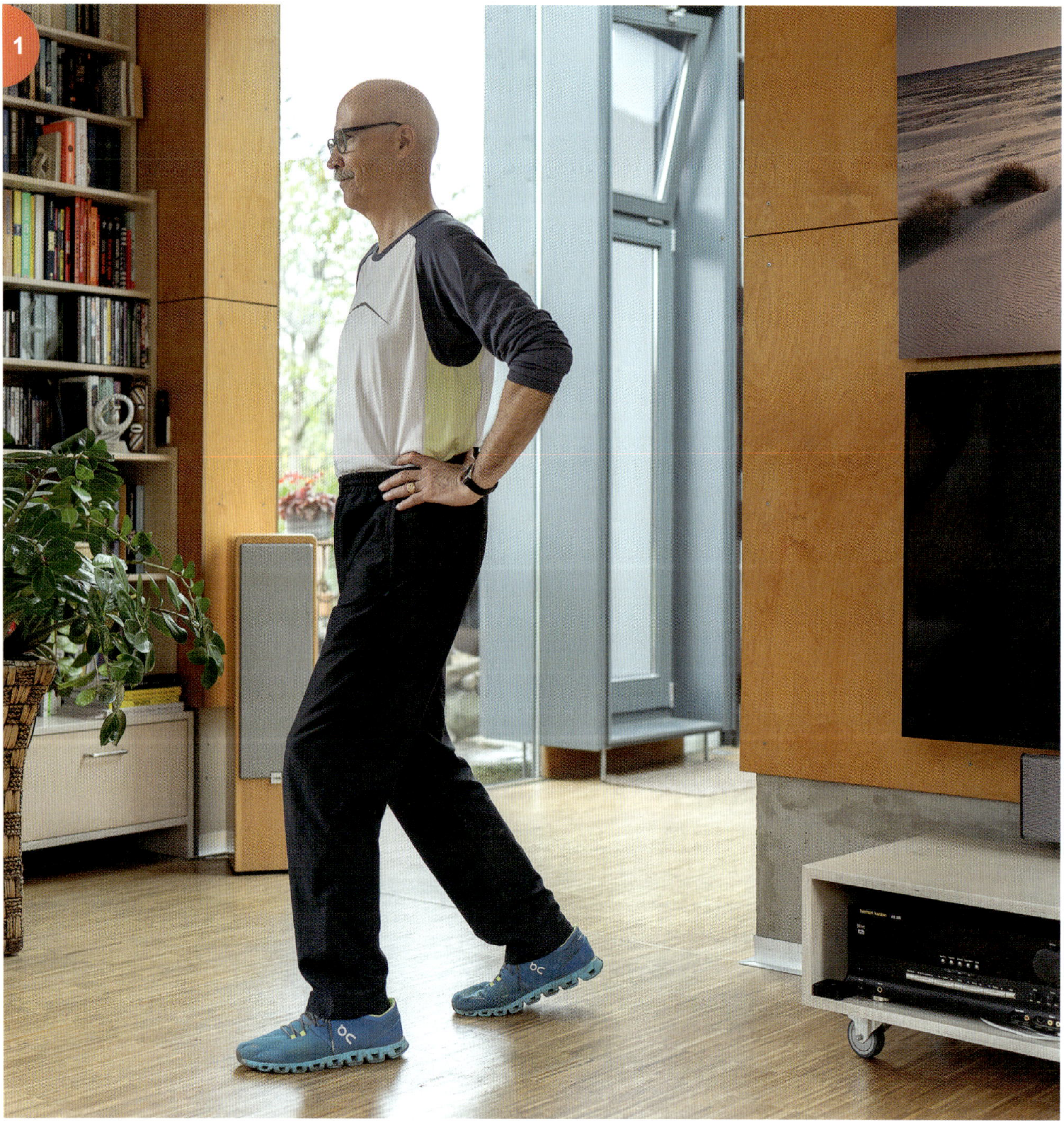

AUSGANGSPOSITION

Kleine Schrittstellung bei leichter Kniebeugung mit neutraler Beckenposition, der Oberkörper ist aufgerichtet und der Kopf in Verlängerung der Wirbelsäule. Die Hände sind in die Hüfte gestützt, die Schultern nach hinten unten gezogen. Die Belastung liegt auf dem vorderen Bein (Bild 1).

AUSFÜHRUNG

Beide Beine beugen bis das vordere Bein ungefähr 90 Grad gebeugt ist, dabei einatmen. Die Belastung bleibt hierbei auf dem vorderen Bein, der Oberkörper aufrecht und der Kopf in Verlängerung der Wirbelsäule (Bild 2). Beide Beine bis zur Ausgangsposition strecken, dabei ausatmen.

TRAININGSVORSCHLAG

- 2–3 Mal pro Woche an nicht aufeinanderfolgenden Tagen
- 8–10 Wiederholungen je Seite, 2–3 Durchgänge
- 2–3 Min. Pause zwischen den Durchgängen

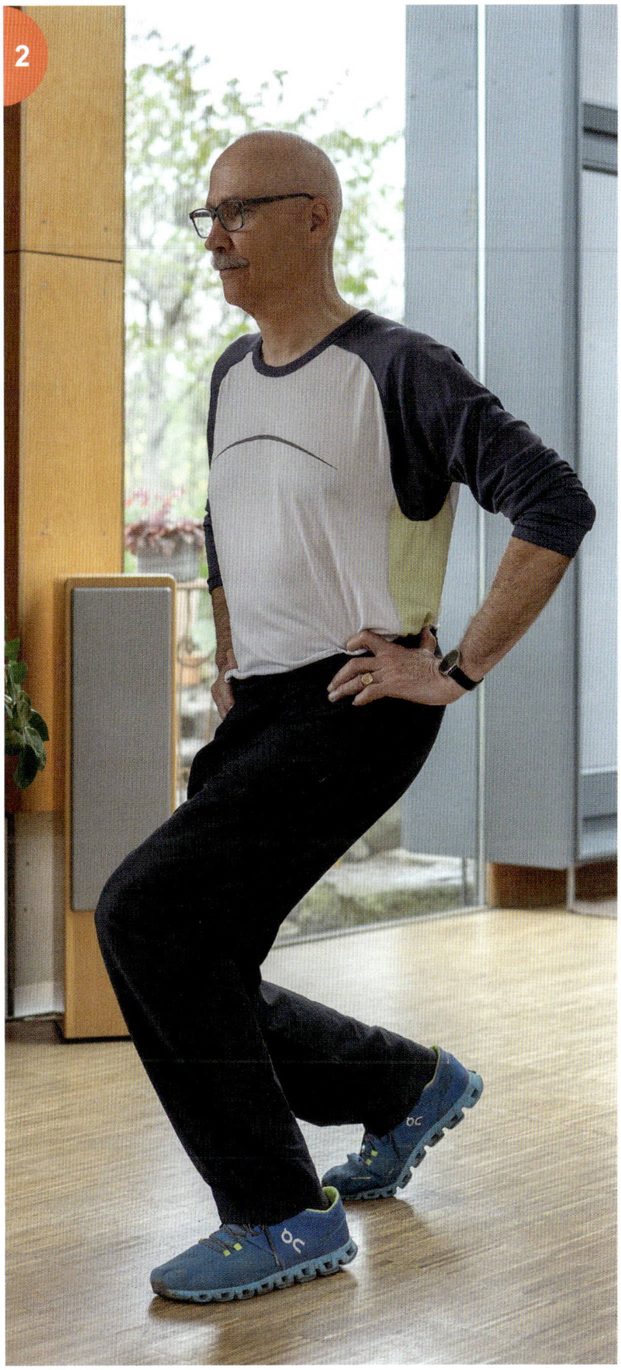

2

BECKENHEBEN

Das Beckenheben trainiert die hintere Oberschenkel- und Gesäßmuskulatur sowie den Rückenstrecker.

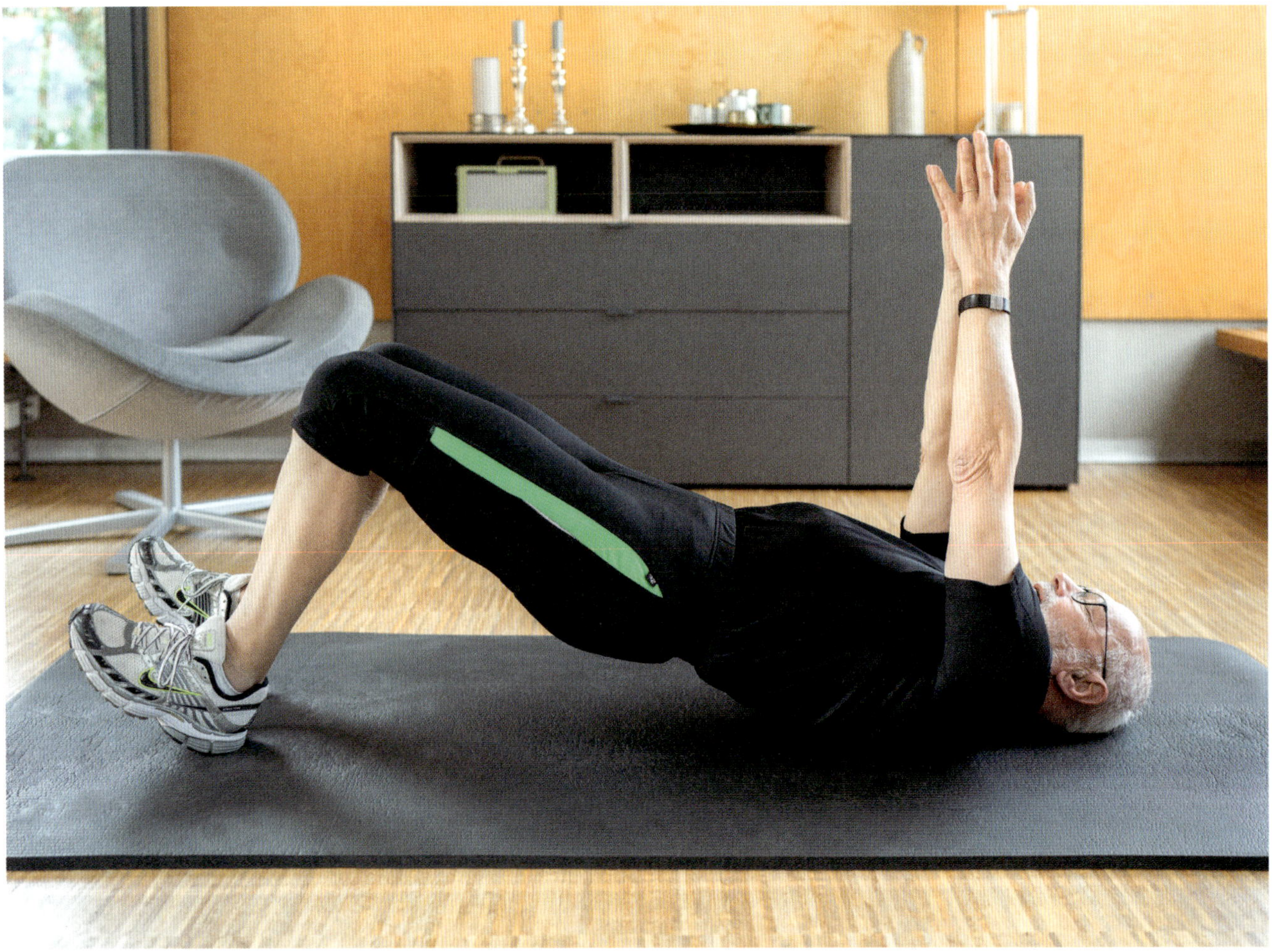

1
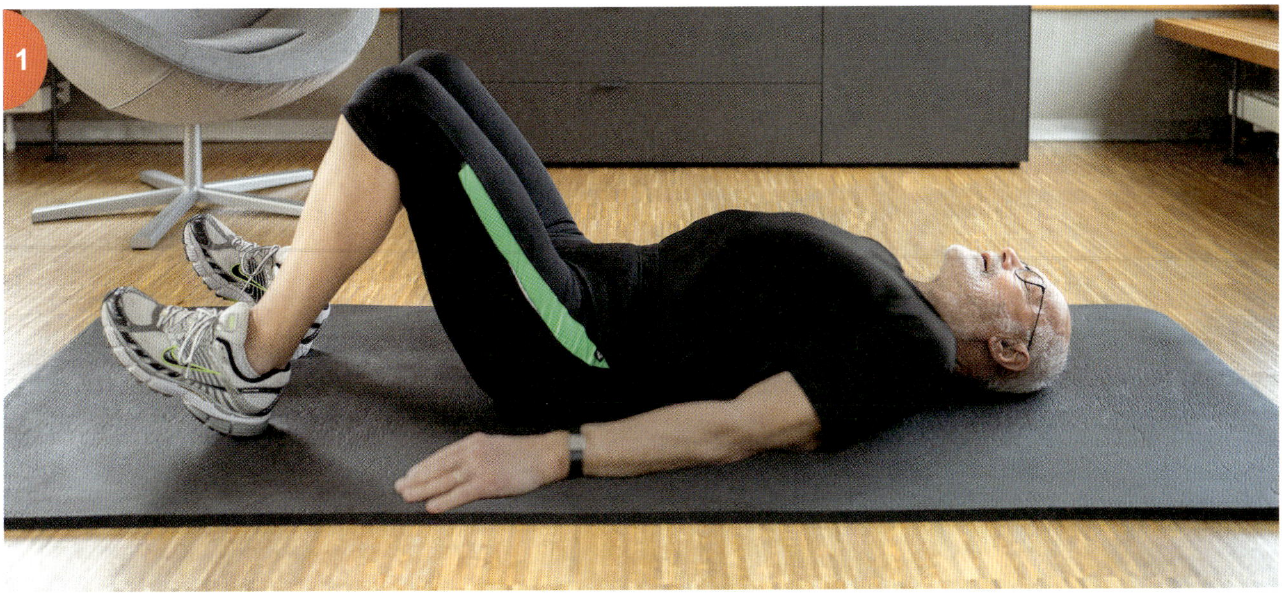

AUSGANGSPOSITION

Rücklings auf eine Matte legen. Die Füße mit den Fersen auf dem Boden aufstellen, die Beine sind im Knie ca. 90 Grad angewinkelt. Die Arme über der Schulter nach oben strecken und die Handflächen aneinanderlegen (Bild 2). Kopf, Schultern und Gesäß haben Kontakt zur Matte.

AUSFÜHRUNG

Das Becken nach oben anheben und ausatmen, bis sich Oberkörper und Oberschenkel auf einer Linie befinden. Die Schultern behalten Bodenkontakt. Die Gesäßmuskulatur aktiv anspannen, kurz halten und das Becken dann wieder in die Ausgangsposition absenken, dabei einatmen (Bild auf Seite 68).

TRAININGSVORSCHLAG

- 2–3 Mal pro Woche an nicht aufeinanderfolgenden Tagen
- 8–10 Wiederholungen, 2–3 Durchgänge
- 2–3 Min. Pause zwischen den Durchgängen

2
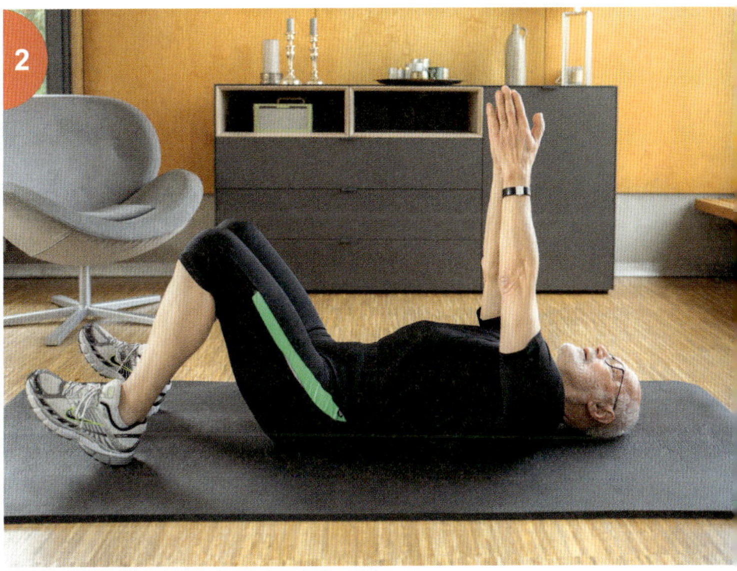

VARIATION

- Die Arme liegen ausgestreckt neben dem Oberkörper (Bild 1).

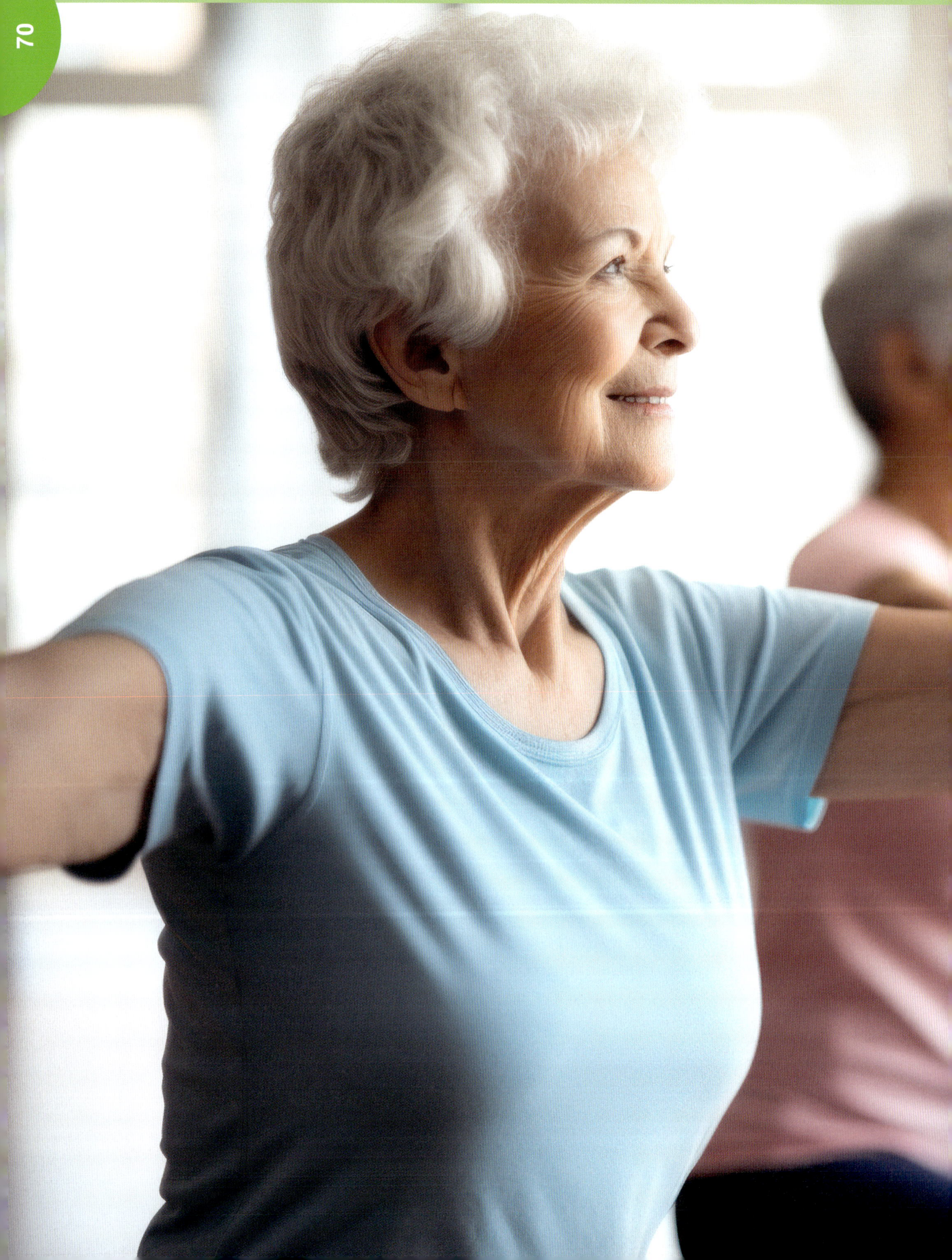

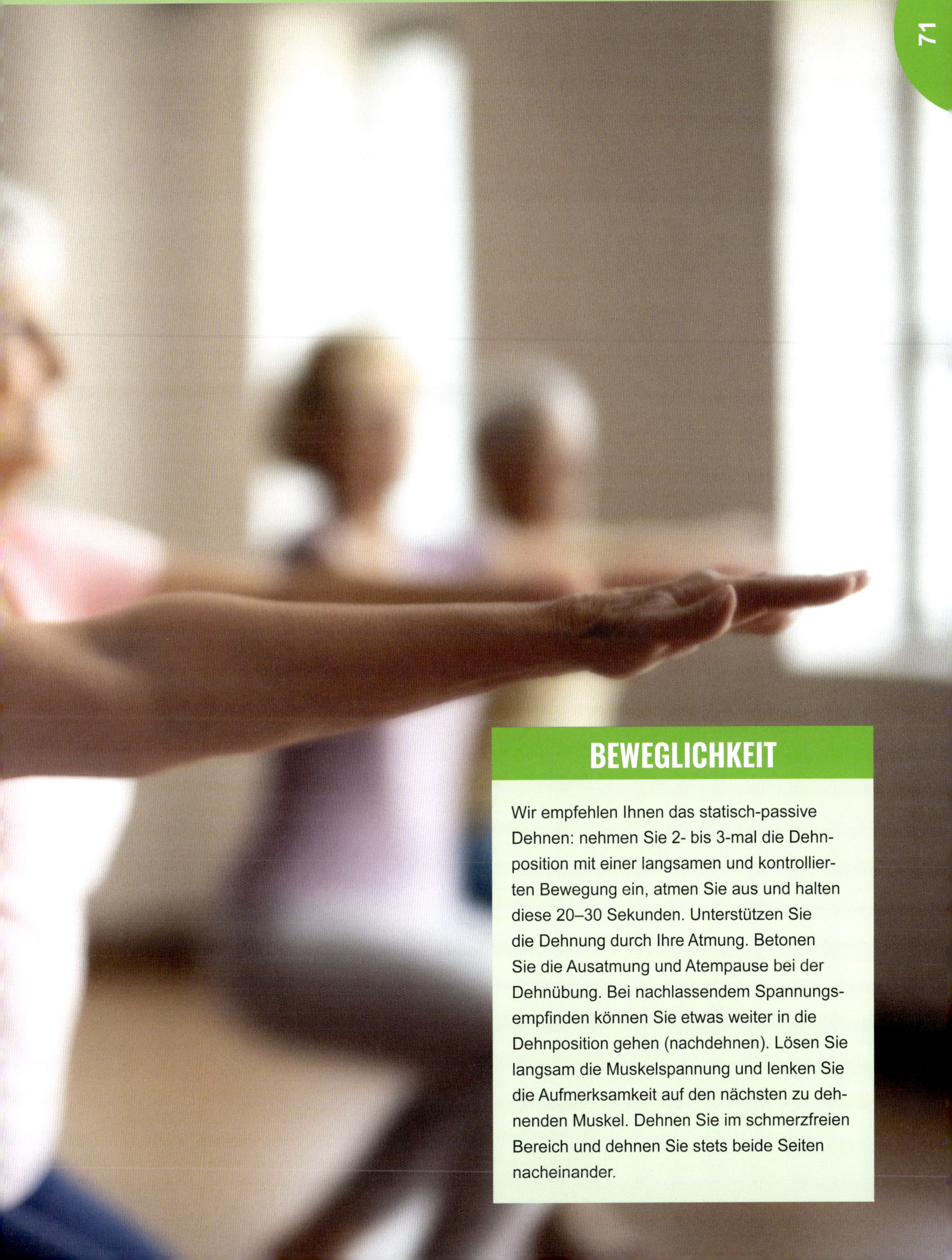

BEWEGLICHKEIT

Wir empfehlen Ihnen das statisch-passive Dehnen: nehmen Sie 2- bis 3-mal die Dehnposition mit einer langsamen und kontrollierten Bewegung ein, atmen Sie aus und halten diese 20–30 Sekunden. Unterstützen Sie die Dehnung durch Ihre Atmung. Betonen Sie die Ausatmung und Atempause bei der Dehnübung. Bei nachlassendem Spannungsempfinden können Sie etwas weiter in die Dehnposition gehen (nachdehnen). Lösen Sie langsam die Muskelspannung und lenken Sie die Aufmerksamkeit auf den nächsten zu dehnenden Muskel. Dehnen Sie im schmerzfreien Bereich und dehnen Sie stets beide Seiten nacheinander.

DEHNUNG DER BRUSTMUSKULATUR

Die Dehnung der Brustmuskulatur kann mehrere Vorteile für den Körper und die allgemeine Gesundheit haben. Auf diese Weise kann die Haltung verbessert, Muskelverspannungen verhindert, das Risiko von Schulterbeschwerden vermindert und die Beweglichkeit der Schultergelenke durch eine flexible Brustmuskulatur erhöht werden.

AUSGANGSPOSITION

Schrittstellung im Türrahmen, die Oberarme seitlich bis auf Brusthöhe anheben, die Ellbogen ca. 90 Grad beugen, die Unterarme zeigen senkrecht nach oben. Die Schulterblätter tief halten und zueinander ziehen, der Kopf ist in Verlängerung der Wirbelsäule.

AUSFÜHRUNG

Zur Dehnung der Brustmuskulatur den Oberkörper aktiv nach vorne bringen und ausatmen (Bild rechts). Nach Einnahme der Dehnposition ruhig weiteratmen.

TRAININGSVORSCHLAG

- 2–3 Mal pro Woche an nicht aufeinanderfolgenden Tagen
- Dehnung 20–30 Sek. pro Bein halten, 2 Durchgänge
- 30 Sek. Pause zwischen den Durchgängen

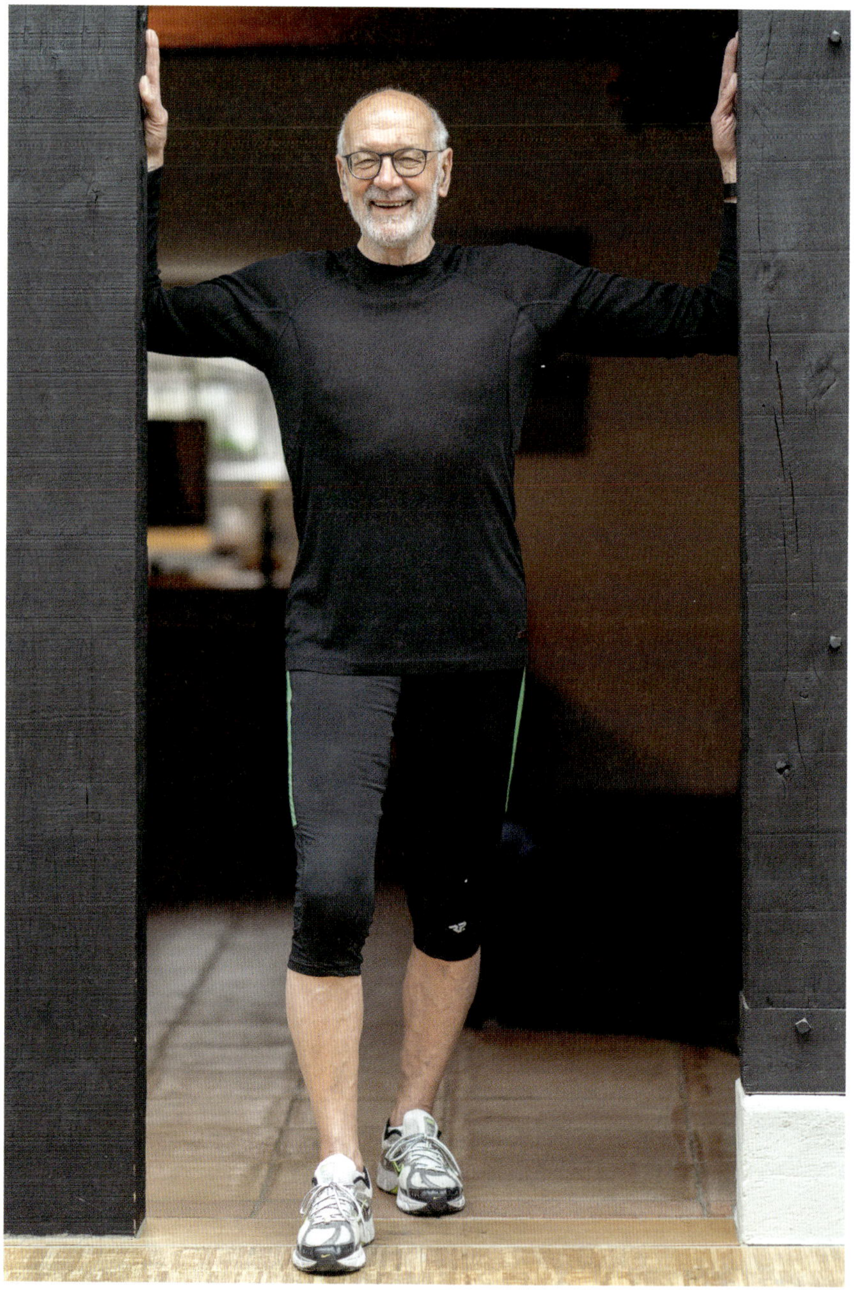

DEHNUNG DER GESÄSSMUSKULATUR

Die Dehnung der Gesäßmuskulatur verbessert die Flexibilität und Beweglichkeit im Beckenbereich, reduziert das Risiko von muskulären Dysbalancen und kann dazu beitragen, Rückenschmerzen zu lindern. Eine gut gedehnte Gesäßmuskulatur fördert auch eine gesunde Hüftfunktion und kann die allgemeine Mobilität im unteren Körperbereich unterstützen.

AUSGANGSPOSITION

Rücklings auf eine Bodenmatte legen, das linke Bein ausgestreckt ablegen, die Fußspitze zeigt nach oben. Das rechte Bein zum Körper ziehen und ca. 90 Grad im Knie anwinkeln, mit beiden Händen den rechten Oberschenkel knapp unterhalb der Kniekehle umfassen, den Kopf bequem ablegen.

AUSFÜHRUNG

Zur Dehnung der Gesäßmuskulatur des gebeugten Beines den Oberschenkel zum Rumpf ziehen (Bild unten), dabei ausatmen und anschließend ruhig weiteratmen. Der Kopf bleibt bequem auf der Matte abgelegt, die Fußspitze des gestreckt abgelegten Beines zeigt nach oben.

TRAININGSVORSCHLAG

- 2–3 Mal pro Woche an nicht aufeinanderfolgenden Tagen
- Dehnung 20–30 Sek. pro Bein halten, 2 Durchgänge
- 30 Sek. Pause zwischen den Durchgängen

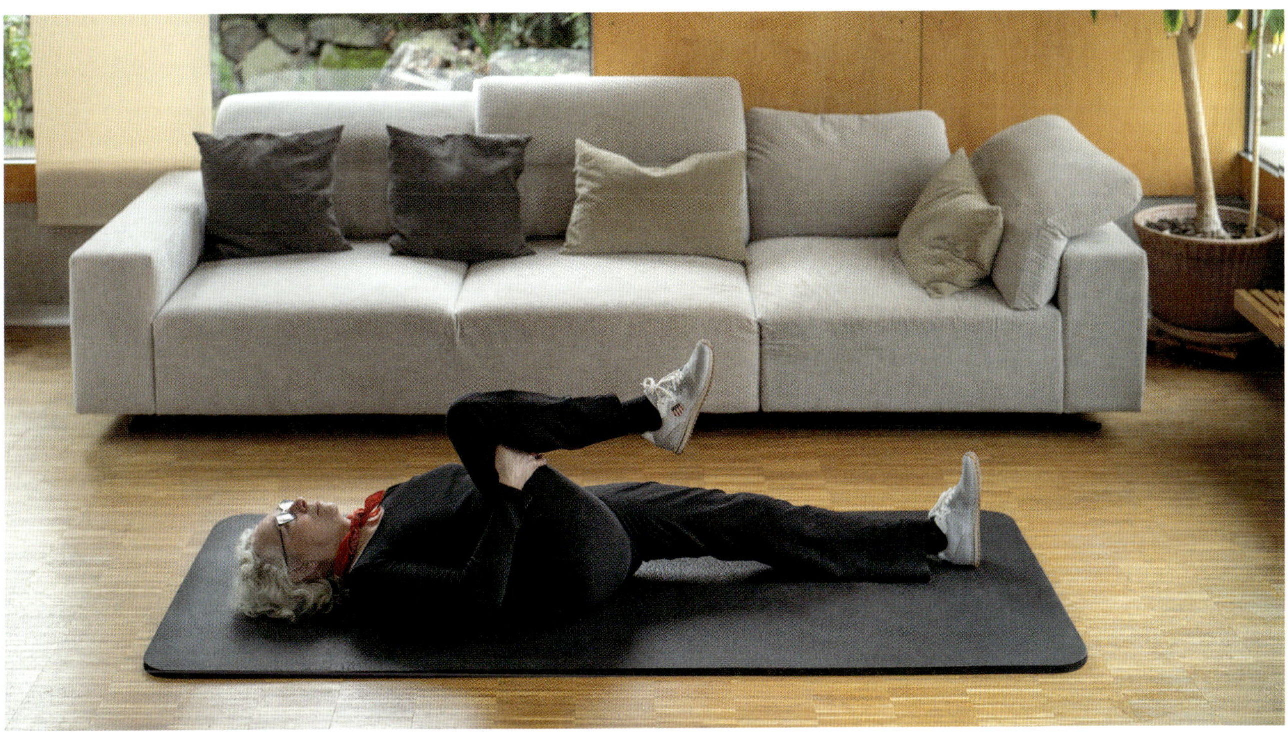

DEHNUNG DER NACKEN- UND OBEREN RÜCKENMUSKULATUR

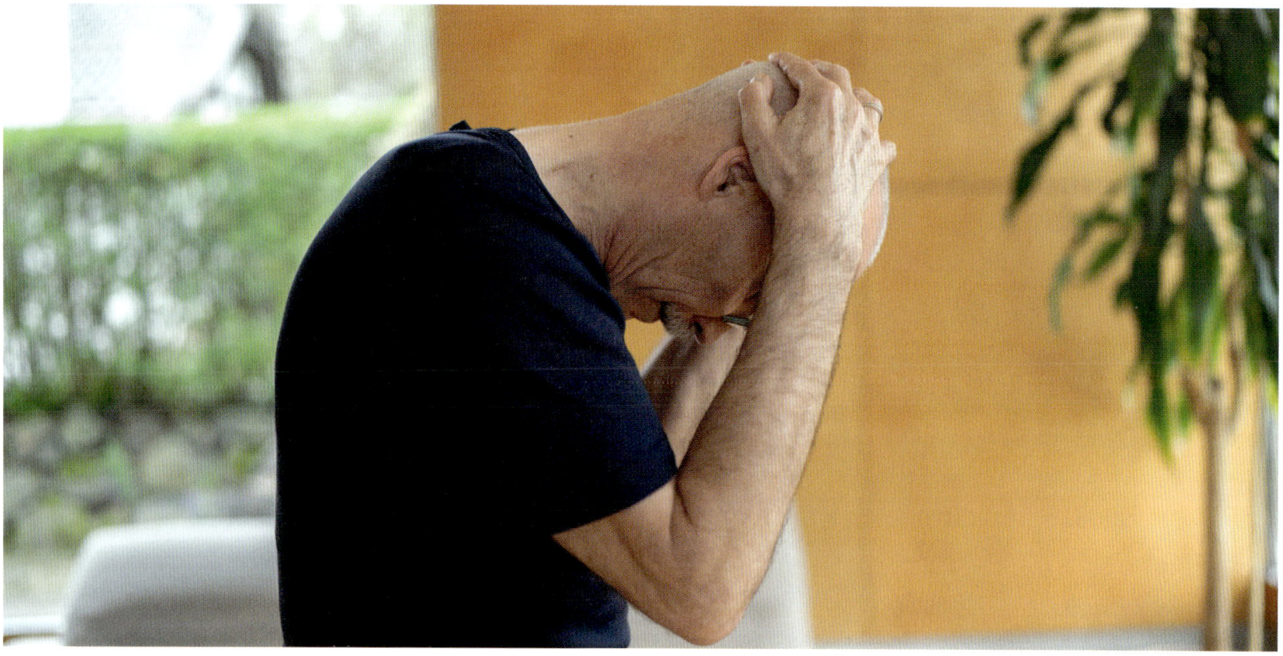

Die Dehnung der Nacken- und oberen Rückenmuskulatur fördert eine verbesserte Haltung, reduziert Spannungen und Steifheit im Schulterbereich und kann dazu beitragen, Kopf- und Nackenschmerzen zu lindern. Diese Dehnübungen können auch die Beweglichkeit im oberen Rücken erhöhen und das Risiko von Verspannungen aufgrund von sitzenden Tätigkeiten verringern.

AUSGANGSPOSITION

Aktiver Stand, die Hände am Hinterkopf verschränkt.

AUSFÜHRUNG

Zur Dehnung der Nacken- und oberen Rückenmuskulatur den Kopf nach vorne neigen und mit den Händen die Kopfbewegung leicht unterstützen (Bild oben), dabei ausatmen. Nach Einnahme der Dehnposition ruhig weiteratmen.

TRAININGSVORSCHLAG

- 2–3 Mal pro Woche an nicht aufeinanderfolgenden Tagen
- Dehnung 20–30 Sek. halten, 2 Durchgänge
- 30 Sek. Pause zwischen den Durchgängen

DEHNUNG DER OBERSCHENKELVORDERSEITE

Die Dehnung der Oberschenkelvorderseite verbessert die Flexibilität im Knie- und Hüftgelenk, fördert eine bessere Gangart und reduziert das Risiko von Beschwerden im unteren Rücken- und Beinbereich. Dies kann insbesondere für Personen, die viel sitzen, dazu beitragen, die Hüftgelenke zu öffnen und die allgemeine Mobilität zu fördern.

AUSGANGSPOSITION

Auf dem linken Bein stehend mit leicht gebeugtem Knie und mit der linken Hand an der Wand abstützen. Das rechte Bein nach hinten beugen und den Fuß mit der rechten Hand im Sprunggelenk greifen. Den Rücken gerade halten, Blick geradeaus.

AUSFÜHRUNG

Zur Dehnung der vorderen Oberschenkelmuskulatur des gebeugten Beines die gleichseitige Hüfte etwas nach vorne bringen und strecken (Bild unten), dabei ausatmen und während der Dehnung ruhig weiteratmen. Beide Knie befinden sich ungefähr auf gleicher Höhe.

TRAININGSVORSCHLAG

- 2–3 Mal pro Woche an nicht aufeinanderfolgenden Tagen
- Dehnung 20–30 Sek. pro Bein halten, 2 Durchgänge
- 30 Sek. Pause zwischen den Durchgängen

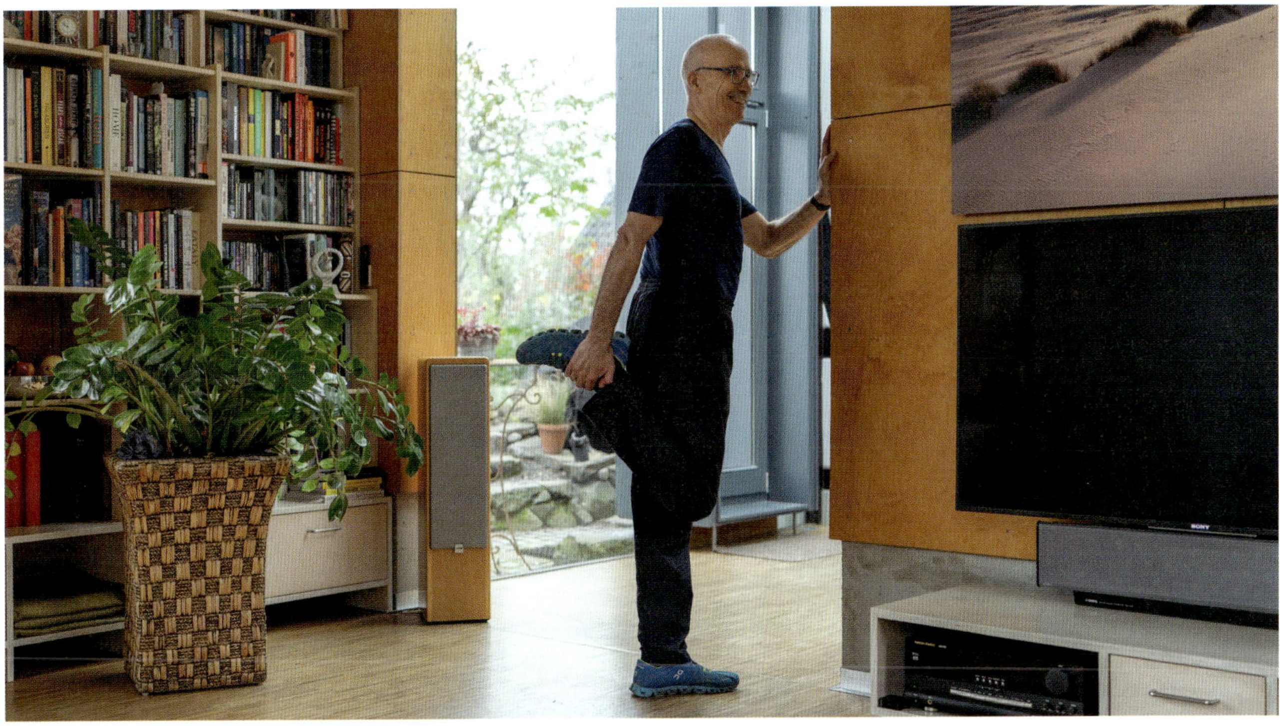

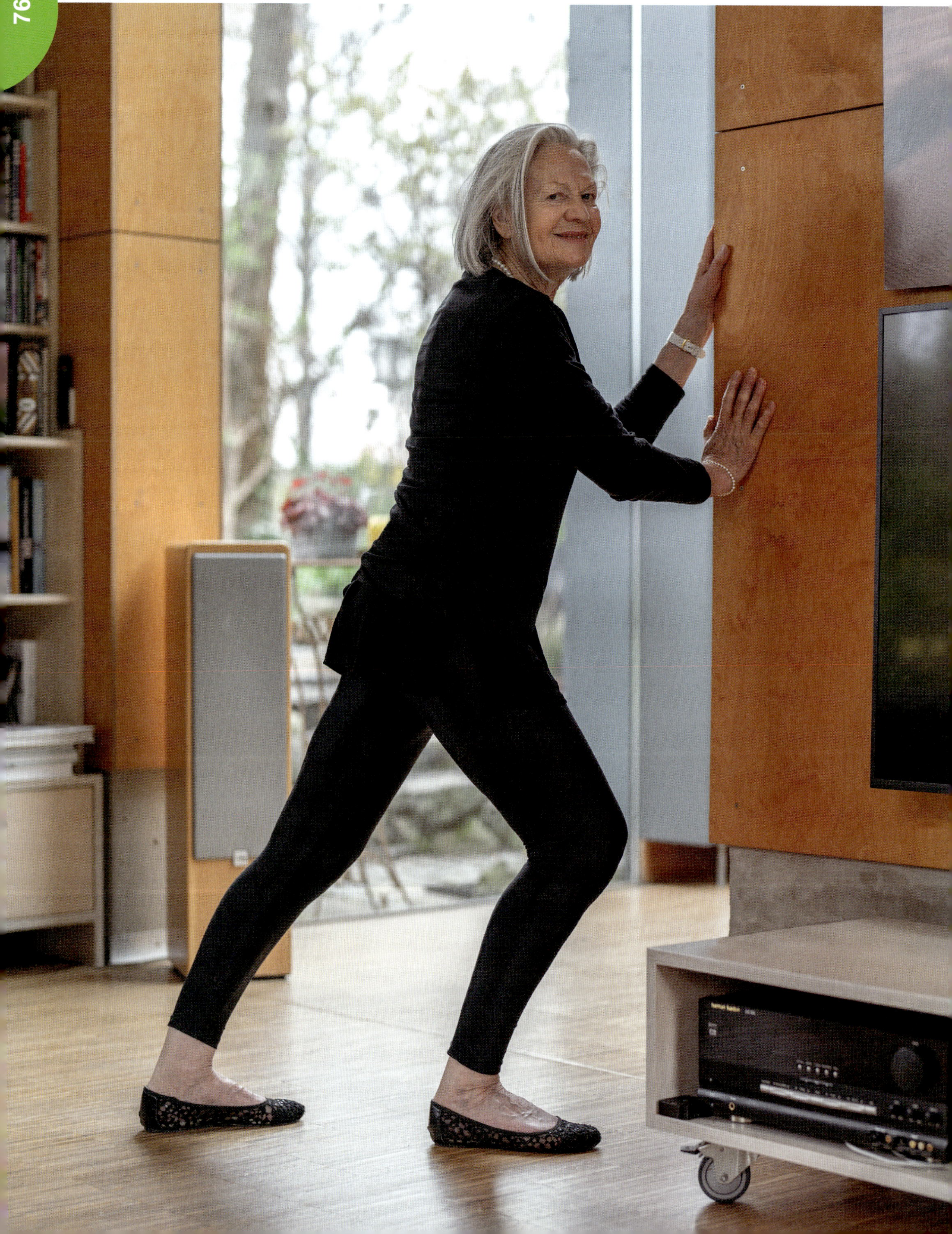

DEHNUNG DER WADENMUSKULATUR

Die Dehnung der Wadenmuskulatur trägt zur Verbesserung der Flexibilität im Unterschenkel bei, fördert eine effiziente Bewegung im Sprunggelenk und kann dazu beitragen, das Risiko von Beschwerden, Wadenkrämpfen oder Achillessehnenproblemen zu verringern. Zudem kann regelmäßiges Dehnen der Wadenmuskulatur helfen, die Belastung auf die unteren Gelenke zu reduzieren und die Gesamtmobilität zu verbessern.

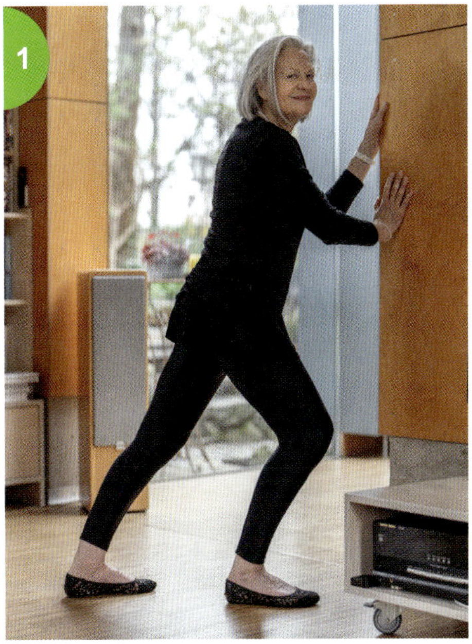

1

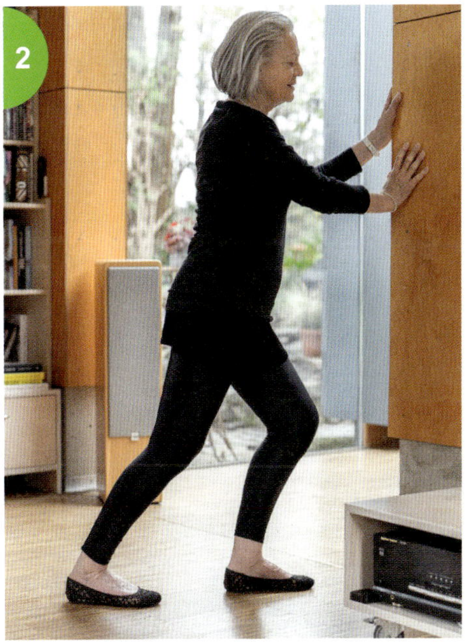

2

AUSGANGSPOSITION

Eine mittelweite Schrittstellung einnehmen, so dass das gestreckte hintere Bein mit dem vorgeneigten Oberkörper eine Linie bildet, beide Fußspitzen zeigen parallel nach vorne. Den Rücken gerade halten und die Hände an der Wand abstützen. Der Kopf befindet sich in Verlängerung der Wirbelsäule.

AUSFÜHRUNG

Zur Dehnung der Wade des hinteren Beines dieses strecken und die hintere Ferse aktiv in den Boden drücken (Bild 1). Falls keine Dehnung in der Wade zu spüren ist, die Schrittposition etwas vergrößern.

TRAININGSVORSCHLAG

- 2–3 Mal pro Woche an nicht aufeinanderfolgenden Tagen
- Dehnung 20–30 Sek. pro Bein halten, 2 Durchgänge
- 30 Sek. Pause zwischen den Durchgängen

VARIATION

- Für die tiefe Wadendehnung das hintere Bein im Kniegelenk etwas beugen und die Ferse aktiv in den Boden drücken (Bild 2).

DEHNUNG DER OBERSCHENKELRÜCKSEITE

Die Dehnung der Oberschenkelrückseite verbessert die Flexibilität und Dehnbarkeit im hinteren Oberschenkel. Dies fördert eine verbesserte Hüftbeweglichkeit, unterstützt eine bessere Körperhaltung und kann dazu beitragen, Beschwerden im unteren Rücken- und Beinbereich zu reduzieren. Eine gut gedehnte Oberschenkelrückseite ist auch für Sportarten wie Walking und Radfahren wichtig.

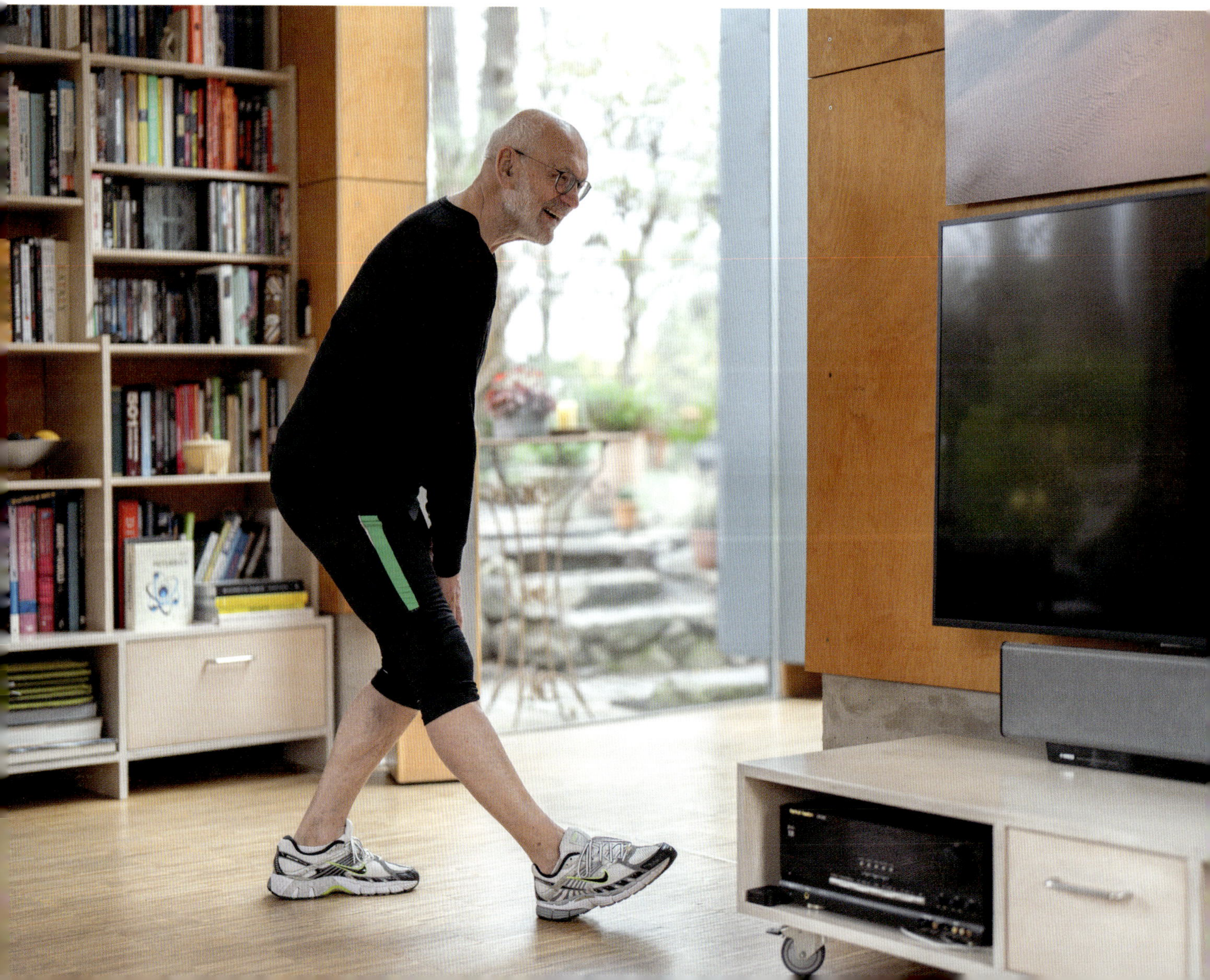

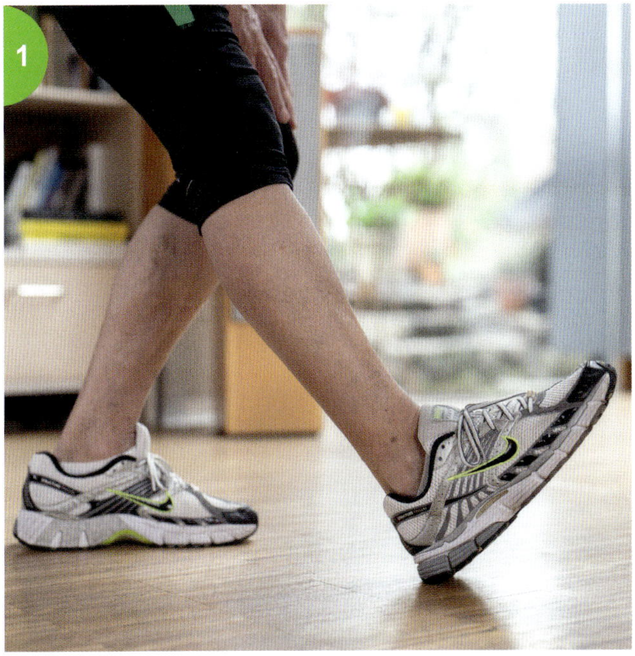
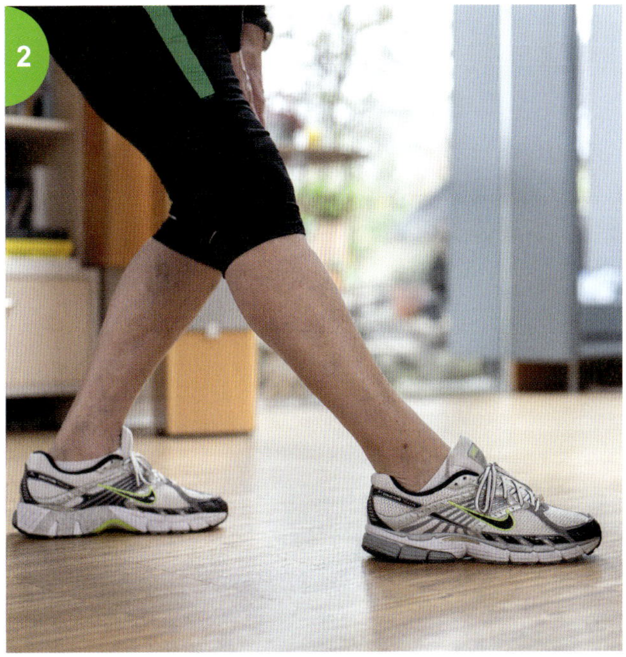

AUSGANGSPOSITION

Eine kleine Schrittstellung einnehmen, das Gewicht auf das hintere Bein verlagern. Das hintere Bein leicht beugen und mit den Händen auf dem Oberschenkel abstützen. Das vordere Bein strecken und die vordere Fußspitze leicht anziehen, den Rücken gerade halten.

AUSFÜHRUNG

Zur Dehnung der hinteren Oberschenkelmuskulatur des gestreckten vorderen Beines das Gesäß aktiv nach hinten schieben. Dabei im Hüftgelenk mehr beugen, d. h. den Oberkörper mit aufgerichtetem Brustbein weiter nach vorne neigen (Bild auf Seite 78). Zur Verstärkung der Dehnung das Gesäß weiter nach hinten schieben und den Oberkörper weiter nach vorne neigen.

TRAININGSVORSCHLAG

- 2–3 Mal pro Woche an nicht aufeinanderfolgenden Tagen
- Dehnung 20-30 Sek. pro Bein halten, 2 Durchgänge
- 30 Sek. Pause zwischen den Durchgängen

VARIATION

- vordere Fußspitze stärker anziehen (Bild 1, mit Wadendehnung)
- vordere Fußspitze auf dem Boden abstellen (Bild 2, keine Wadendehnung)

DEHNUNG DER HÜFTBEUGER

Die Dehnung der Hüftbeuger ist wichtig, um die Flexibilität in der Hüfte zu verbessern und die Beweglichkeit im Beckenbereich zu fördern. Diese Dehnübungen können dazu beitragen, die Haltung zu korrigieren, Rückenschmerzen zu lindern und die Effizienz bei Bewegungen wie Gehen und Laufen zu steigern. Durch regelmäßiges Dehnen der Hüftbeuger können auch muskuläre Dysbalancen ausgeglichen und das Risiko von Beschwerden im unteren Rücken- und Hüftbereich reduziert werden.

1

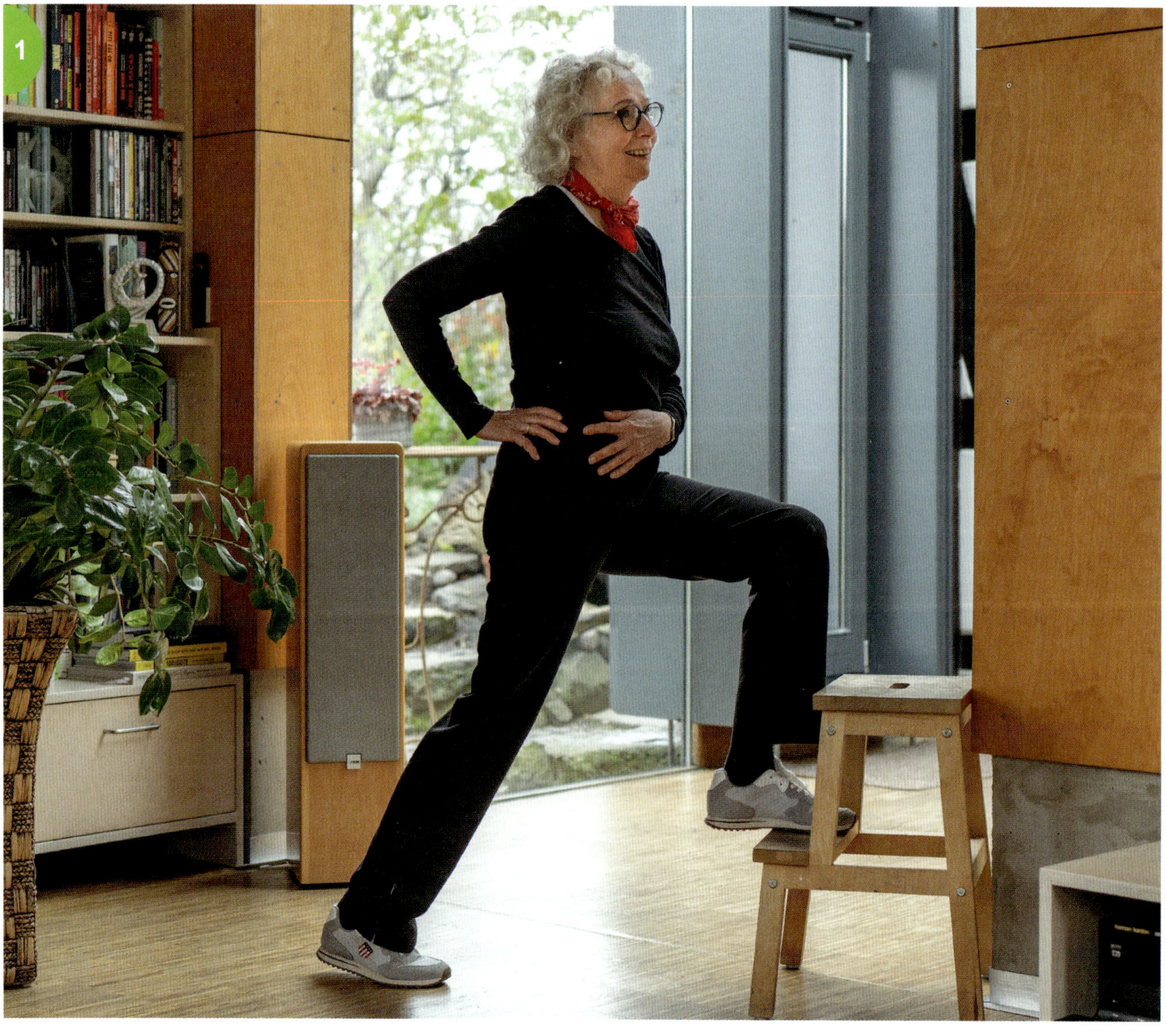

AUSGANGSPOSITION

Einen Hocker sicher an der Wand positionieren. Den linken Fuß auf dem Hocker abstellen und eine mittelweite Schrittstellung einnehmen, die Fußspitzen zeigen parallel nach vorne. Das hintere Bein leicht beugen, die Ferse vom Boden lösen und den Oberkörper aufrichten und gerade halten.

AUSFÜHRUNG

Zur Dehnung der Hüftbeugemuskulatur des hinteren Beines nun die Hüfte aktiv nach vorne bringen und strecken, d. h. das Becken aufrichten (Bild 1), dabei ausatmen und anschließend ruhig weiteratmen. Becken- und Schulterachsen dabei gerade halten.

TRAININGSVORSCHLAG

- 2–3 Mal pro Woche an nicht aufeinanderfolgenden Tagen
- Dehnung 20–30 Sek. pro Bein halten, 2 Durchgänge
- 30 Sek. Pause zwischen den Durchgängen

2

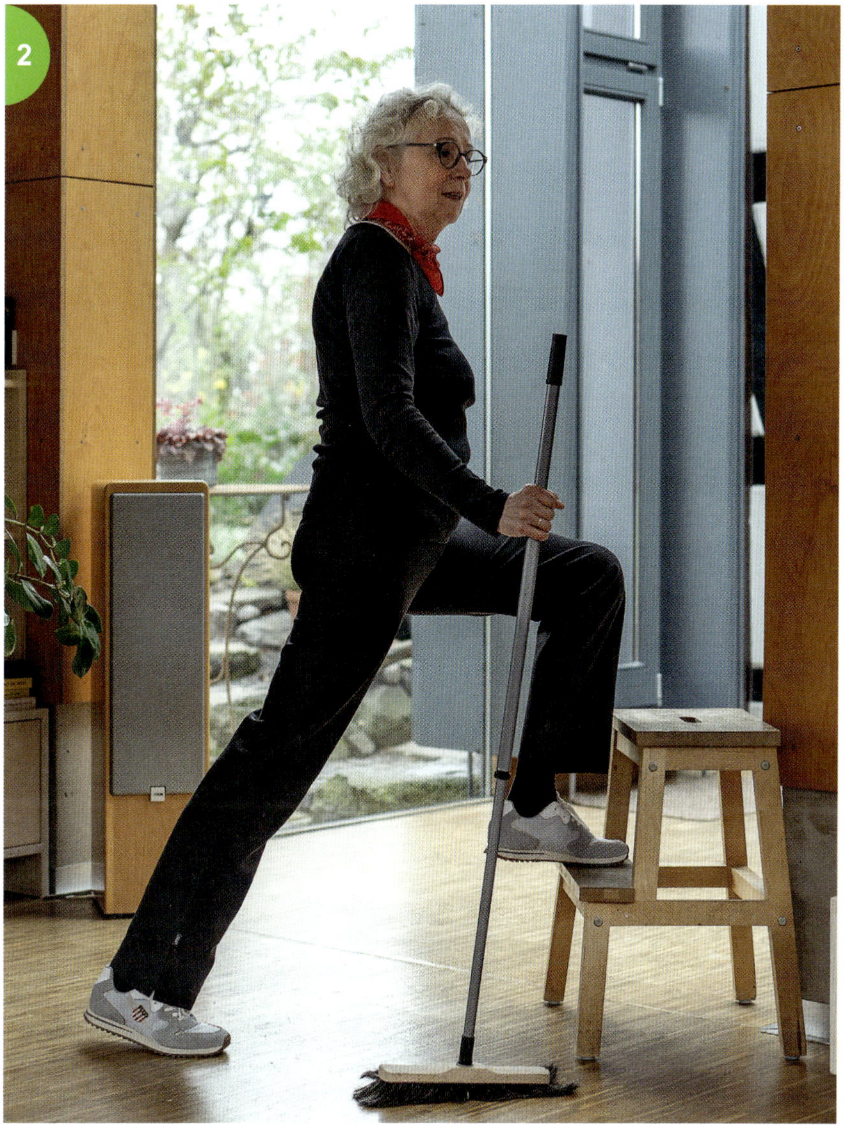

VARIATION

- Bei Gleichgewichtsproblemen einen Besen oder ähnliches zur Stabilisierung verwenden (Bild 2).

RUMPFDREHEN IM LIEGEN

Das Rumpfdrehen im Liegen mobilisiert die Wirbelsäule in die Rotation.

1

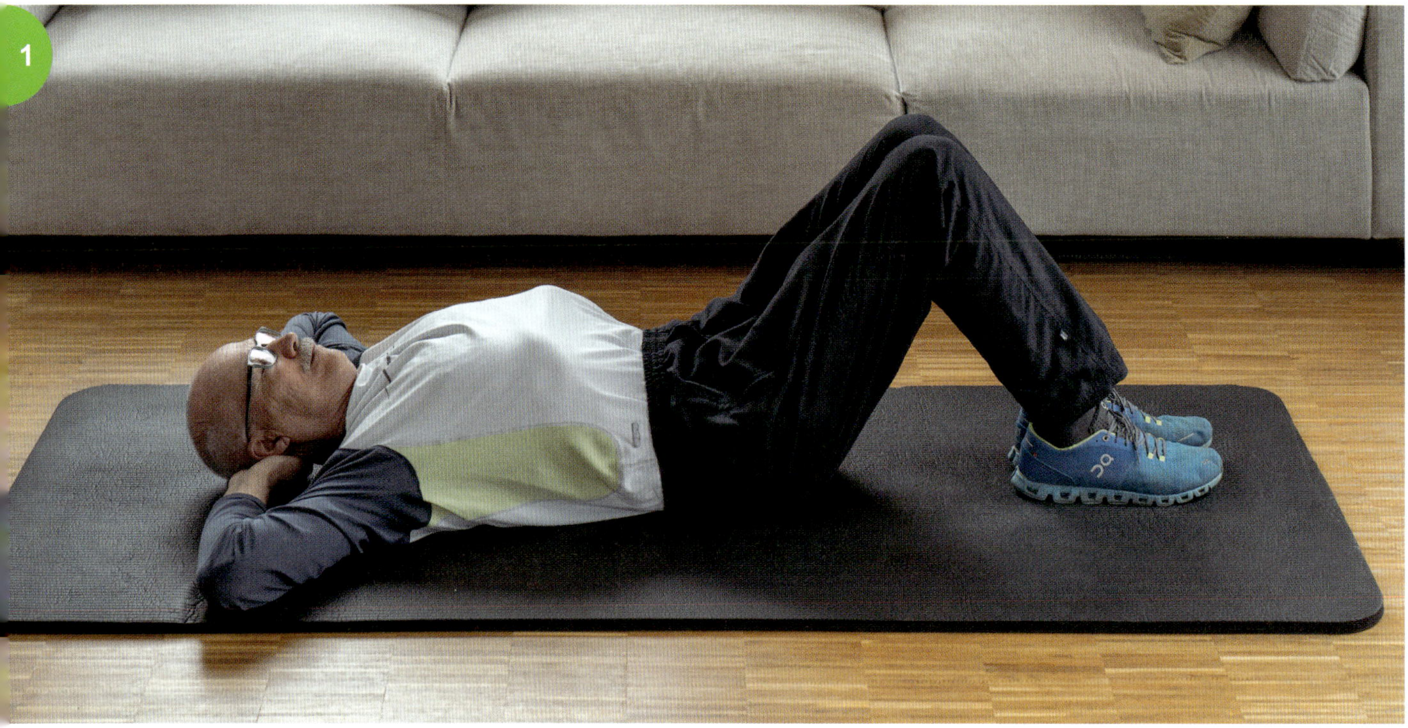

AUSGANGSPOSITION

Rücklings auf eine Bodenmatte legen, beide Beine sind aufgestellt und geschlossen, die Knie rechtwinklig gebeugt. Die Arme hinter dem Kopf verschränken, die Ellbogen sind auf der Matte abgelegt (Bild 1).

AUSFÜHRUNG

Zur Mobilisation der Wirbelsäule die aufgestellten und geschlossenen Beine langsam zur rechten Seite kippen, dabei ausatmen und anschließend ruhig weiteratmen. Die Ellbogen bleiben hierbei auf der Matte liegen (Bild 2).

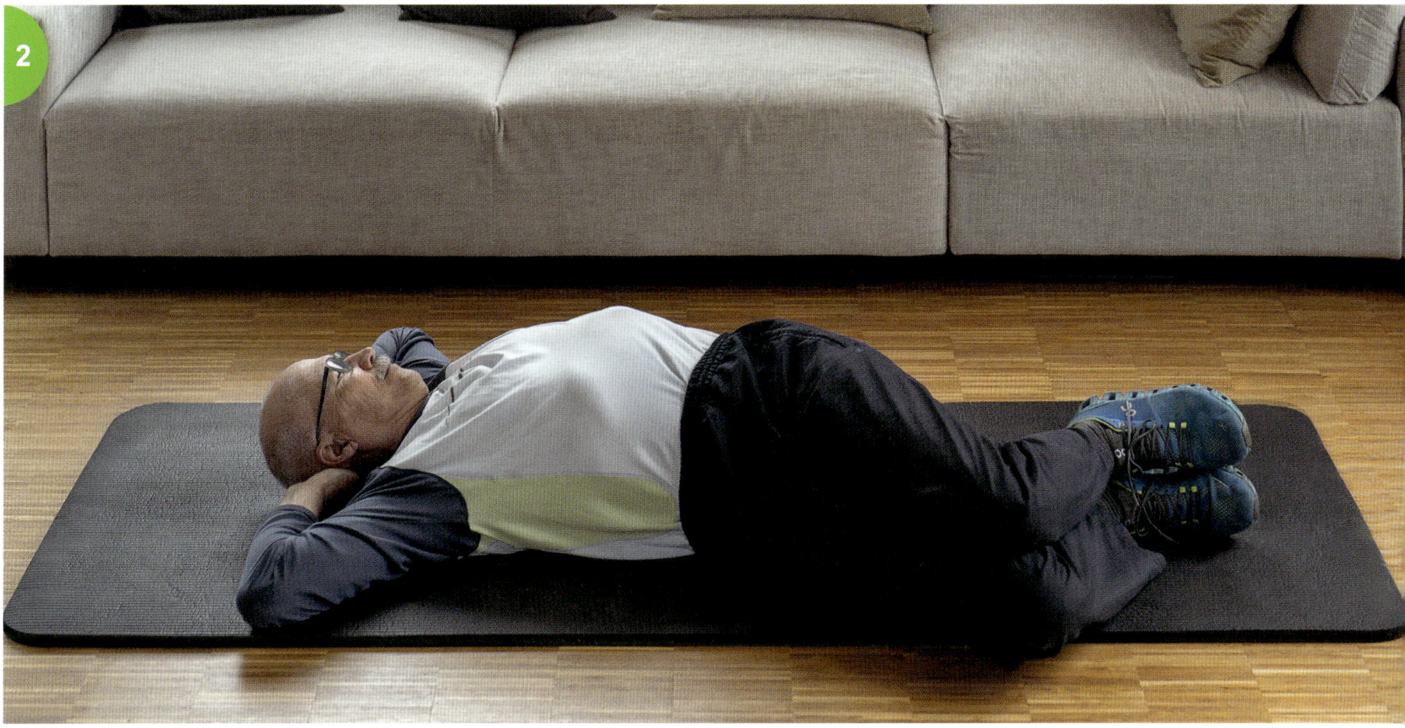

TRAININGSVORSCHLAG

- 2–3 Mal pro Woche an nicht aufeinanderfolgenden Tagen
- Dehnung 20–30 Sek. pro Seite halten, 2 Durchgänge, wechselseitige Ausführung
- 30 Sek. Pause zwischen den Durchgängen

VARIATION

- Zur Verstärkung der Mobilisation den Kopf zur entgegengesetzten Seite drehen.

KATZENBUCKEL UND SATTEL

Diese Übung mobilisiert die Wirbelsäule in Beugung und Streckung.

1

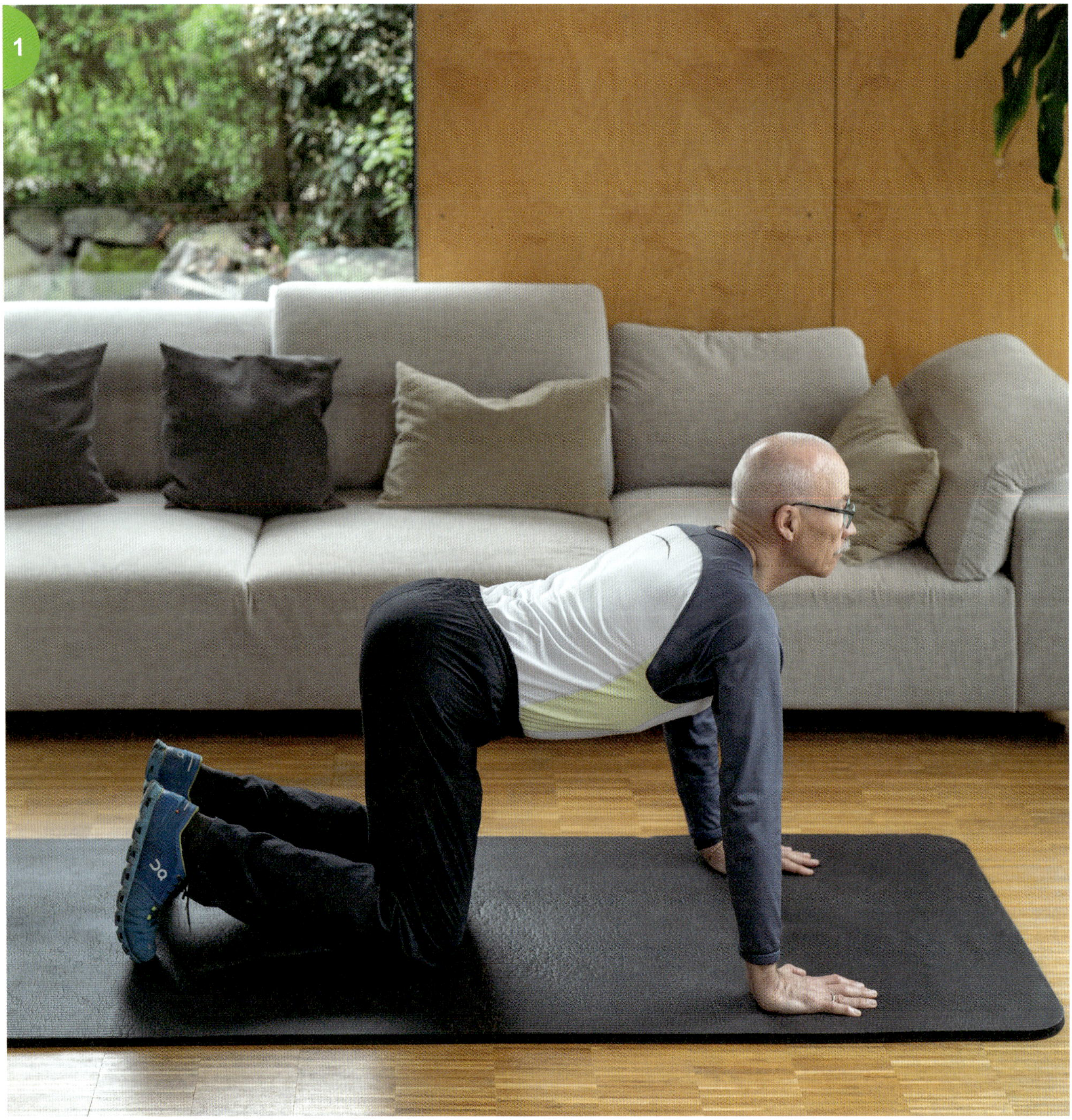

2

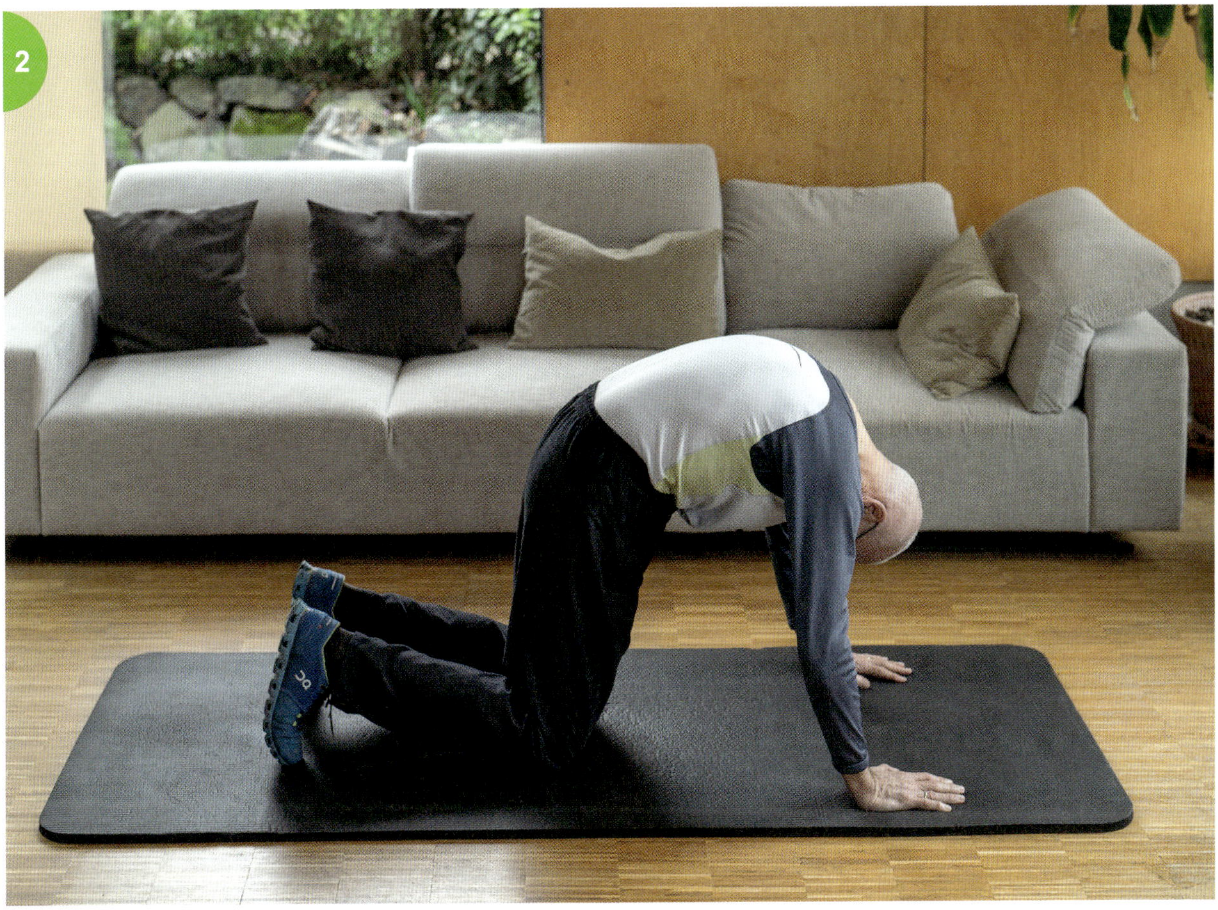

AUSGANGSPOSITION

Vierfüßlerstand, d. h. die Knie stützen hüftbreit unterhalb der Hüfte, die Hände stützen schulterbreit unterhalb der Schulter, die Füße sind aufgestellt. Der Rumpf ist gerade, der Kopf in Verlängerung der Wirbelsäule. Becken- und Schulterachse sind parallel zueinander (Bild 1).

AUSFÜHRUNG

Zur Mobilisation der Wirbelsäule den Rücken runden, Kopf in Verlängerung der Wirbelsäule nach unten neigen und die Haltung des sogenannten „Katzenbuckels" einnehmen (Bild 2), dabei ausatmen und diese Position kurz halten. Dann den Rücken wieder strecken, den Kopf in Verlängerung der Wirbelsäule heben und die Haltung des sogenannten „Sattels" einnehmen (Bild 1), dabei einatmen und ebenfalls kurz halten. Beide Bewegungen dynamisch im Wechsel ausführen.

TRAININGSVORSCHLAG

- 2–3 Mal pro Woche an nicht aufeinanderfolgenden Tagen
- 8–10 Wiederholungen von Katzenbuckel und Sattel im Wechsel, 2 Durchgänge
- 30 Sek. Pause zwischen den Durchgängen

DEHNUNG DES TRIZEPS

Durch regelmäßiges Dehnen des Trizeps können Verspannungen im oberen Arm gelöst werden, was sich positiv auf die Haltung auswirken und Beschwerden im Schulterbereich verringern kann.

AUSGANGSPOSITION

Einen aktiven Stand einnehmen, einen Arm über Kopf nach hinten führen und im Ellbogen beugen, so dass der Oberarm fast senkrecht nach oben gerichtet ist und die Hand das gleichseitige Schulterblatt berührt (Bild 1). Den Rücken gerade halten.

AUSFÜHRUNG

Zur Dehnung des Trizeps auf dieser Seite mit der freien Hand den Oberarm etwas Richtung freie Hand schieben (Bild 2), dabei ausatmen und während der Dehnung ruhig weiteratmen

TRAININGSVORSCHLAG

- 2–3 Mal pro Woche an nicht aufeinander folgenden Tagen
- Dehnung 20–30 Sekunden pro Arm halten, 2 Durchgänge
- 30 Sek. Pause zwischen den Durchgängen

VARIATION

- Bei eingeschränkter Schulterbeweglichkeit die Dehnung mit Hilfe eines Handtuchs ausführen. Das Handtuch mit der oberen und unteren Hand hinter dem Rücken fassen. Hierbei für die Dehnung mit der unteren Hand Zug auf das Handtuch und somit gleichzeitig auf den oberen Arm ausüben.

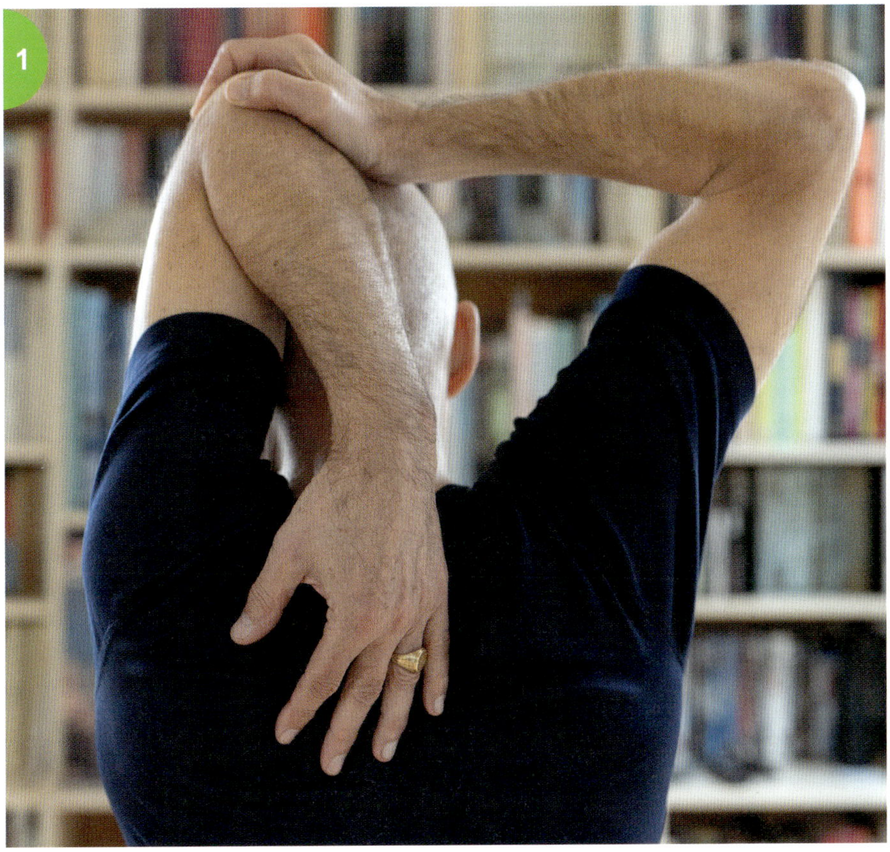
1

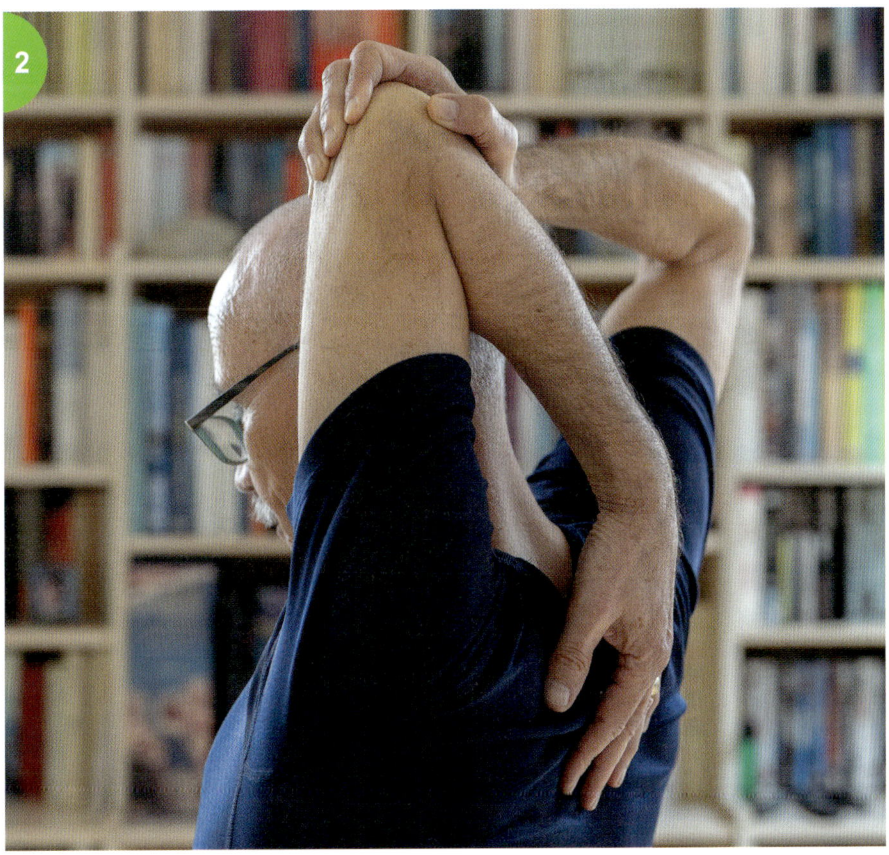
2

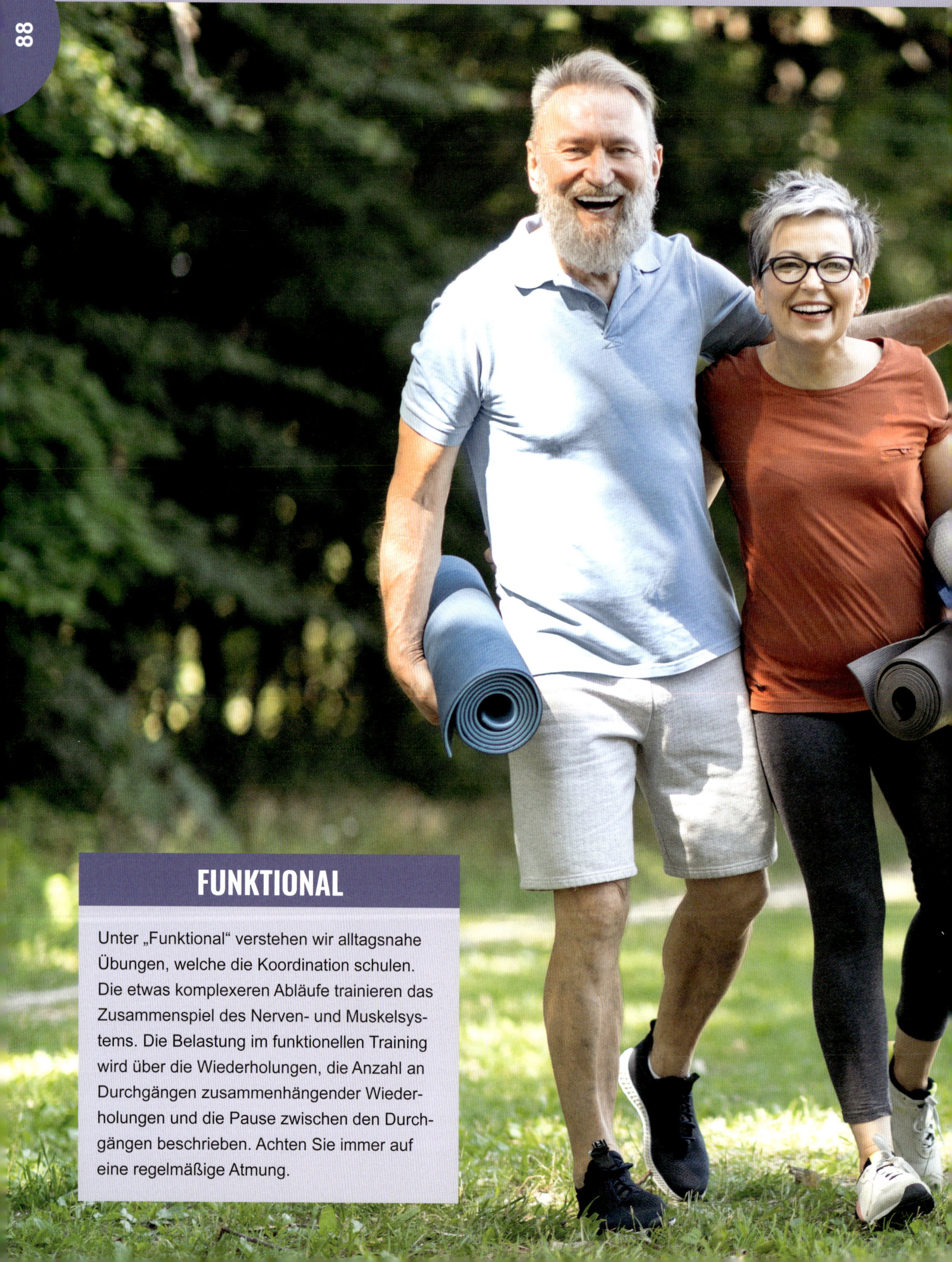

FUNKTIONAL

Unter „Funktional" verstehen wir alltagsnahe Übungen, welche die Koordination schulen. Die etwas komplexeren Abläufe trainieren das Zusammenspiel des Nerven- und Muskelsystems. Die Belastung im funktionellen Training wird über die Wiederholungen, die Anzahl an Durchgängen zusammenhängender Wiederholungen und die Pause zwischen den Durchgängen beschrieben. Achten Sie immer auf eine regelmäßige Atmung.

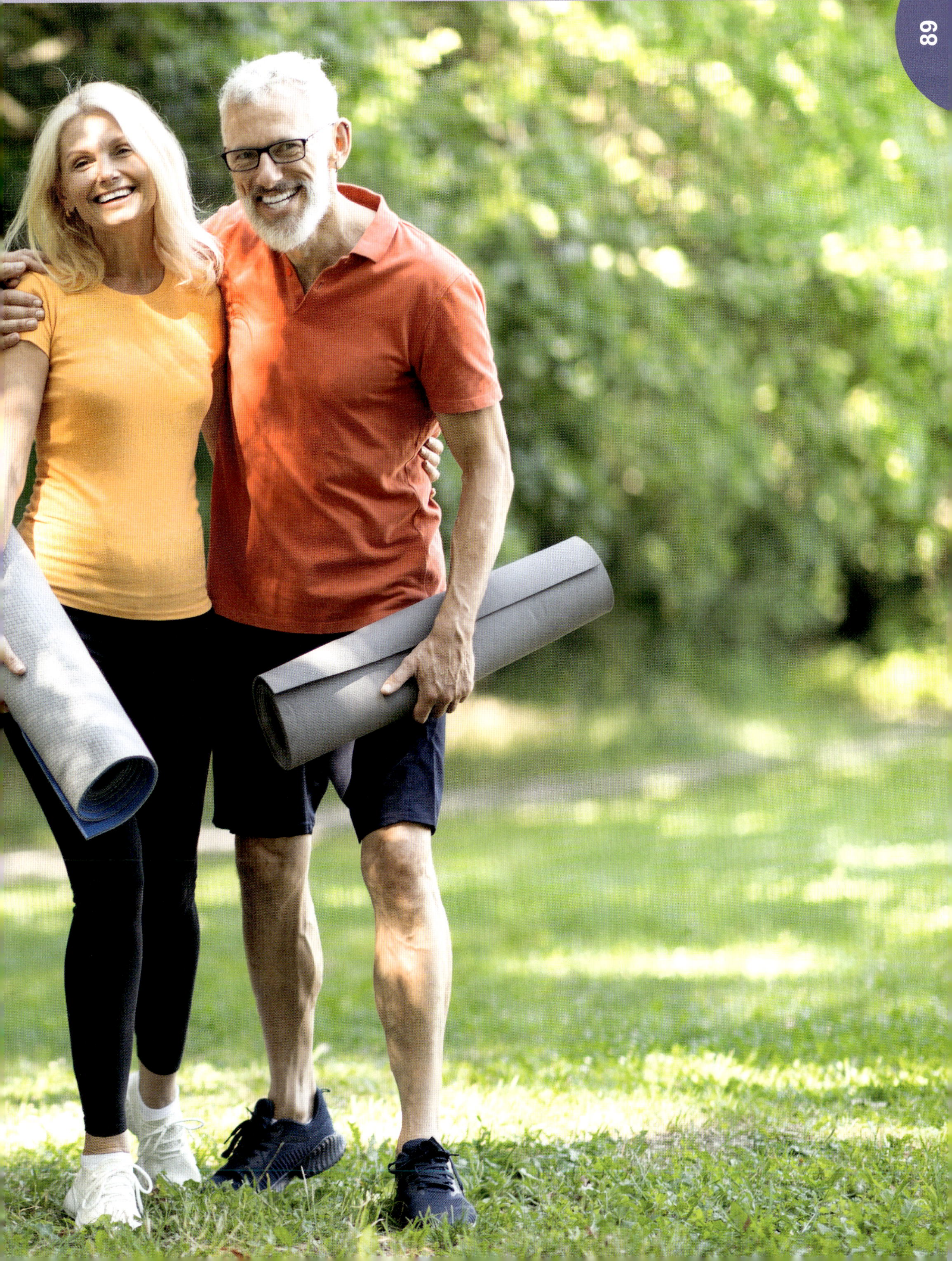

HASE & JÄGER

Diese Fingerübung verbindet Elemente für die Schulung der koordinativen und kognitiven Fähigkeiten und fördert die Konzentration.

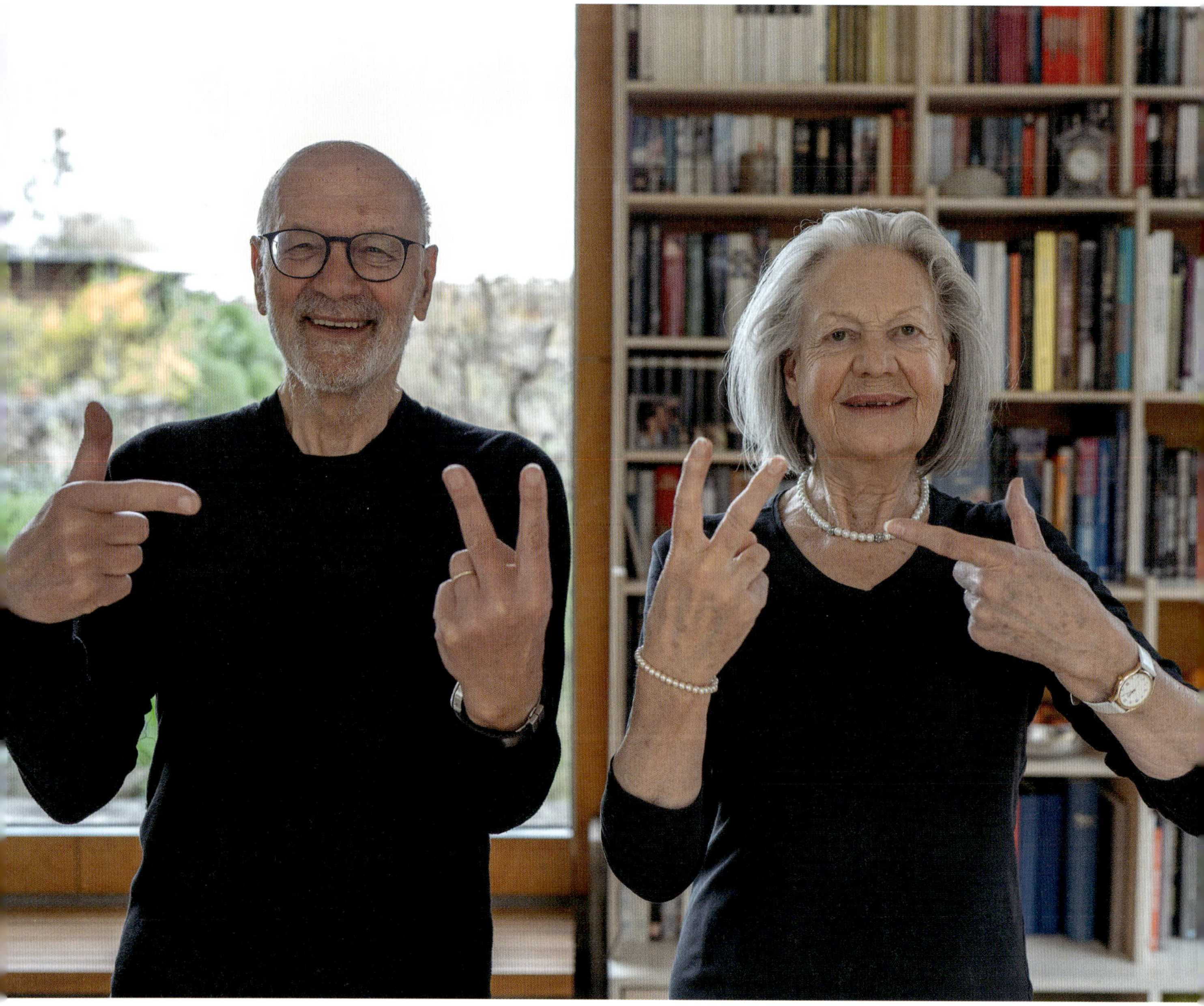

AUSGANGSPOSITION

Aktiver Stand, die Arme auf Brusthöhe vor dem Körper (Bild auf Seite 90).

AUSFÜHRUNG

Die rechte Hand seitlich auf etwa Brusthöhe halten und mit dem Zeigefinger und dem Daumen eine „Pistole" formen. Mit der linken Hand mit Zeige- und Mittelfinger die „Hasenohren" formen (Bild auf Seite 90). Anschließend den Wechsel mit der rechten Hand zwischen „Pistole" und „Hasenohren" sowie mit der linken Hand zwischen „Hasenohren" und „Pistole" üben (Bild 1 + 2).

Als nächstes bildet eine Hand die „Pistole" und die andere Hand die „Hasenohren". Nun wird immer gleichzeitig gewechselt (Bild auf Seite 90).

TRAININGSVORSCHLAG

- 2–3 Mal pro Woche an nicht aufeinanderfolgenden Tagen
- 15–20 Wiederholungen, 2–3 Mal wiederholen
- 2–3 Min. Pause zwischen den Durchgängen

1

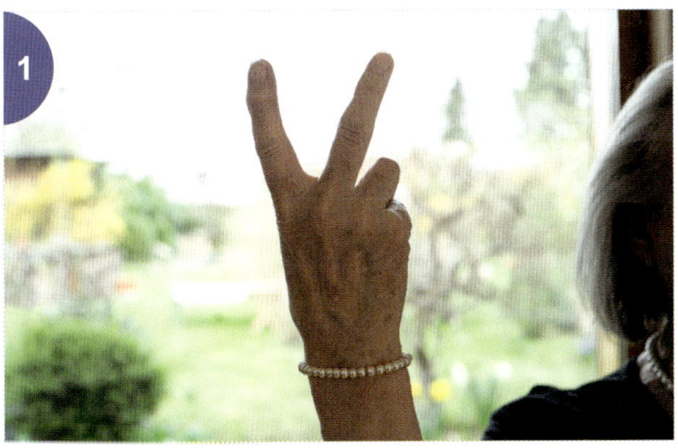

2

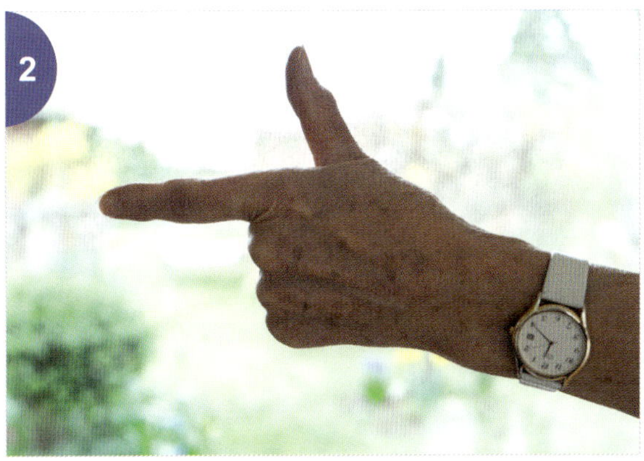

AUSFALLSCHRITT RUND UM DIE UHR

Der Ausfallschritt rund um die Uhr trainiert die Koordination und das Gleichgewicht. Gleichzeitig werden die Oberschenkel- und Gesäßmuskulatur gekräftigt und die Rumpfmuskulatur stabilisiert.

1

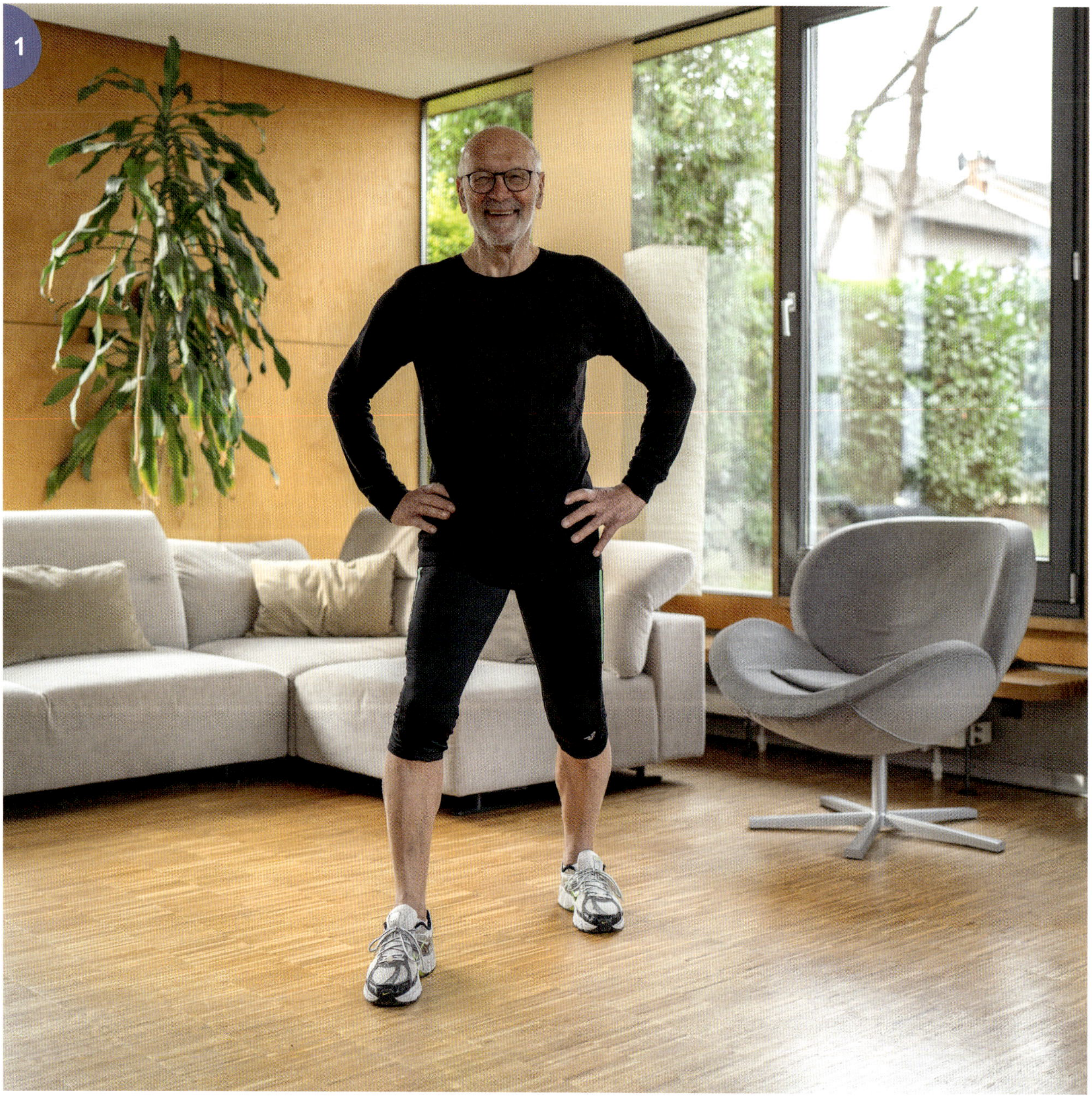

2
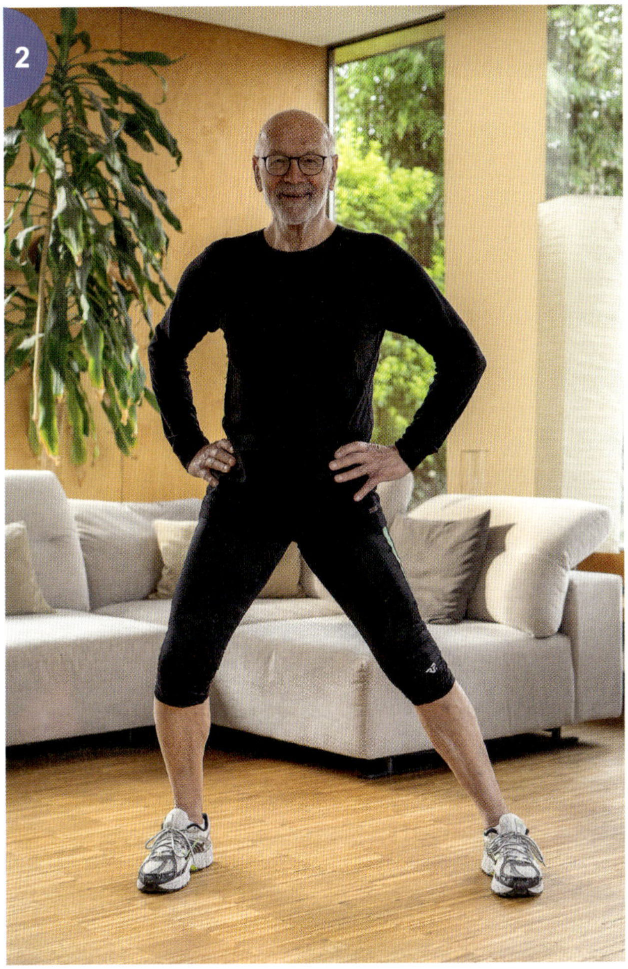

3
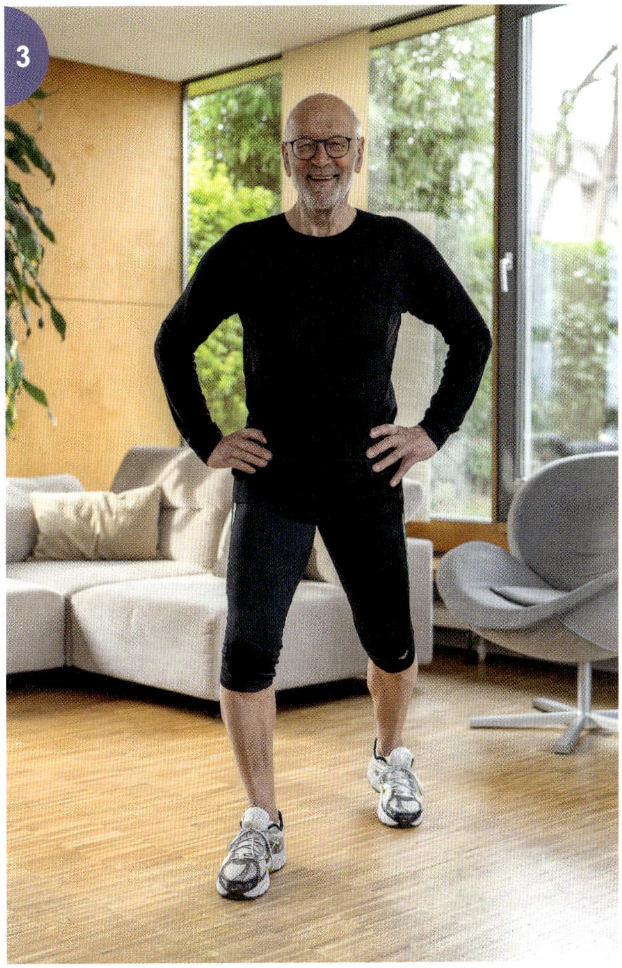

AUSGANGSPOSITION

Aktiver Stand, Oberkörper aufrecht, die Hände in die Hüfte stützen und den Blick geradeaus richten.

AUSFÜHRUNG

Grundlegende Bewegung ist der Ausfallschritt, der „stundenweise" rund um die Uhr von 1 bis 12 Uhr mit einer geringeren Kniebeugung von maximalen 45 Grad ausgeführt wird, wie zum Beispiel:

- rechten Fuß schräg nach rechts vorne auf 1 Uhr setzen (Bild 1), Ausfallschritt und zurück in Ausgangsposition.
- rechten Fuß nach rechts auf 3 Uhr setzen (Bild 2), Ausfallschritt und zurück in Ausgangsposition.
- linken Fuß schräg nach links hinten auf 7 Uhr setzen (Bild 3), Ausfallschritt und zurück in Ausgangsposition.

TRAININGSVORSCHLAG

- 2–3 Mal pro Woche an nicht aufeinanderfolgenden Tagen
- 12 Ausfallschritte rund um die Uhr, 2–3 Durchgänge
- 2–3 Min. Pause zwischen den Durchgängen

KNEELIFT CROSS

Der Kneelift cross trainiert die Bein- und Rumpfmuskulatur und schult gleichzeitig die Koordination und das Gleichgewicht.

1
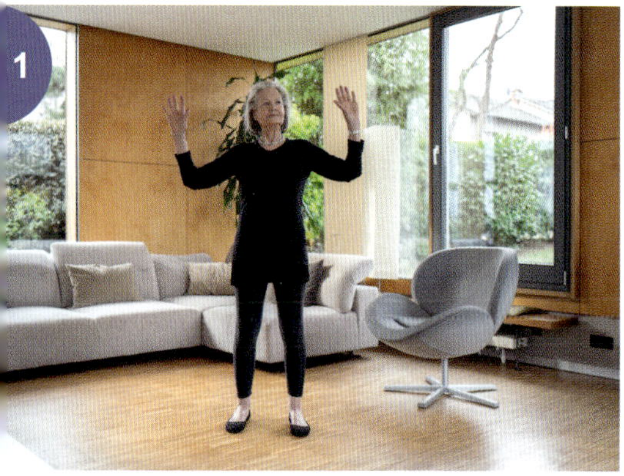

AUSGANGSPOSITION

Aktiver Stand, die Arme in U-Halte auf Schulterhöhe (Bild 1).

AUSFÜHRUNG

1. Rechtes Knie anheben, Fußspitze angezogen. Gleichzeitig linke Hand zum rechten Knie führen, Standbein ist leicht gebeugt, rechter Arm bleibt in oberer Position, Blick geradeaus (Bild auf Seite 95), zurück in die Ausgangsposition.

2. Linkes Knie anheben, Fußspitze angezogen. Gleichzeitig rechte Hand zum linken Knie führen, Standbein ist leicht gebeugt, linker Arm bleibt in oberer Position, Blick geradeaus (Bild 2), zurück in die Ausgangsposition.

3. Die Bewegungsabfolge ununterbrochen ausführen.

2
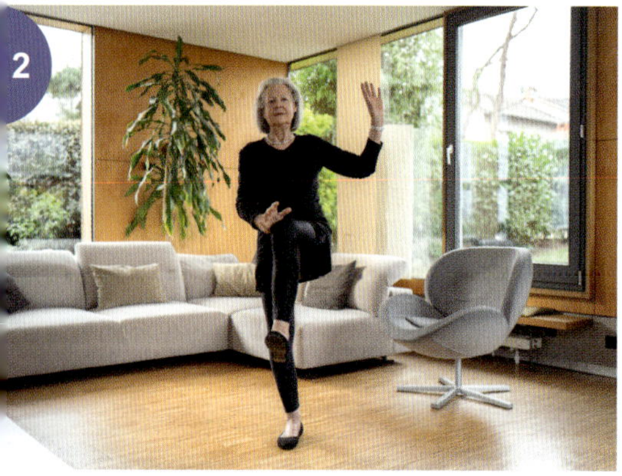

TRAININGSVORSCHLAG

- 2–3 Mal pro Woche an nicht aufeinanderfolgenden Tagen
- 15–20 Wiederholungen, 2–3 Mal wiederholen
- 2–3 Min. Pause zwischen den Durchgängen

3
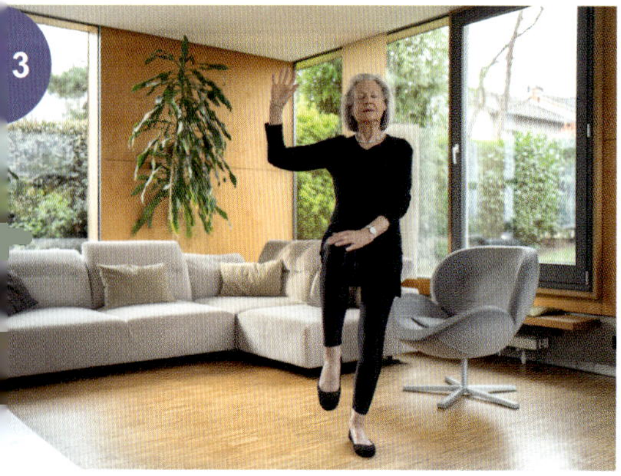

VARIATION

- Ausführung mit geschlossenen Augen (Bild 3). Achtung: hohe Anforderung an das Gleichgewicht!

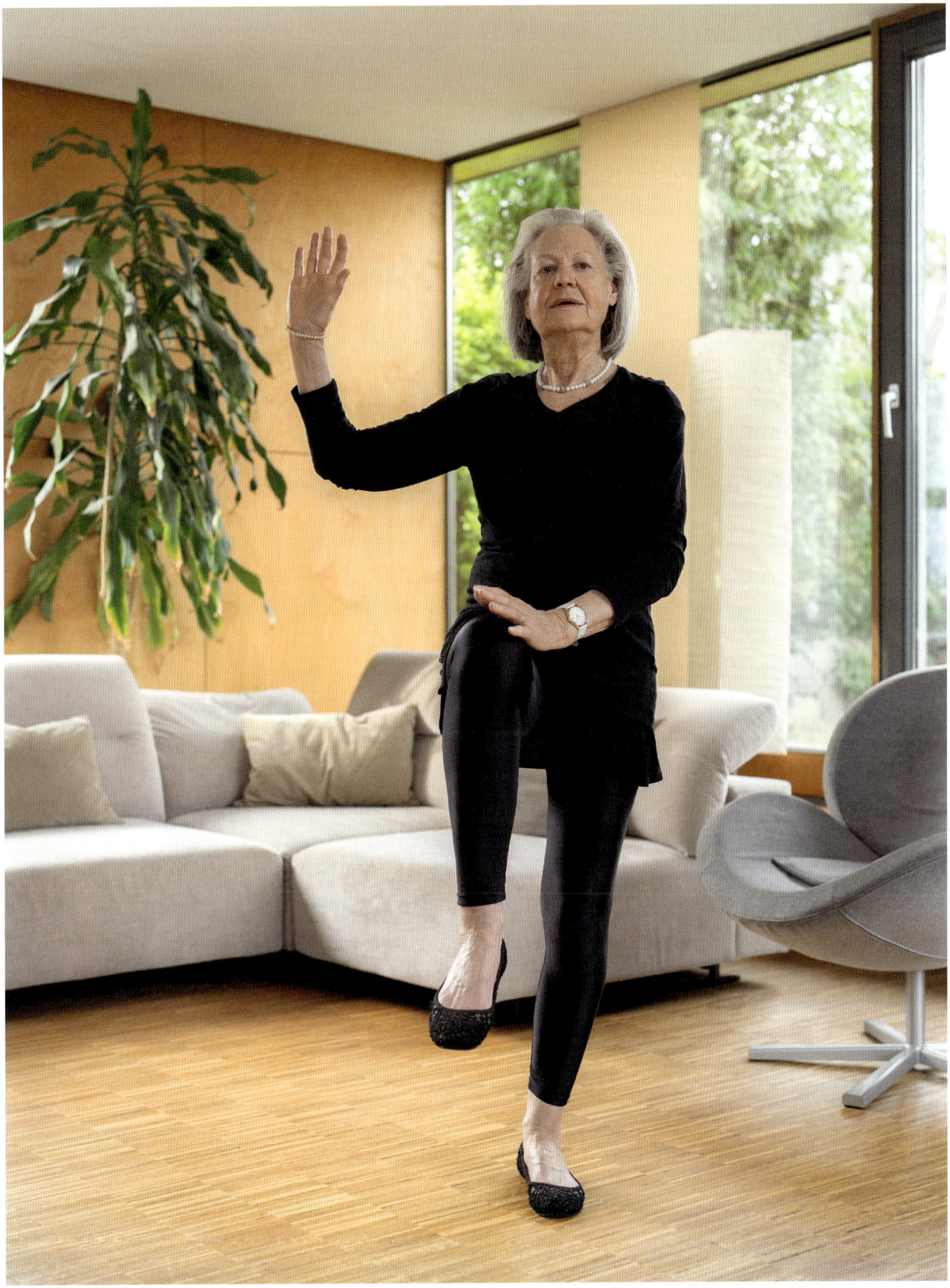

SCHULTERDRÜCKEN UND BIZEPSCURL

Das Schulterdrücken kräftigt die Schulter- und obere Rückenmuskulatur sowie den Armstrecker, der Bizepscurl die Armbeuger. Als Zusatzgewicht können Wasserflaschen verwendet werden.

1

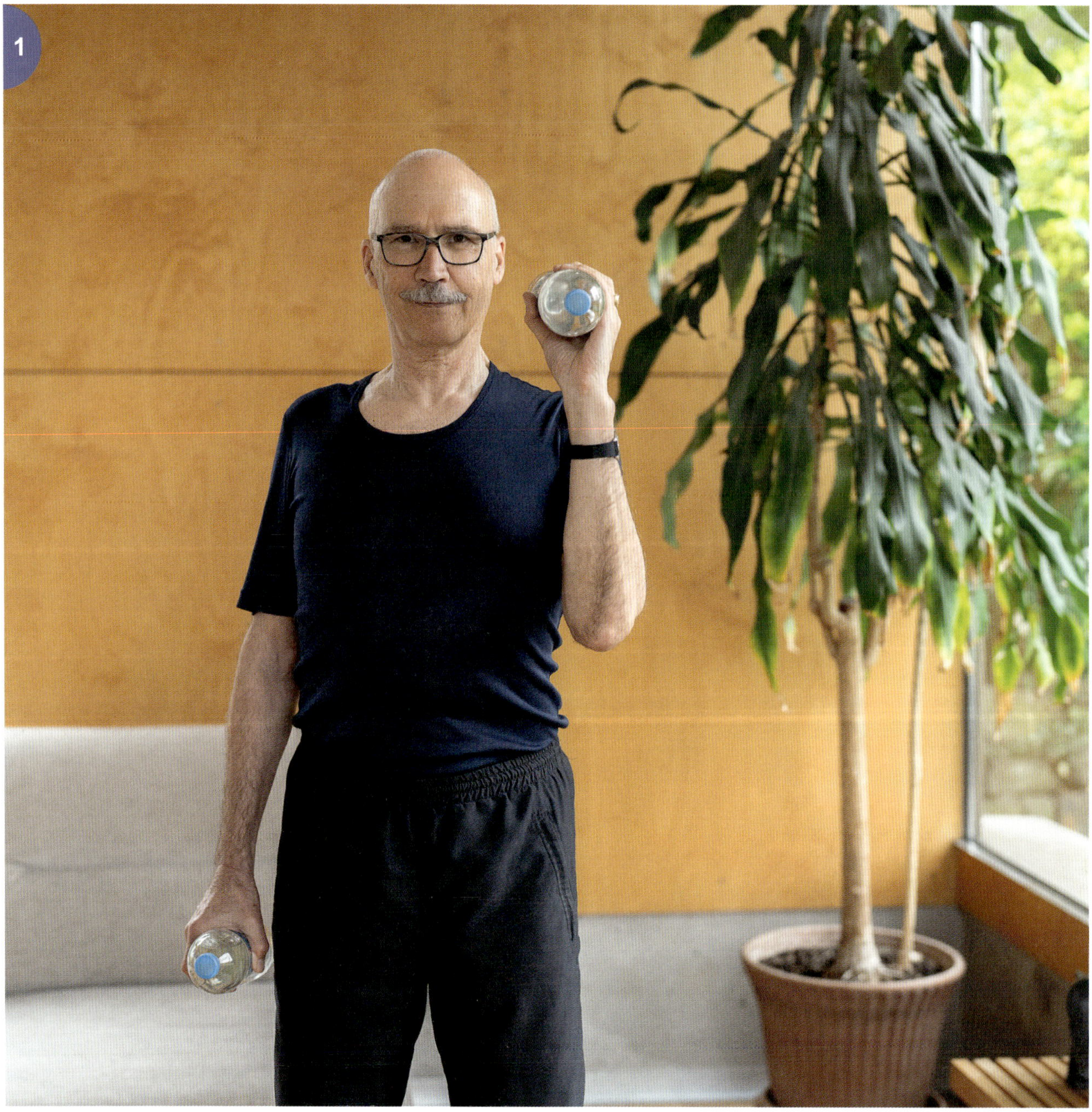

AUSGANGSPOSITION

Aktiver Stand, die linke Hand mit Wasserflasche in der Ausgangsposition Schulterdrücken knapp über Schulterhöhe, die Oberarme sind nah am Rumpf, die Ellbogen zeigen nach vorne. Die rechte Hand mit der Wasserflasche im neutralen Griff in der Ausgangsposition Bizepscurl an der Hüfte, die Ellbogen sind leicht gebeugt und liegen am Körper an (Bild 1).

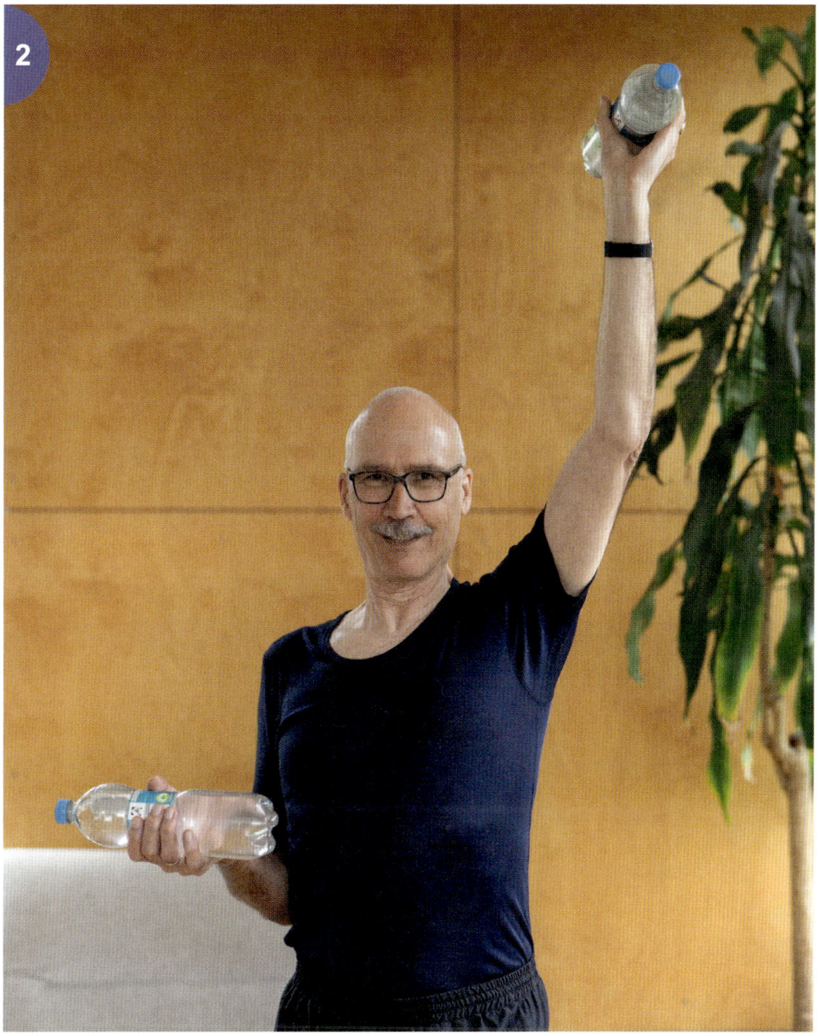

AUSFÜHRUNG

Die linke Hand nach oben strecken, der Arm ist in der Endposition noch leicht gebeugt. Den rechten Unterarm kontrolliert beugen, bis sich die Hand auf Schulterhöhe befindet. Während des Beugens die Hand nach außen und die Handflächen nach oben drehen (Bild 2). Anschließend in die Ausgangspositionen zurückkehren.

TRAININGSVORSCHLAG

- 2–3 Mal pro Woche an nicht aufeinanderfolgenden Tagen
- 8–10 Wiederholungen pro Seite, 2–3 Durchgänge
- 2–3 Min. Pause zwischen den Durchgängen

MOUNTAINCLIMBER

Der Mountainclimber, auch Bergsteiger genannt, trainiert die Rumpf- und Beinmuskulatur.

1

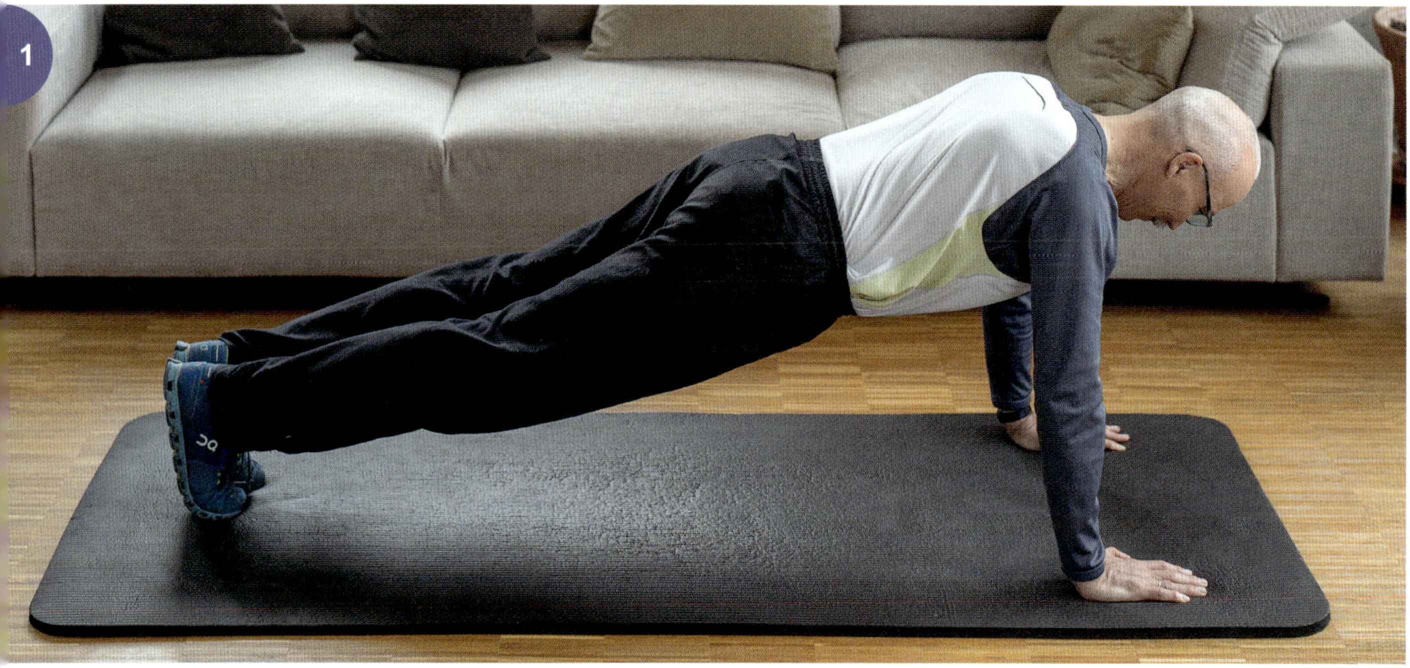

AUSGANGSPOSITION

Liegestützposition: die Füße hüftbreit, die Hände etwas weiter als schulterbreit auseinander, die Finger zeigen nach vorne. Der Körper ist gerade wie ein Brett, gestreckt und angespannt, die Schultern sind tief und an der Wirbelsäule fixiert, der Kopf in Verlängerung. Der Blick ist geradeaus auf den Boden gerichtet (Bild 1).

AUSFÜHRUNG

Das rechte Knie möglichst nah zum rechten Ellbogen ziehen und ausatmen (Bild 2), anschließend den rechten Fuß zurück in die Ausgangsposition und einatmen. Der Körper bleibt hierbei gerade wie ein Brett. Ohne Pause das linke Knie zum linken Ellbogen ziehen.

2

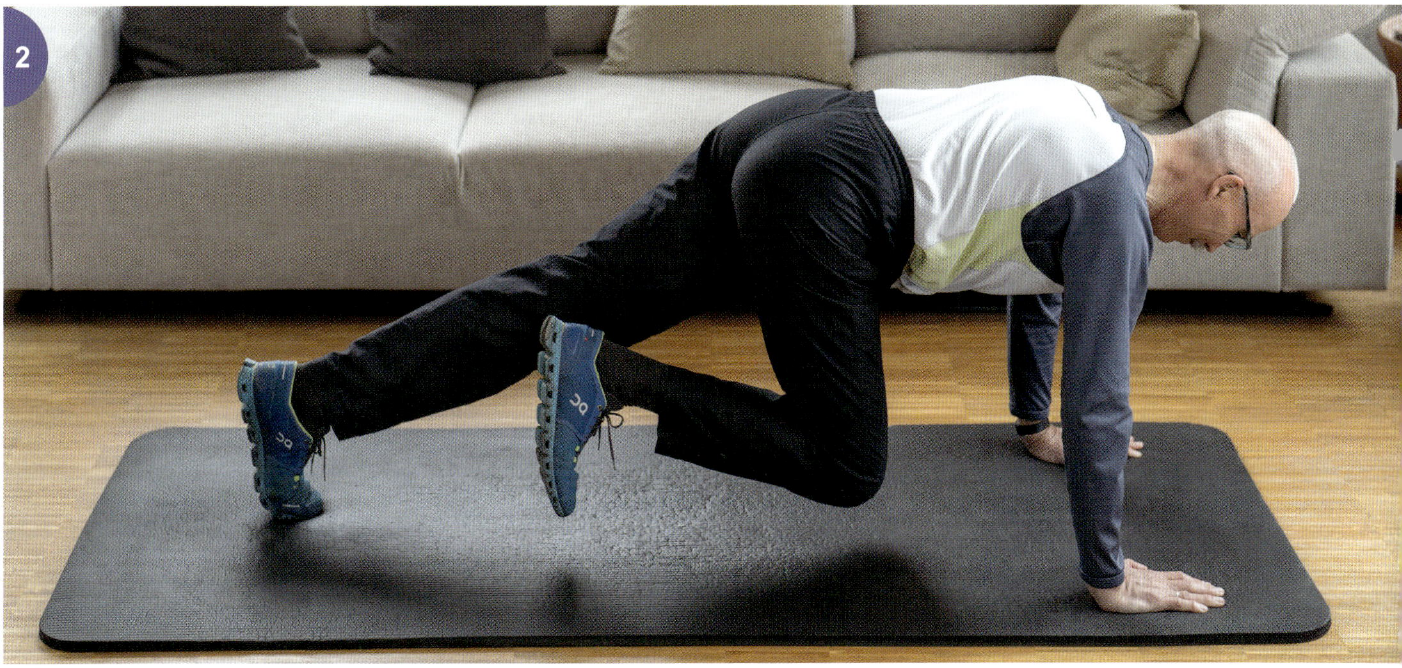

TRAININGSVORSCHLAG

- 2–3 Mal pro Woche an nicht aufeinanderfolgenden Tagen
- 10–12 Wiederholungen, 2–3 Durchgänge
- 2–3 Min. Pause zwischen den Durchgängen

PIANO

Die Piano Fingerübung verbindet Elemente für die Schulung der koordinativen und kognitiven Fähigkeiten und fördert die Konzentration.

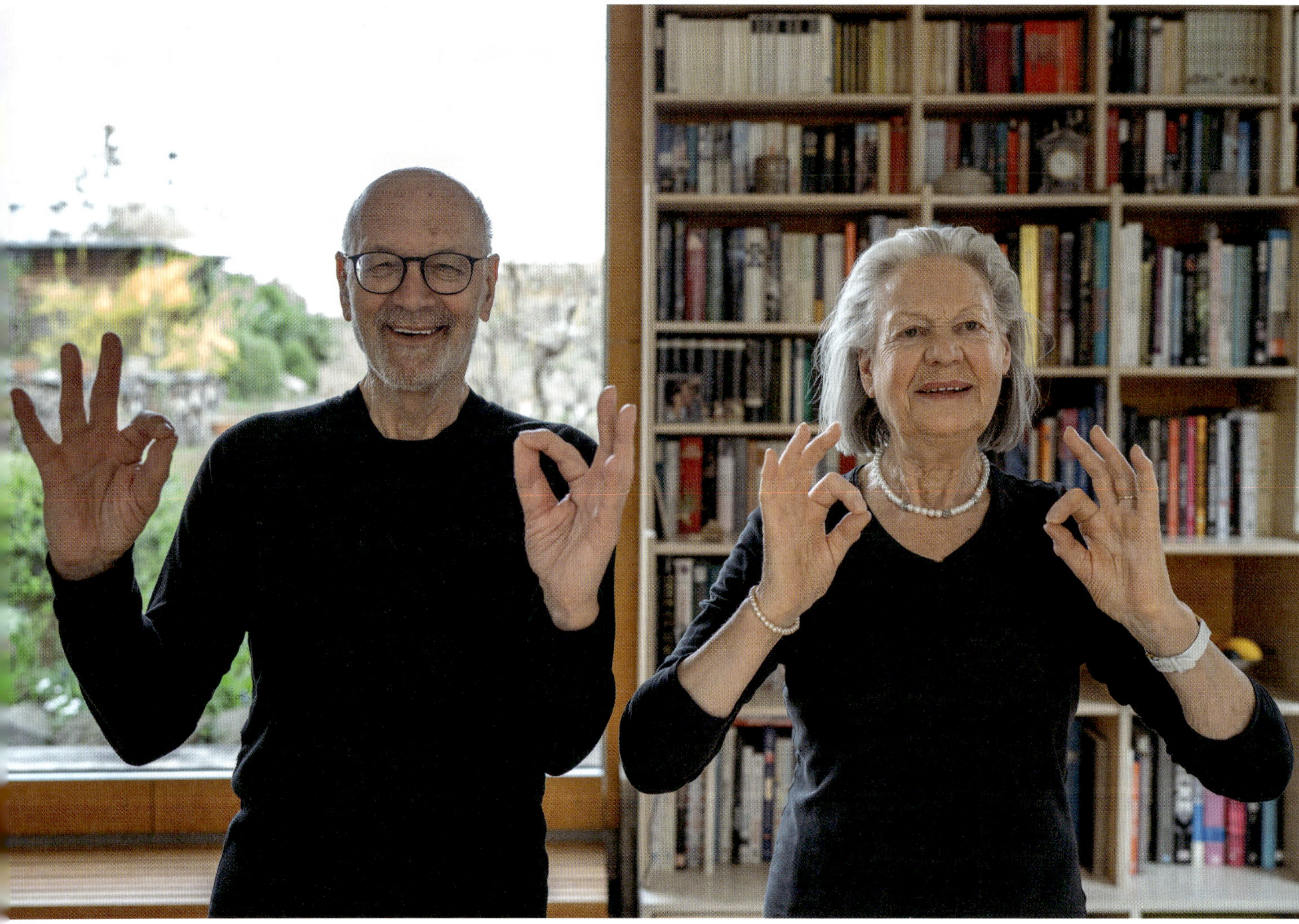

AUSGANGSPOSITION

Aktiver Stand, die Arme auf Brusthöhe vor dem Körper (Bild oben).

AUSFÜHRUNG

Jeder Finger berührt einmal den Daumen: Erst der kleine Finger, dann der Ringfinger, dann der Mittelfinger und zuletzt der Zeigefinger (Bild 1) – dann das Ganze wieder zurück (Bild oben).

1

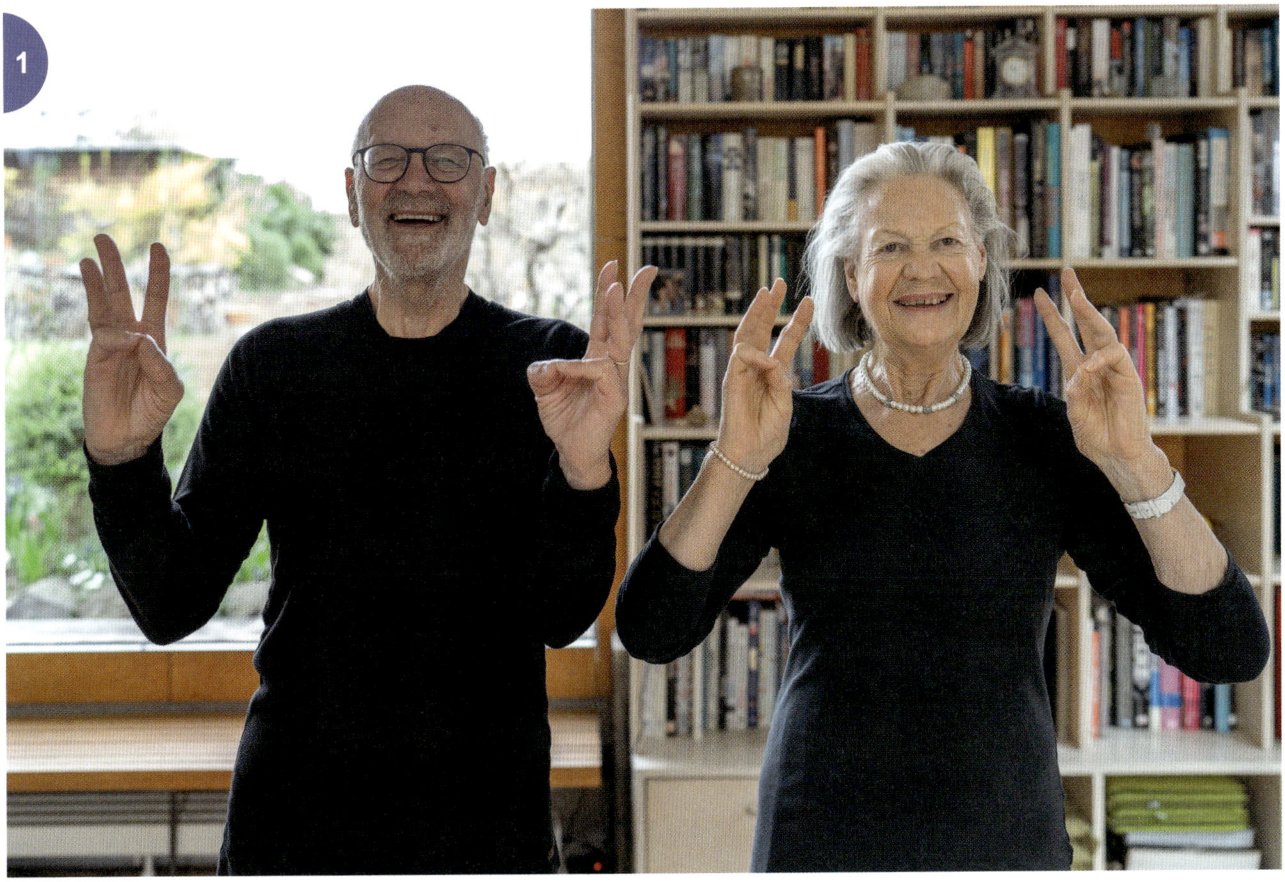

TRAININGSVORSCHLAG

- 2–3 Mal pro Woche an nicht aufeinanderfolgenden Tagen
- 15–20 Wiederholungen, 2–3 Mal wiederholen
- 2–3 Min. Pause zwischen den Durchgängen

2

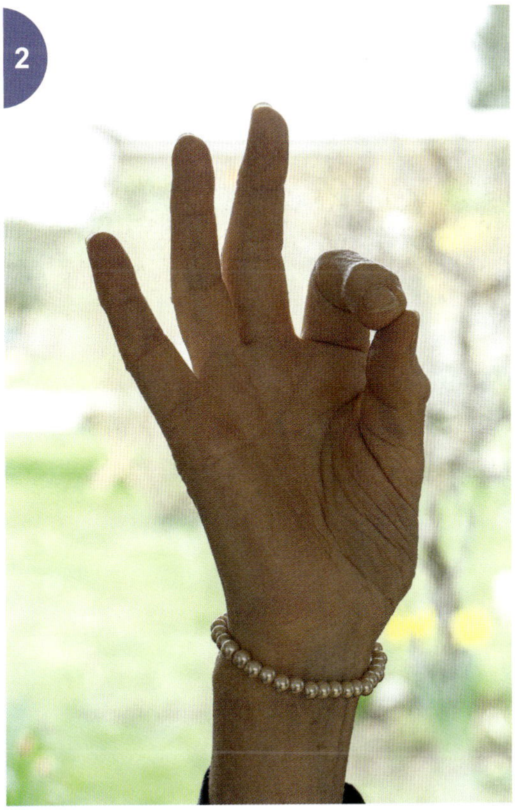

VARIATION

- Gegengleiche Ausführung Die eine Hand startet mit Daumen und Zeigefinger (Bild 2), die andere mit Daumen und kleinem Finger.

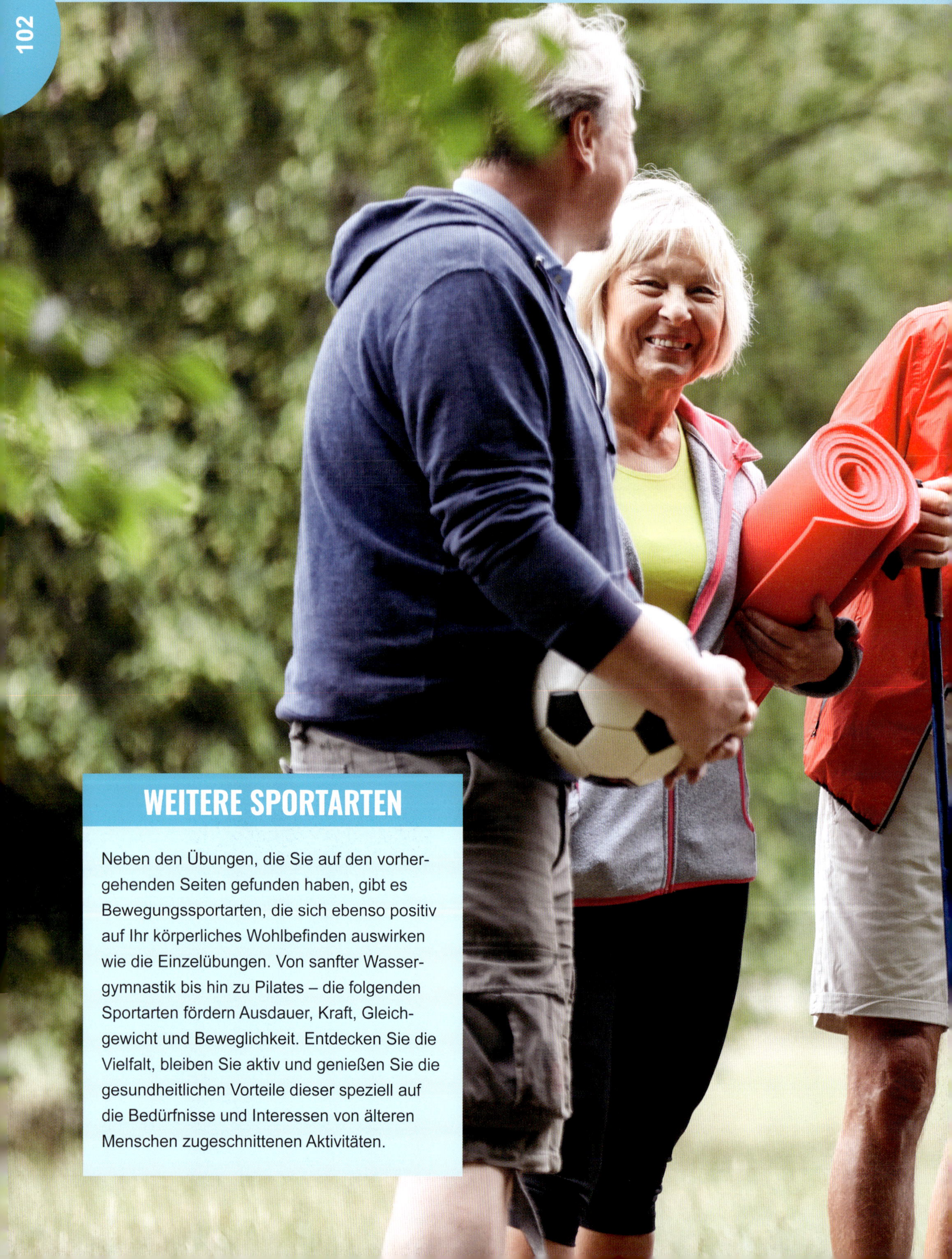

WEITERE SPORTARTEN

Neben den Übungen, die Sie auf den vorhergehenden Seiten gefunden haben, gibt es Bewegungssportarten, die sich ebenso positiv auf Ihr körperliches Wohlbefinden auswirken wie die Einzelübungen. Von sanfter Wassergymnastik bis hin zu Pilates – die folgenden Sportarten fördern Ausdauer, Kraft, Gleichgewicht und Beweglichkeit. Entdecken Sie die Vielfalt, bleiben Sie aktiv und genießen Sie die gesundheitlichen Vorteile dieser speziell auf die Bedürfnisse und Interessen von älteren Menschen zugeschnittenen Aktivitäten.

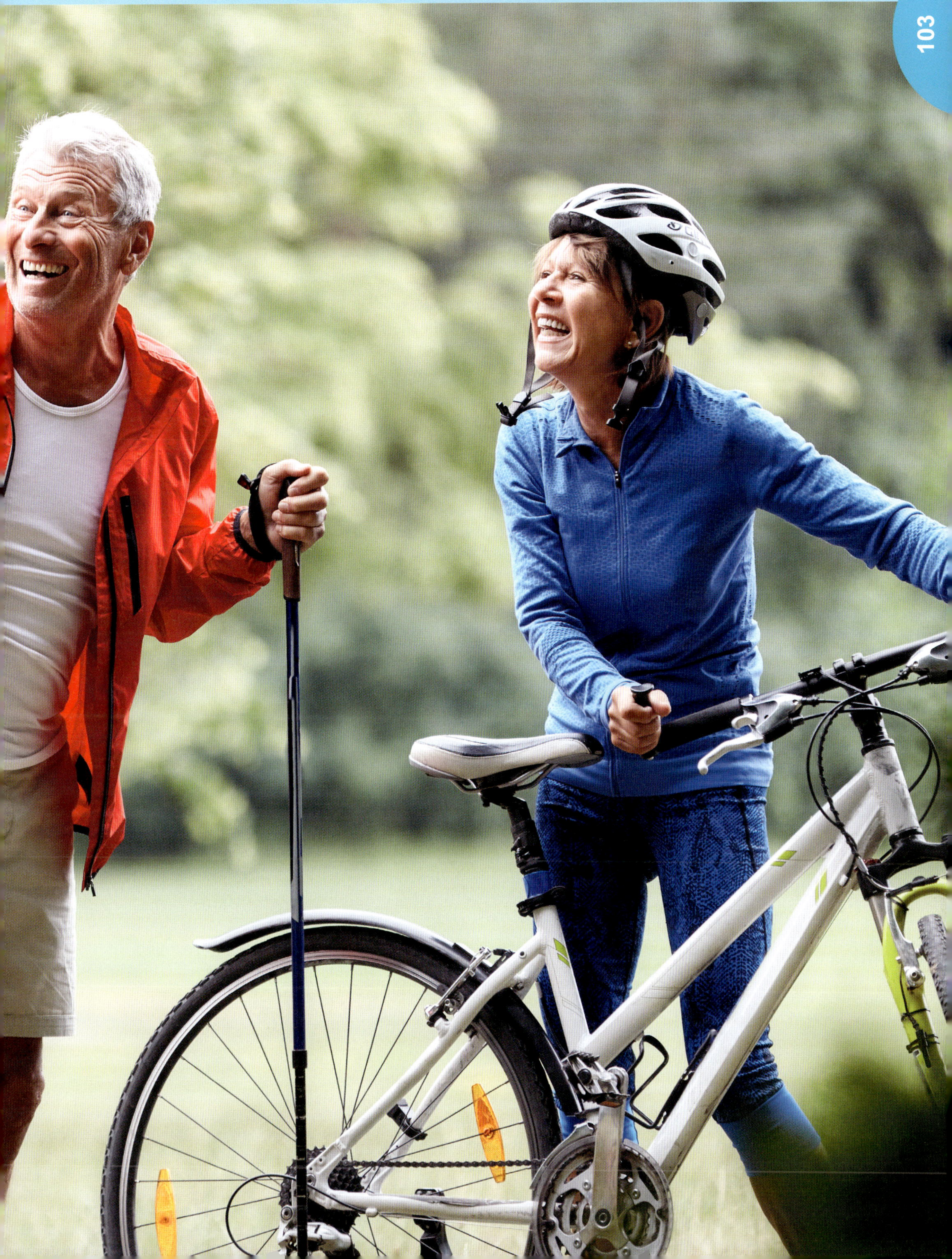

NORDIC WALKING

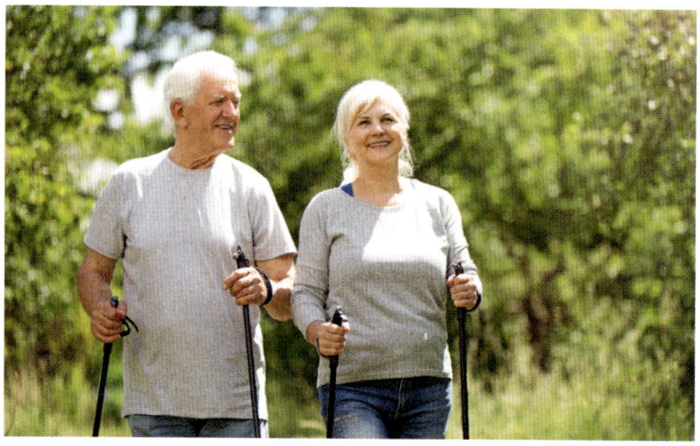

Nordic Walking ist eine beliebte Form des Ausdauersports, die ursprünglich aus Skandinavien stammt. Es handelt sich um eine Technik des Gehens mit speziellen Stöcken, die in jedem Alter und Fitnesslevel praktiziert werden kann. Die Stöcke sind meistens aus Carbon, Aluminium oder Fiberglas und verfügen über ergonomische Griffe und spezielle Spitzen.
Im Gegensatz zum einfachen Walken (siehe Seiten 14) kommen hier die Stöcke zum Einsatz, die ähnlich wie beim Skilanglauf während des Gehens nach hinten geschoben werden, wodurch die Arm- und Schultermuskulatur sowie der Oberkörper stärker beansprucht werden.
Nordic Walking verbessert das Herz-Kreislauf-System und erhöht die Ausdauer. Zudem werden die Muskeln im gesamten Körper gestärkt. Nebenbei werden die Koordinationsfähigkeit und der Gleichgewichtssinn erhöht. Die Belastung für die Gelenke ist geringer als beispielsweise beim Jogging. Wer regelmäßig Nordic Walking betreibt, verbrennt mehr Kalorien und kann das Gewicht besser halten oder schneller reduzieren.
Nordic Walking eignet sich für alle, die noch gut zu Fuß sind und keine Probleme mit einem sicheren Gang haben. Wer sich bei schlechtem Wetter oder bei Kälte unsicher fühlt, sollte dann auf eine andere Sportart zurückgreifen.

SCHWIMMEN

Neben Nordic Walking eignet sich Schwimmen hervorragend für Senioren. Schwimmen ist gelenkschonend, da der Auftrieb des Wassers das Körpergewicht trägt und den Druck auf die Gelenke reduziert. Gerade wer unter Gelenkerkrankungen wie Arthritis leidet, findet hier eine passende Sportart. Die verschiedenen Schwimmstile können variiert werden, in allen Fällen werden die Lungenkapazität gesteigert und Atemmuskulatur gestärkt. Daneben fördert Schwimmen die Flexibilität und Beweglichkeit und nebenbei wird Stress abgebaut.

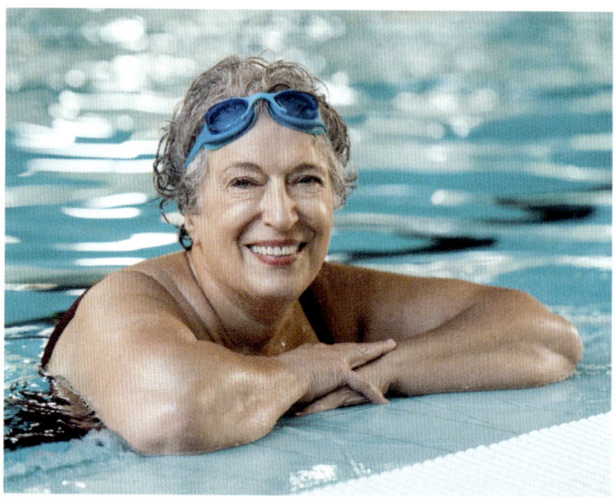

Durch die Ganzkörperbewegung werden Muskeln aufgebaut und auch der Rumpf gestärkt. Je nach Fitnesslevel können die Bewegungen langsam durchgeführt oder sportlich schnell geschwommen werden. Neben Schwimmbekleidung, Badekappe, Handtuch und gegebenenfalls Schwimmbrille wird nichts benötigt. In manchen Städten wird auch Seniorenschwimmen angeboten, damit ohne Störungen durch spielende Badbesucher die Bahnen geschwommen werden können.

WASSERGYMNASTIK

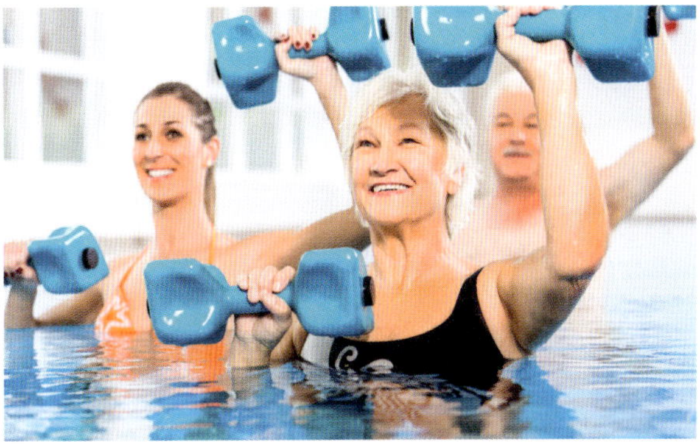

Eine andere sehr effektive Form der körperlichen Aktivität im warmen Nass ist die Wassergymnastik, bei der verschiedene Dehn- und Kräftigungsübungen im Wasser durchgeführt werden. Wie schon beim Schwimmen werden bei diesen Übungen die Gelenke besonders geschont. In der Regel werden Kurse angeboten, so dass man in der Gemeinschaft übt und somit mehr Spaß gemeinsam hat.
Die Wassergymnastik trainiert den ganzen Körper, es werden bei den Übungen verschiedene Muskelgruppen angesprochen, einschließlich der Beine, Arme, des Rumpfes und des Rückens. Die Muskulatur wird gestärkt und gleichzeitig die Beweglichkeit und Flexibilität der Gelenke gefördert, so dass gelegentliche Steifheitssymptome bekämpft werden können.
Sehr wichtig ist hier auch die Nennung der Verbesserung der Ausdauer und der Steigerung der Herz-Kreislauf-Fitness. Das Training im Wasser erfordert Koordination und Gleichgewicht, was für Senioren besonders wichtig ist, um das Sturzrisiko zu reduzieren.
Wassergymnastik eignet sich für alle, die gerne in Gesellschaft trainieren. Gemeinsam trainiert es sich leichter und die Erfolge können auch gemeinsam gefeiert werden.

RADFAHREN

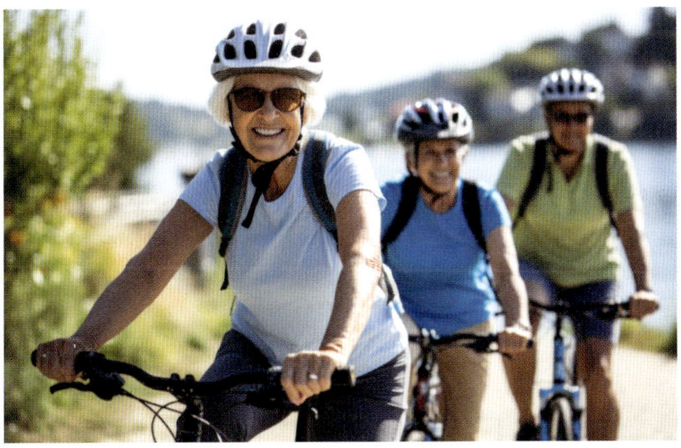

Die meisten Menschen fahren Rad, weil es eine einfache, günstige und gleichzeitig schnelle Möglichkeit ist, um von A nach B zu kommen. Es ist aber auch eine beliebte und schonende Form der körperlichen Aktivität, die sich für Senioren besonders gut eignet, da sie im Vergleich zu Sportarten wie Joggen gelenkschonender ist und nur wenig Belastung auf die Gelenke ausübt. Zudem ist es ein hervorragendes Herz-Kreislauf-Training, es verbessert die Herzgesundheit, reguliert den Blutdruck und steigert die Ausdauer. Die Beinmuskeln werden gestärkt, was zur Erhaltung der Muskelmasse und der Funktionstüchtigkeit beiträgt. Das Halten des Gleichgewichts auf dem Fahrrad erfordert Koordination und verbessert diese Fähigkeiten, ebenso wird Stress abgebaut und das allgemeine Wohlbefinden verbessert.
Achten Sie beim Fahrradfahren jedoch auf Ihre Sicherheit. Tragen Sie einen Helm, achten Sie auf die Verkehrstüchtigkeit Ihres Fahrrads und kontrollieren Sie regelmäßig die Bremsen. Wer es besonders sportlich mag, trainiert mit einem Rennrad, wer es eher gemütlich angeht oder Unterstützung benötigt, ist mit einem E-Bike beziehungsweise Pedelec gut beraten.

FITNESSSTUDIO

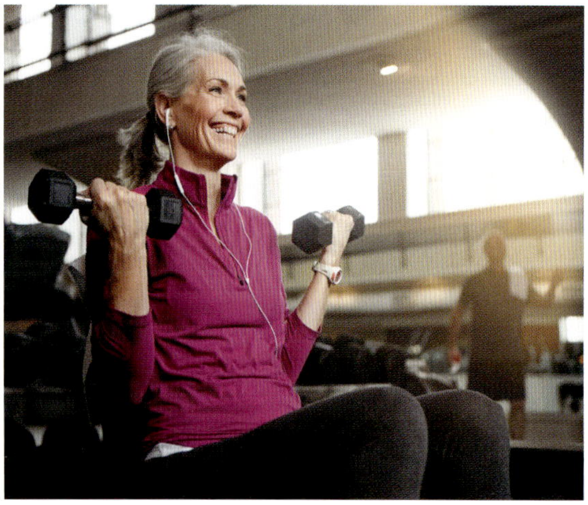

Lange Zeit gingen ältere Menschen nicht ins Fitnessstudio, da dort überwiegend jüngere Menschen trainiert haben. Mittlerweile trainieren im Fitnessstudio jüngere und ältere Menschen gemeinsam, die ihren Körper gezielt stärken und damit Krankheiten und einem Fitnessverlust vorbeugen.
Sehr wichtig ist hier das vorherige Aufwärmen, eine Nutzung von Geräten und Hanteln ohne Aufwärmen kann zu Verletzungen führen, Fitnesscenter bieten neben Fahrrädern auch Laufbänder oder Crosstrainer.
Im Fitnessstudio können sehr unterschiedliche Trainingsmittel genutzt werden. Einige bevorzugen das Krafttraining mit Hanteln und Gewichten, andere nutzen eher die Geräte, bei denen die Übungen gezielter und geführt umgesetzt werden können. Wer eher Herz-Kreislauf-Übungen bevorzugt, kann das Laufband, die Räder oder die Crosstrainer für ein Cardiotraining wählen. Einige Fitness-Center haben spezielle Übungsgeräte, mit denen die Koordination und das Gleichgewicht trainiert werden können. Auch gibt es spezielle Programme und Fitnesstrainer, die sich auf die Bedürfnisse von Senioren spezialisiert haben.

PILATES/YOGA

Wer lieber in einer Gruppe und dabei nicht im Wasser trainiert, könnte Freude an Yoga oder Pilates finden. Bei beiden Varianten wird der Körper gekräftigt und gedehnt.
Pilates konzentriert sich dabei auf die Stärkung der Rumpfmuskulatur, um Rückenschmerzen zu reduzieren und die Körperhaltung insgesamt zu verbessern. Die Übungen sind gelenkschonend und werden langsam ausgeführt, gleichzeitig wird die Koordination geschult. Neben der Stärkung wird der Körper auch gedehnt, was die Beweglichkeit insgesamt verbessert.
Yoga betont das Dehnen stärker, die Muskeln und der Körper werden flexibler, gleichzeitig wird Stress abgebaut. Es gibt unterschiedliche Yoga-Stile, so dass man sich anschauen kann, was am besten zu einem passt. Pilates und Yoga können in jedem Alter und Fitnesslevel genossen werden, man bleibt aktiv und gesund und trainiert in der Gemeinschaft.

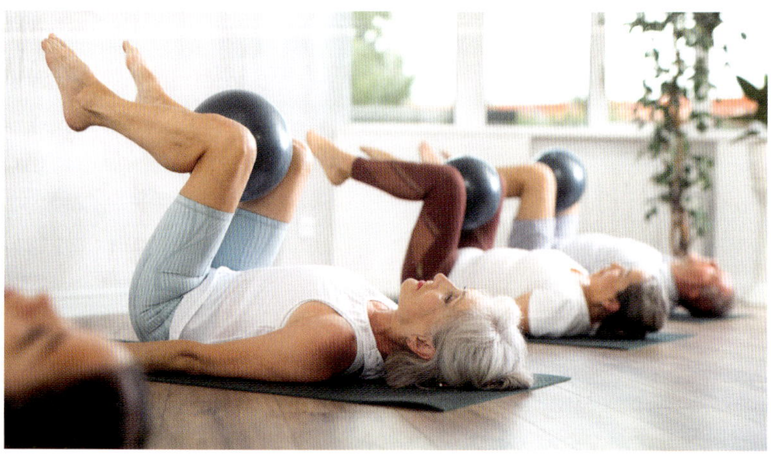

WIDERSTANDSBÄNDER

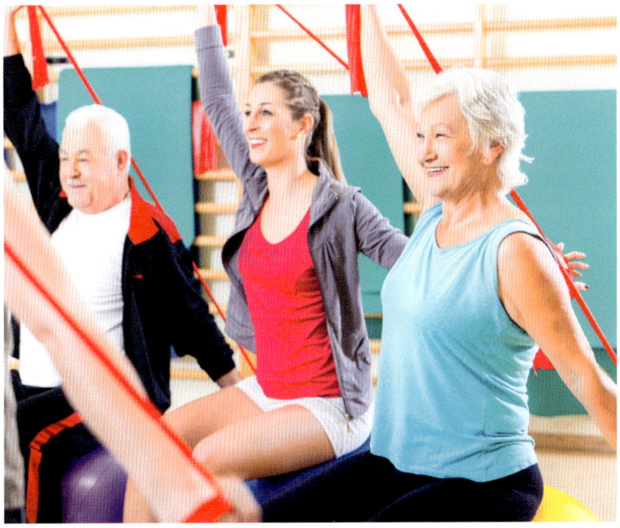

Widerstandsbänder, manchmal auch Therabänder®, Fitness- beziehungsweise Übungsbänder genannt, sind flexible, elastische Bänder oder Schläuche, die im Fitnesstraining und der Physiotherapie verwendet werden, um den Widerstand bei verschiedenen Übungen zu erhöhen. Sie sind in unterschiedlichen Längen, Stärken und Widerstandsniveaus erhältlich und bieten eine vielseitige Möglichkeit, Muskeln zu stärken, die Flexibilität zu verbessern und das Gleichgewicht zu fördern.

Die verschiedenen Stärken werden oft durch die Farben gekennzeichnet, Anfänger sollten immer mit dem geringsten Widerstandsband beginnen.

Mit Widerstandsbändern können zahlreiche Übungen durchgeführt werden: Man kann sein Krafttraining unterstützen, aber auch Dehn- und Gleichgewichtsübungen umsetzen.

Der Vorteil der Widerstandsbänder liegt auf der Hand: Sie bringen viel, wiegen aber nichts und können leicht transportiert werden, so dass man fast überall trainieren kann.

Widerstandsbänder können für den gesamten Körper verwendet werden, einschließlich Arm-, Bein-, Brust-, Rücken- und Bauchmuskulatur. Das Dehnen mit Bändern verbessert die Beweglichkeit.

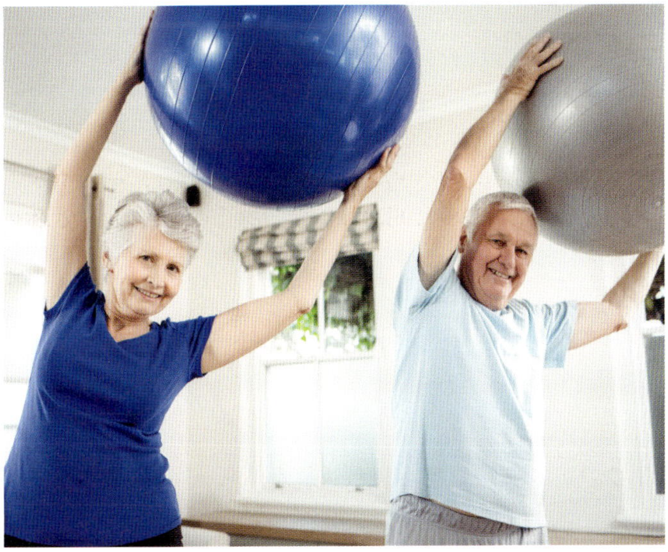

GYMNASTIKBALL

Ein Fitness- oder Gymnastikball bietet wie die Fitnessbänder eine Vielzahl von Übungsmöglichkeiten, um Kraft, Flexibilität, Balance und Beweglichkeit zu verbessern. Der Gymnastikball kann zum Beispiel als Stuhlersatz verwendet werden, um die Rumpfmuskulatur zu stärken und die Haltung zu verbessern, da das Sitzen auf dem Ball ein ständiges Ausbalancieren erfordert und damit die Muskulatur aktiviert.

Wer ein Bein auf dem Ball absetzt verbessert die Stabilität und das Gleichgewicht. Der Ball kann aber auch für Kraftübungen eingesetzt werden, in dem man ihn beispielsweise bei Liegestützen oder Sit-ups verwendet.

Gymnastikbälle eignen sich sehr gut für Anfänger, da man die Übungen auf das jeweilige Fitnessniveau anpassen kann.

HANTELN

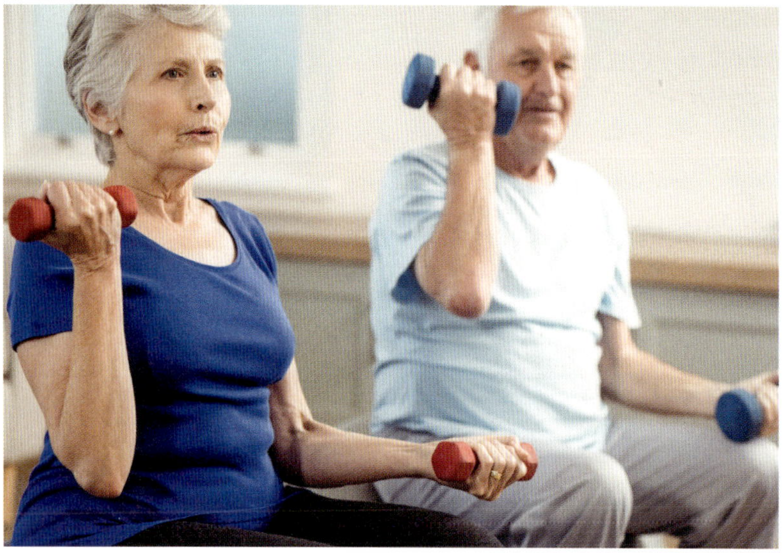

Hanteln sind die klassischen Trainingsgeräte zur Kräftigung der Muskulatur. Es werden sehr unterschiedliche Hanteln angeboten, zum Beispiel Seniorenhanteln mit spezieller Form und geringem Gewicht oder klassische Hanteln mit Gewichten, die durch zusätzliche Scheiben erweitert werden können. Man unterscheidet Kurzhanteln, die mit einer Hand genutzt werden können, und Langhanteln, die mit beiden Händen genutzt werden.
Wir empfehlen, sofern genügend Platz vorhanden ist, Hanteln mit einem verstellbaren Gewichtssystem, da man bei einem positiven Trainingseffekt die Gewichte erhöhen kann.
Hantel- oder Krafttraining erfordert ein gewisses Maß an körperlicher Fitness, um die Übungen verletzungsfrei durchführen zu können. Eine Anleitung durch einen qualifizierten Trainer oder Physiotherapeuten ist empfehlenswert.

KETTLEBELLS

Kettlebells sind hantelähnliche Gewichte mit einem Griff, die ebenfalls in verschiedenen Gewichtsstufen erhältlich sind. Da die Übungen Kraft voraussetzen und vor allem der Bewegungsablauf sehr wichtig ist, um Verletzungen vorzubeugen, empfehlen wir, diese nur in einem Studio unter Anleitung zu verwenden.

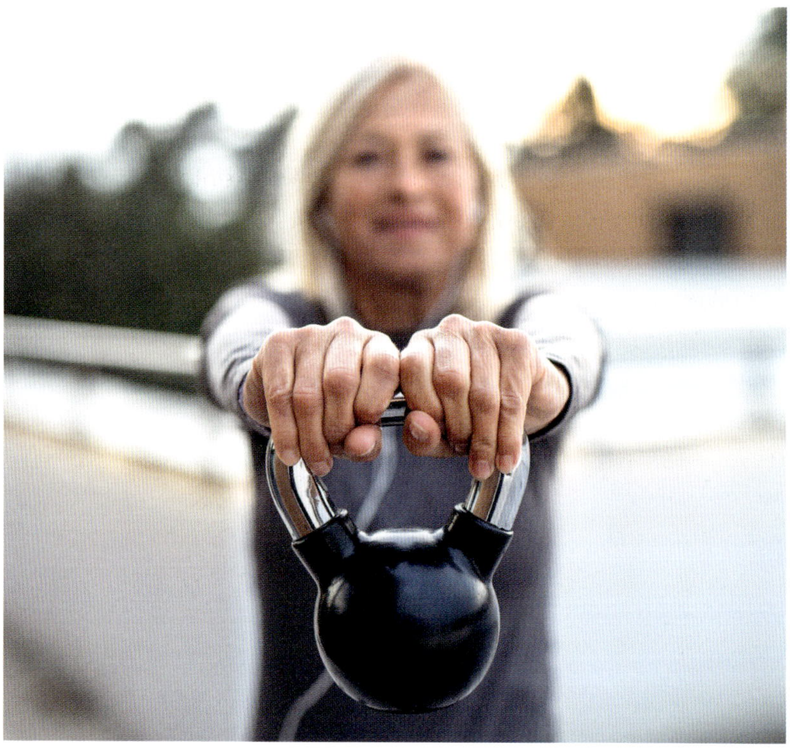

TRAININGSMATTE

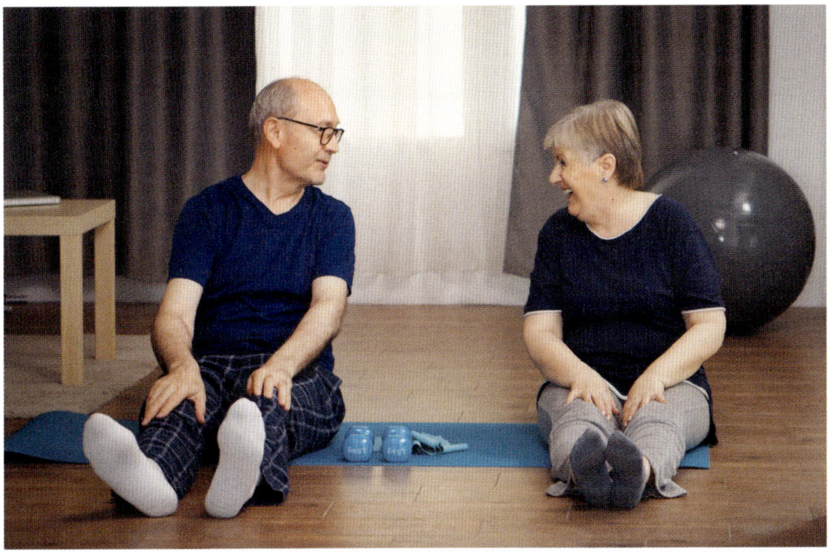

Im Handel gibt es verschiedene Matten, die meist als Yogamatten bezeichnet werden. Allerdings gibt es hier Unterschiede, daher sollte man sich vor dem Kauf erkundigen. Richtige Trainingsmatten sind absolut rutschfest und sind etwas dicker. Insbesondere für liegende Übungen ist es wichtig, dass man nicht direkt auf dem harten Boden aufliegt. Rutschende Matten sind gefährlich und können zu Verletzungen führen.

STUHL

Es klingt zunächst seltsam, aber auch ein Stuhl ist ein hervorragendes Trainingsgerät. Er eignet sich beispielsweise für ein spezielles Beintraining, denn man kann das Aufstehen und Hinsetzen üben und dabei die Muskulatur stärken. Man kann die Übung sehr langsam durchführen, wenn man genügend Kraft hat, oder man trainiert die Schnellkraft und versucht, schnell aufzustehen. Wer anfangs noch Schwierigkeiten hat, kann sich an der Rückenlehne abstützen und die Übung unterstützen. Fortgeschrittene, die ihre Beweglichkeit und Standfestigkeit trainieren wollen, können den Stuhl als hohe „Treppenstufe“ benutzen, indem sie nur den Fuß auf den Sitz stellen und wieder auf den Boden setzen. Auch Liegestütze oder Sit-ups können mit dem Stuhl intensiviert werden. Hierbei ist jedoch unbedingt darauf zu achten, dass der Stuhl fest steht und nicht verrutschen kann. Auch der Boden darf nicht rutschig sein, Stürze müssen unbedingt vermieden werden.

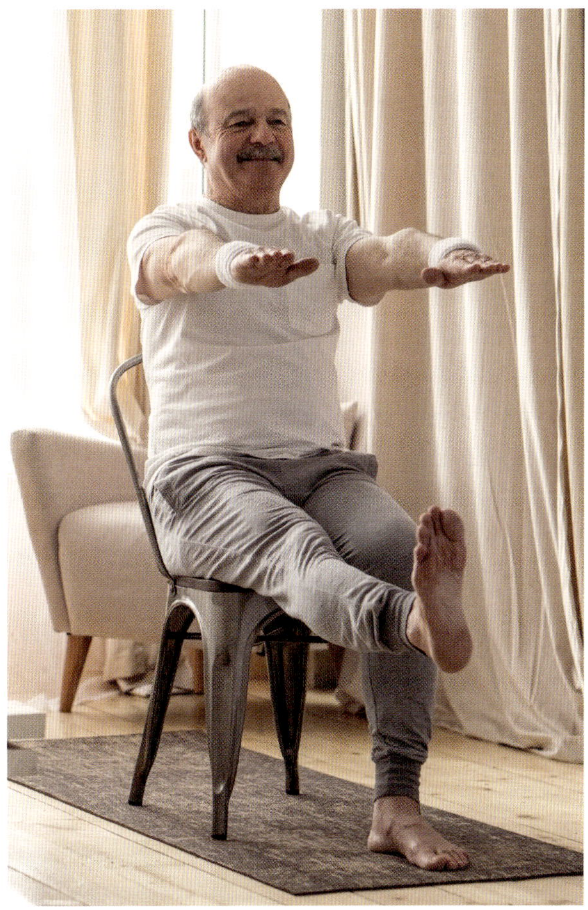

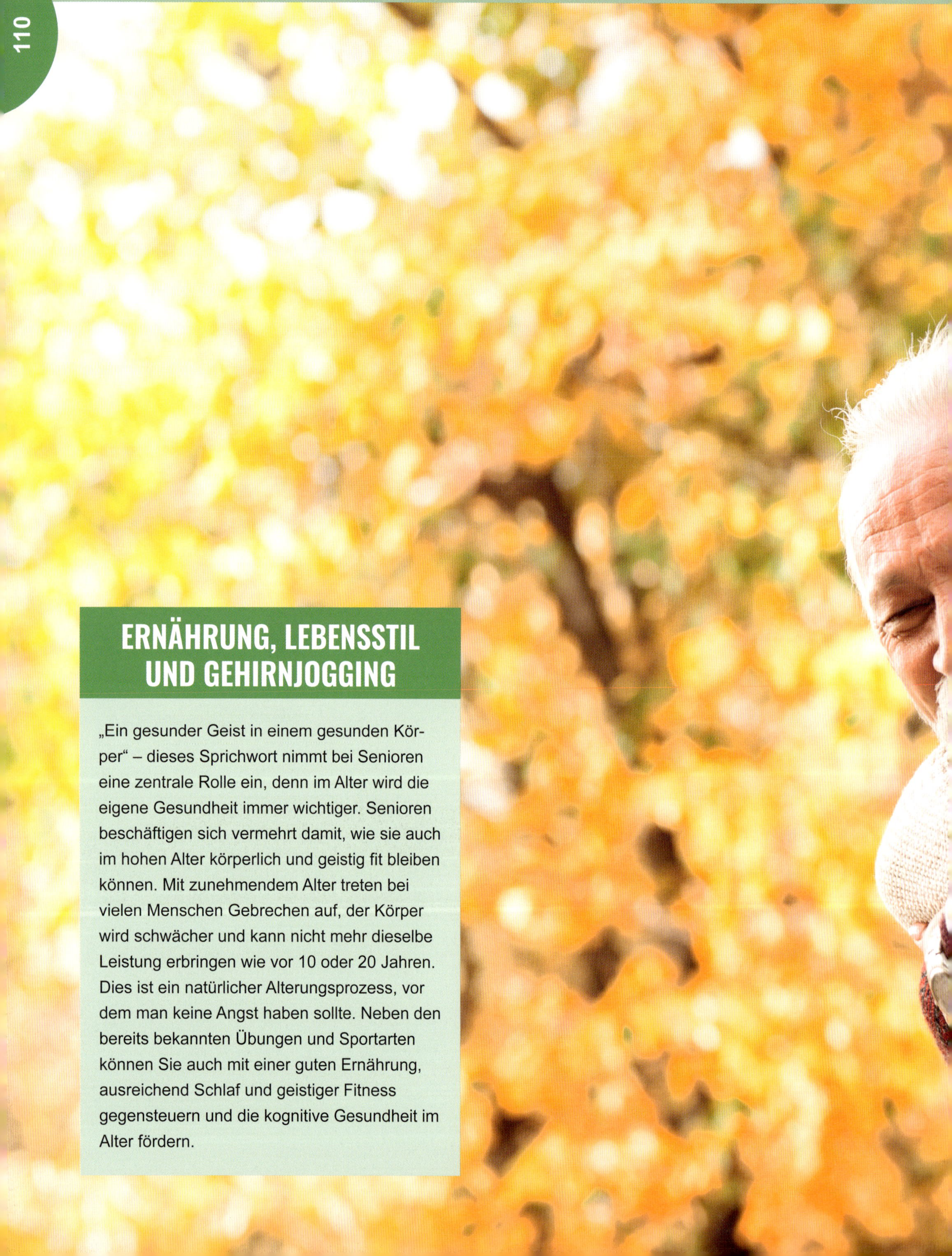

ERNÄHRUNG, LEBENSSTIL UND GEHIRNJOGGING

„Ein gesunder Geist in einem gesunden Körper" – dieses Sprichwort nimmt bei Senioren eine zentrale Rolle ein, denn im Alter wird die eigene Gesundheit immer wichtiger. Senioren beschäftigen sich vermehrt damit, wie sie auch im hohen Alter körperlich und geistig fit bleiben können. Mit zunehmendem Alter treten bei vielen Menschen Gebrechen auf, der Körper wird schwächer und kann nicht mehr dieselbe Leistung erbringen wie vor 10 oder 20 Jahren. Dies ist ein natürlicher Alterungsprozess, vor dem man keine Angst haben sollte. Neben den bereits bekannten Übungen und Sportarten können Sie auch mit einer guten Ernährung, ausreichend Schlaf und geistiger Fitness gegensteuern und die kognitive Gesundheit im Alter fördern.

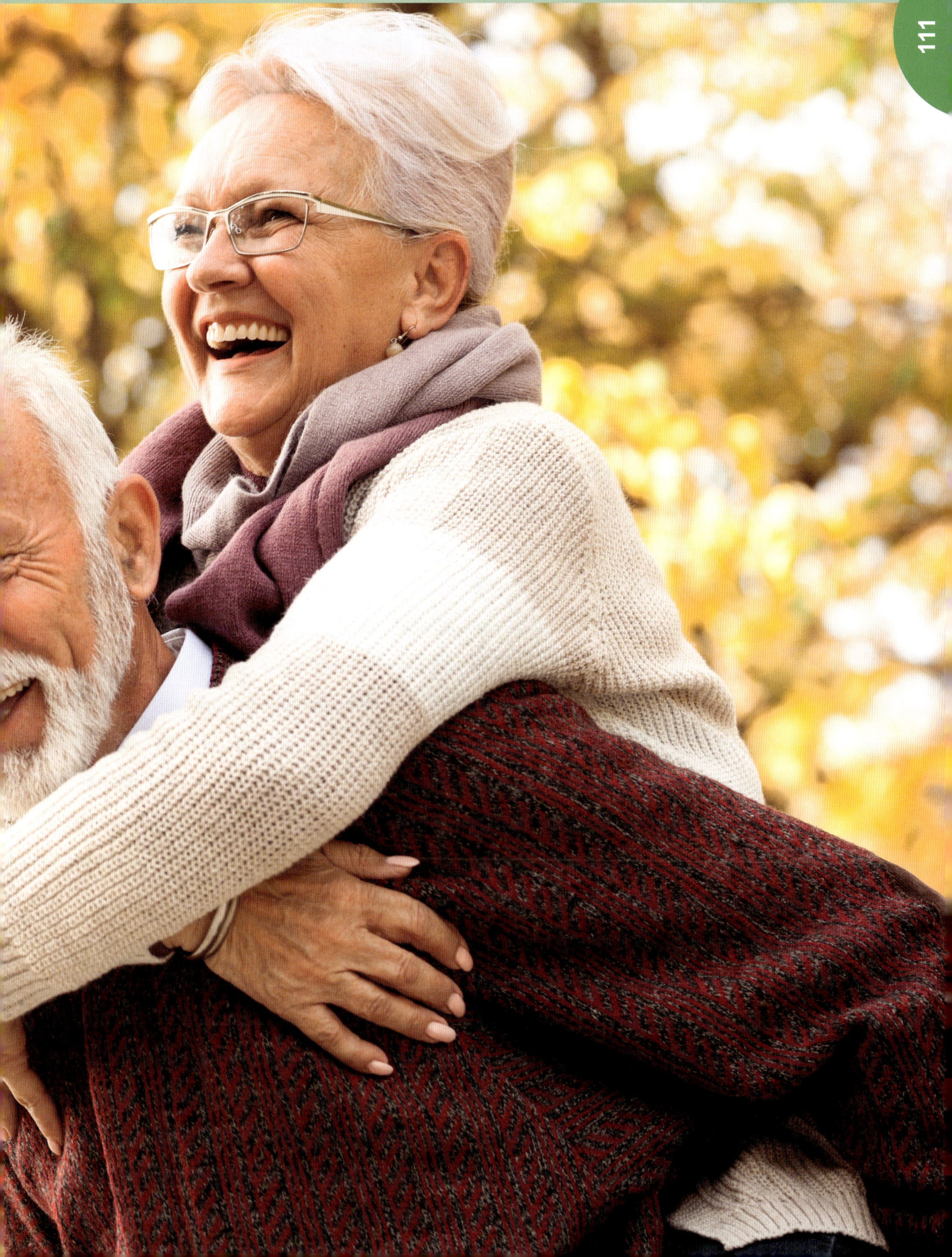

EMPFEHLUNGEN FÜR EINE AUSGEWOGENE ERNÄHRUNG IM ALTER

Eine ausgewogene Ernährung spielt eine entscheidende Rolle für die Gesundheit, die Lebensqualität und das Wohlbefinden, insbesondere im Alter. Mit zunehmendem Alter ändern sich jedoch die Ernährungsbedürfnisse, da der Körper andere Anforderungen hat. Der Kalorienbedarf kann mit zunehmendem Alter abnehmen, da der Stoffwechsel sich verlangsamt und – gerade ohne Sport – die Muskelmasse abnimmt. Um das Gewicht nicht unnötig zu erhöhen, sollte die Kalorienzufuhr daher angepasst werden. Es gibt verschiedene Empfehlungen, die ältere Menschen berücksichtigen sollten, um eine optimale Ernährung zu gewährleisten und mögliche gesundheitliche Probleme zu vermeiden.

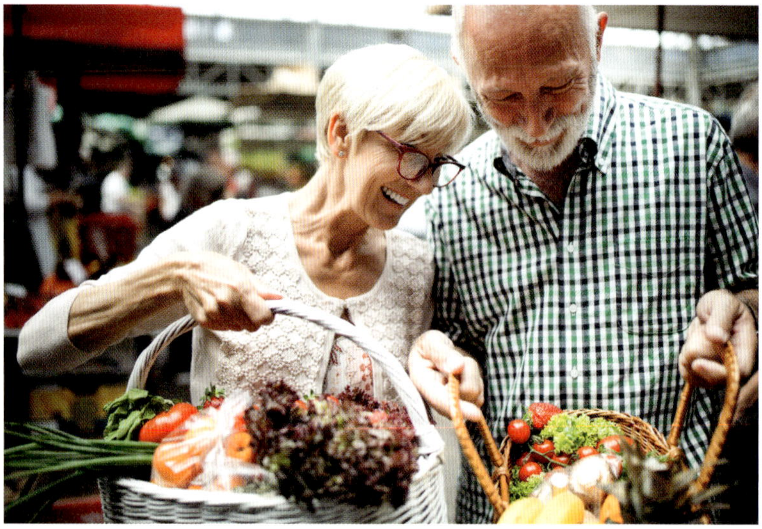

Eine der grundlegenden Empfehlungen ist die **Vielfalt auf dem Teller.** Ältere Menschen sollten darauf achten, eine breite Palette an Nahrungsmitteln zu sich zu nehmen, die verschiedene Nährstoffe liefern. Frisches Obst, Gemüse, Vollkornprodukte, mageres Eiweiß (wie Huhn, Fisch, Bohnen und Nüsse) sowie gesunde Fette (aus Avocado, Nüssen, Olivenöl) sollten regelmäßig in den Speiseplan integriert werden. Farbenfrohe und vielfältige Lebensmittel liefern unterschiedliche Vitamine, Mineralstoffe und Antioxidantien, die zur Erhaltung der Gesundheit beitragen.

Ballaststoffe: Ballaststoffreiche Lebensmittel wie Vollkornprodukte, Gemüse und Obst sind wichtig, um die Verdauung zu fördern und Verstopfung zu verhindern.

Proteine: Mit zunehmendem Alter kann sich die Muskelmasse verringern, während der Körperfettanteil steigt. Proteine sind Bausteine für Muskeln, Knochen und Gewebe. Quellen wie mageres Fleisch (Huhn), Fisch, Eier, Hülsenfrüchte, Nüsse und Milchprodukte können helfen, die Muskelmasse zu erhalten und den Körper stark und funktionsfähig zu halten.

Kalzium: Des Weiteren sollten ältere Menschen auf ihre Kalzium- und Vitamin-D-Zufuhr achten, da diese für die Knochengesundheit von entscheidender Bedeutung sind. Kalzium ist wichtig für die Knochenfestigkeit, während Vitamin D hilft, Kalzium effektiv im Körper zu nutzen. Milchprodukte, grünes Blattgemüse und angereicherte Lebensmittel sind gute Quellen für Kalzium, während Vitamin D durch Sonneneinstrahlung über die Haut oder durch ergänzende Präparate aufgenommen werden kann.

Vitamine und Mineralien: Eine ausgewogene Ernährung sollte eine Vielzahl von Nährstoffen enthalten, darunter Vitamin B12, Folsäure, Eisen und andere wichtige Vitamine und Mineralien.

Flüssigkeitszufuhr: Ältere Menschen haben oft ein verringertes Durstgefühl, was zu Dehydration führen kann. Trinken Sie daher immer ausreichend Wasser, um die Hydration aufrechtzuerhalten. Am besten kontrollieren Sie Ihre Flüssigkeitsaufnahme, indem Sie das Tagesvolumen abmessen und über den Tag verteilt trinken. Eine Flasche mit einer Skala kann ebenfalls helfen, die Flüssigkeitsaufnahme zu kontrollieren und gegebenenfalls zu protokolieren (siehe Seite 139). Neben Wasser können auch ungesüßte Tees und verdünnte Fruchtsäfte eine gute Wahl sein. Die Deutsche Gesellschaft für Ernährung empfiehlt für ältere Menschen die tägliche Flüssigkeitszufuhr von 2,25 Liter. Davon sollten 1,5 Liter in Form von Getränken und die restliche Menge über die Nahrung konsumiert werden.

ALS FAUSTFORMEL GILT:

____ kg x 30 ml = ____ ml

Körpergewicht Flüssigkeit pro Tag insgesamt

Reduzierung von Salz: Eine hohe Natriumaufnahme kann Bluthochdruck und andere gesundheitliche Probleme begünstigen. Senioren sollten versuchen, den Salzkonsum zu reduzieren.

Nahrungsergänzungsmittel: Zusätzlich zu den Makronährstoffen ist auch die Aufnahme von Mikronährstoffen von großer Bedeutung. Einige ältere Menschen können Schwierigkeiten haben, bestimmte Nährstoffe aus der Nahrung aufzunehmen, sei es aufgrund von Verdauungsproblemen oder einer eingeschränkten Nahrungsauswahl. In solchen Fällen können Nahrungsergänzungsmittel, die von einem Arzt oder Ernährungsexperten empfohlen werden, hilfreich sein, um einen angemessenen Nährstoffgehalt sicherzustellen.

Regelmäßige Mahlzeiten: Das Einhalten regelmäßiger Mahlzeiten kann dazu beitragen, den Stoffwechsel zu regulieren und den übermäßigen Verzehr von Snacks zu vermeiden. Regelmäßige, ausgewogene Mahlzeiten unterstützen nicht nur den Stoffwechsel, sondern helfen auch dabei, Energieschwankungen zu vermeiden und den Blutzuckerspiegel stabil zu halten. Ältere Menschen sollten darauf achten, regelmäßig zu essen, um den Energiebedarf über den Tag hinweg zu decken.

Darüber hinaus können individuelle gesundheitliche Bedingungen oder medizinische Probleme spezifische **Ernährungsanpassungen** erfordern. Es ist ratsam, sich von einem Arzt oder Ernährungsfachmann beraten zu lassen, um einen auf die persönlichen Bedürfnisse zugeschnittenen Ernährungsplan zu entwickeln.

Insgesamt ist eine **ausgewogene Ernährung** im Alter ein wichtiger Faktor für ein gesundes, aktives und erfülltes Leben. Die Kombination aus einer vielfältigen und ausgewogenen Ernährung, ausreichender Flüssigkeitszufuhr und regelmäßiger Bewegung kann dazu beitragen, die Gesundheit und das Wohlbefinden im Alter zu fördern.

LEBENSSTIL – DIE BEDEUTUNG VON SCHLAF, STRESSBEWÄLTIGUNG UND SOZIALER INTERAKTION FÜR DIE GESUNDHEIT

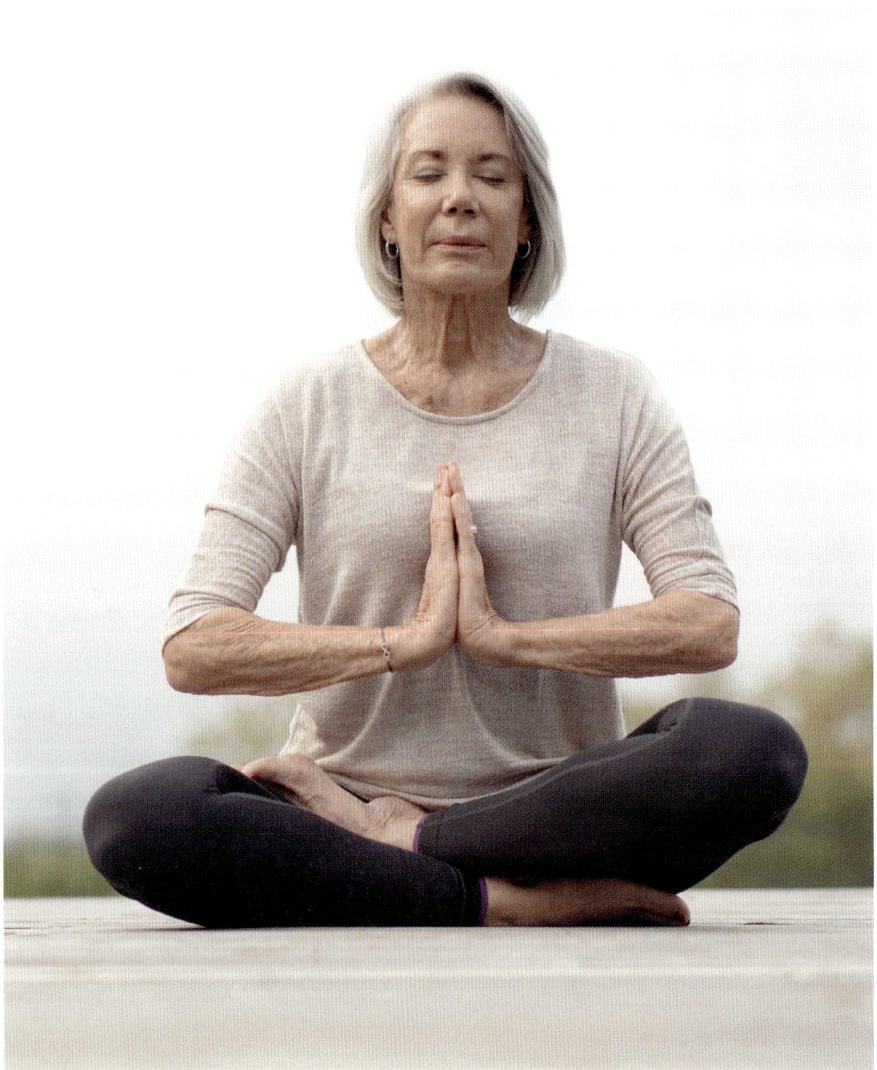

Der persönliche Lebensstil spielt im Alter eine entscheidende Rolle für die Gesundheit und das Wohlbefinden. Schlaf, Stressbewältigung und soziale Interaktionen sind Schlüsselfaktoren, die einen bedeutenden Einfluss auf die Gesundheit älterer Menschen haben können.

Ein **gesunder Schlaf** ist essentiell für Menschen jeden Alters, aber im Alter nimmt seine Bedeutung oft noch zu. Regelmäßiger und ausreichender Schlaf trägt dazu bei, kognitivc Funktionen zu unterstützen, das Immunsystem zu stärken und das Risiko für verschiedene Gesundheitsprobleme wie Herzkrankheiten, Diabetes und Depressionen zu verringern. Ältere Menschen sollten darauf achten, eine angemessene Schlafdauer zu erhalten und auf die Qualität des Schlafs zu achten, indem Sie beispielsweise für ein angenehmes Schlafumfeld sorgen und eine regelmäßige Schlafenszeit einhalten. Auch die Umgebung spielt dabei eine Rolle. Ihr Schlafzimmer sollte dunkel, ruhig, nicht zu warm und gut gelüftet sein.

Die **Bewältigung von Stress** ist ein weiterer wichtiger Aspekt des Lebensstils im Alter. Stress kann sowohl physische als auch psychische Auswirkungen haben und sich negativ auf die Gesundheit älterer Menschen auswirken. Strategien wie Meditation, Atemübungen, Yoga, regelmäßige Bewe-

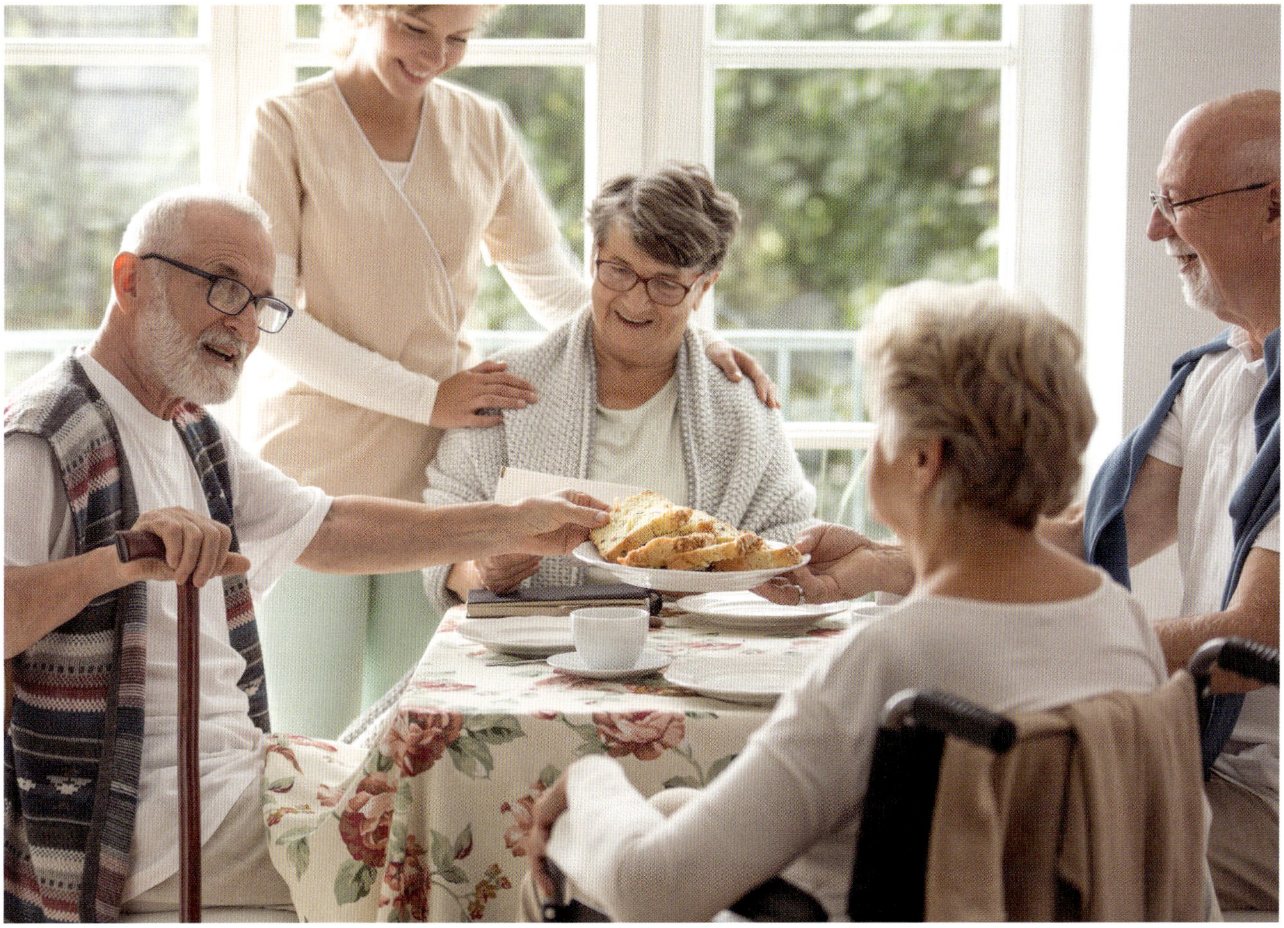

gung und die Pflege von Hobbys können helfen, Stress abzubauen und das Wohlbefinden zu verbessern. Es ist wichtig, Stressoren zu identifizieren und Wege zu finden, mit ihnen umzugehen, um eine positive Lebensqualität zu erhalten.

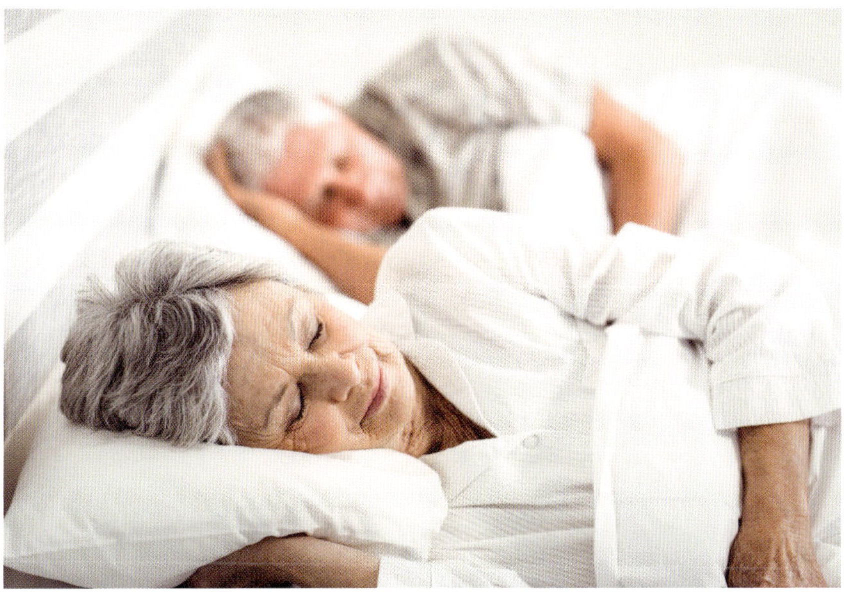

Auch können bestimmte Rituale **beim und nach dem Essen** helfen, Stress zu reduzieren und die Nahrung verdaulicher zu machen. Dazu zählt, dass das Essen in einer entspannten Atmosphäre und ohne Eile eingenommen wird. Kauen Sie immer langsam und gründlich. Zum Abendessen empfiehlt sich eine leichte Kost, damit Ihr Schlaf nicht unnötig belastet wird. Auch unterstützt ein Spaziergang nach dem Essen die Verdauung.

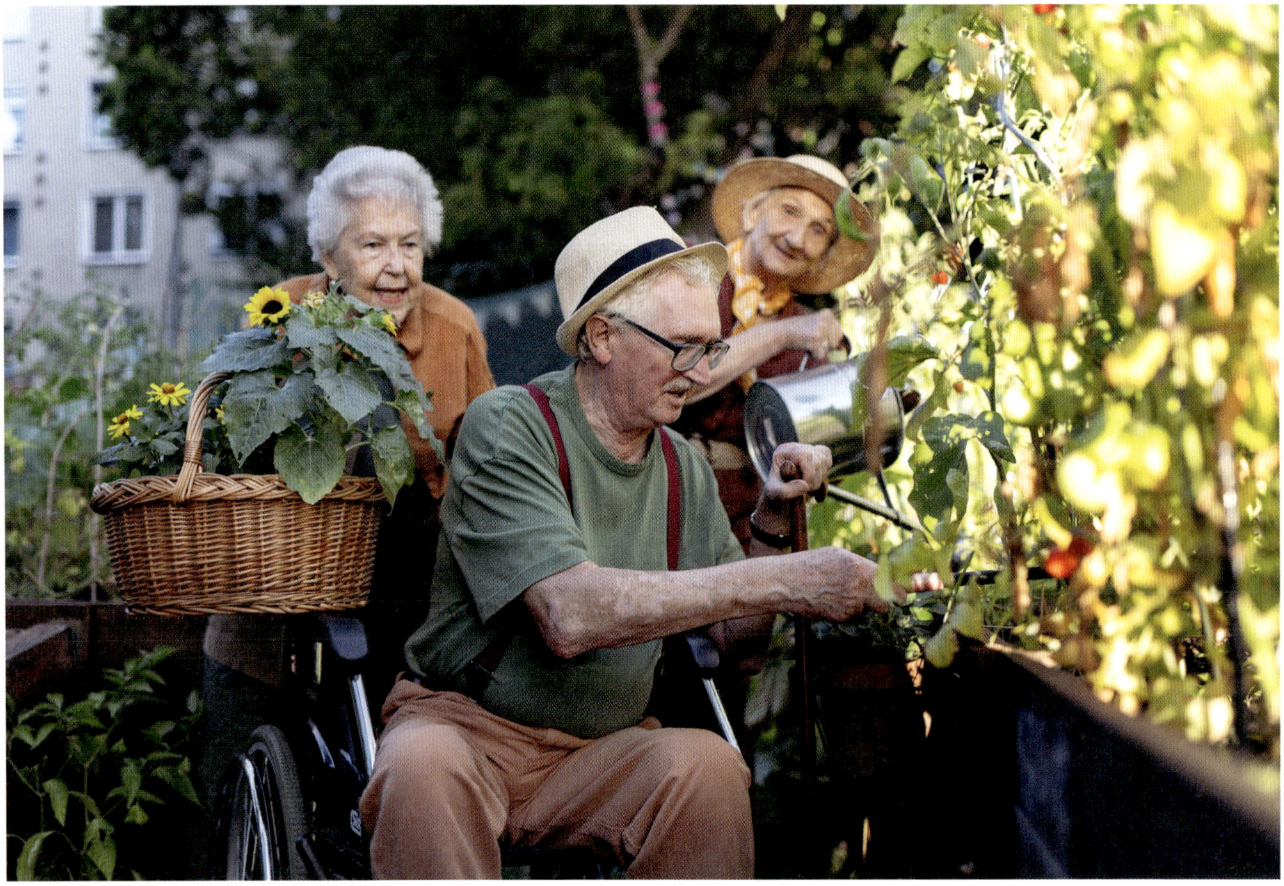

Soziale Interaktionen spielen eine grundlegende Rolle für das Wohlbefinden im Alter. Der Kontakt zu Familie, Freunden und der Gemeinschaft trägt nicht nur zur emotionalen Unterstützung bei, sondern kann auch die geistige Gesundheit fördern. Einsamkeit und soziale Isolation sind häufige Probleme im Alter, die mit einem erhöhten Risiko für Depressionen, kognitiven Problemen und sogar körperlichen Erkrankungen verbunden sein können. Deshalb ist es wichtig, soziale Verbindungen aufrechtzuerhalten, sei es durch regelmäßige Treffen, gemeinsame Aktivitäten oder ehrenamtliche Tätigkeiten, Gruppensport, Gesellschaftsspiele, Kulturveranstaltungen, gemeinsame Gartenarbeit usw.

Auch der **soziale Aspekt des Essens** kann im Alter einen großen Einfluss auf das Wohlbefinden haben. Das Essen in Gesellschaft kann nicht nur Freude bringen, sondern auch den Appetit anregen und das Esserlebnis verbessern. Es ist wichtig, dass Sie soziale Kontakte beim Essen pflegen und regelmäßige Mahlzeiten mit Familie oder Freunden genießen.

Die Kombination aus einem gesunden Schlaf, effektiver Stressbewältigung und einer aktiven sozialen Interaktion kann dazu beitragen, Ihre Gesundheit zu verbessern und Ihre Lebensqualität zu steigern. Ein ausgewogener Lebensstil, der diese Elemente berücksichtigt, ist entscheidend, um im Alter ein erfülltes und gesundes Leben zu führen. Folgende zwei Übungen können Ruhe, Entspannung und Stressbewältigung erzeugen. Suchen Sie sich dafür einen ruhigen Ort und hören Sie dabei nach Belieben ruhige und angenehme Musik:

1

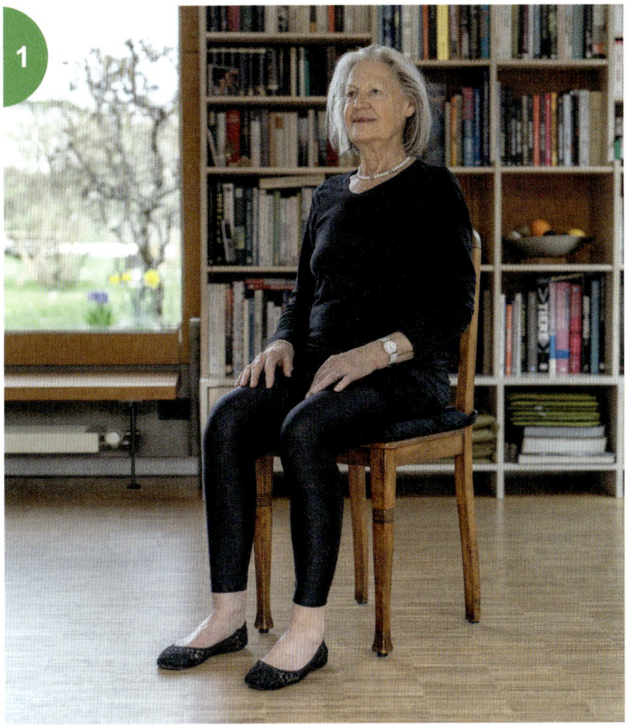

2

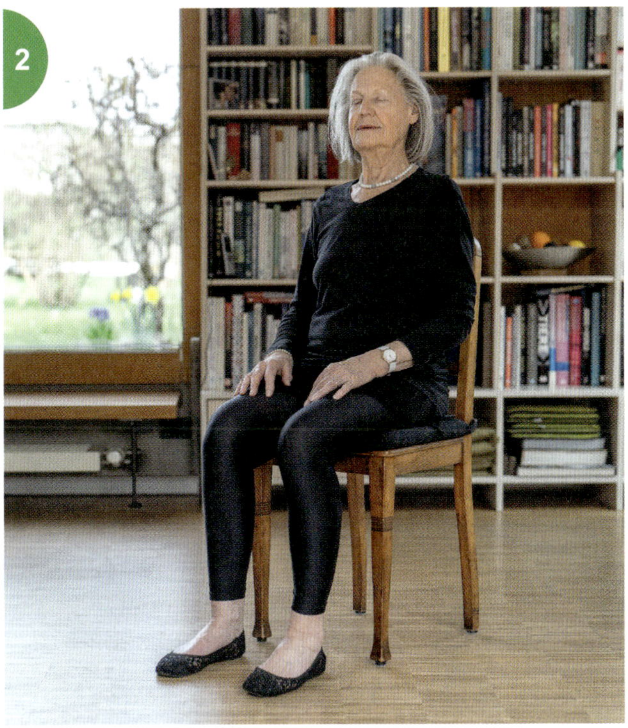

RUHE-ÜBUNG IM SITZEN

Die Ruhe-Übung entspannt und bringt innere Ausgeglichenheit.

AUSGANGSPOSITION

Aktiver Sitz: rechter Winkel in Knie- und Hüftgelenk, Oberkörper aufrecht, Schultern tief, Kopf in Verlängerung der Wirbelsäule (Bild 1).

ATEMÜBUNG

Augen schließen*, 6 Sek. tief einatmen, 1 Sek. innehalten, 6 Sek. ausatmen (Bild 2).
*Bei Schwindel Augen leicht öffnen und den Blick „ins Leere“ laufen lassen.

AUSFÜHRUNG

1. Beine fest in den Boden drücken, Oberschenkelmuskeln anspannen, Atemübung ausführen und Spannung halten, Spannung lösen
2. Einige Sekunden normal atmen
3. Bauchmuskeln anspannen, Atemübung ausführen und Spannung halten, Spannung lösen
4. Einige Sekunden normal atmen
5. Bizeps anspannen, Atemübung ausführen und Spannung halten, Spannung lösen
6. Einige Sekunden normal atmen
7. Gesichtsmuskeln anspannen, Atemübung ausführen und Spannung halten, Spannung lösen
8. Einige Sekunden normal atmen
9. Augen ganz langsam öffnen, der Entspannung nachspüren und langsam aufstehen und strecken

TRAININGSVORSCHLAG

- 2–3 Mal pro Woche an nicht aufeinanderfolgenden Tagen
- 2–3 Durchgänge

RUHE-ÜBUNG IM LIEGEN

Die Ruhe-Übung erreicht durch den Wechsel von Anspannung und Entspannung eine vertiefte Ausgeglichenheit.

AUSGANGSPOSITION

Rückenlage, Beine ausgestreckt, Arme langgestreckt seitlich neben dem Körper, Kopf abgelegt in Verlängerung der Wirbelsäule (siehe Bild).

ATEMÜBUNG

Augen schließen, 6 Sek. durch die Nase tief einatmen, 1 Sek. innehalten, 6 Sek. ausatmen.

AUSFÜHRUNG

Für die 5 folgenden Übungen die Atemübung ausführen und Spannung halten, Spannung lösen, locker lassen und einige Sekunden normal atmen.

1. Hände zur Faust schließen und beide Arme anspannen
2. Gesichtsmuskeln anspannen
3. Nackenbereich anspannen, Kopf in den Boden drücken und Schultern hochziehen
4. Gesäß anspannen
5. Fersen in den Boden drücken und beide Beine anspannen

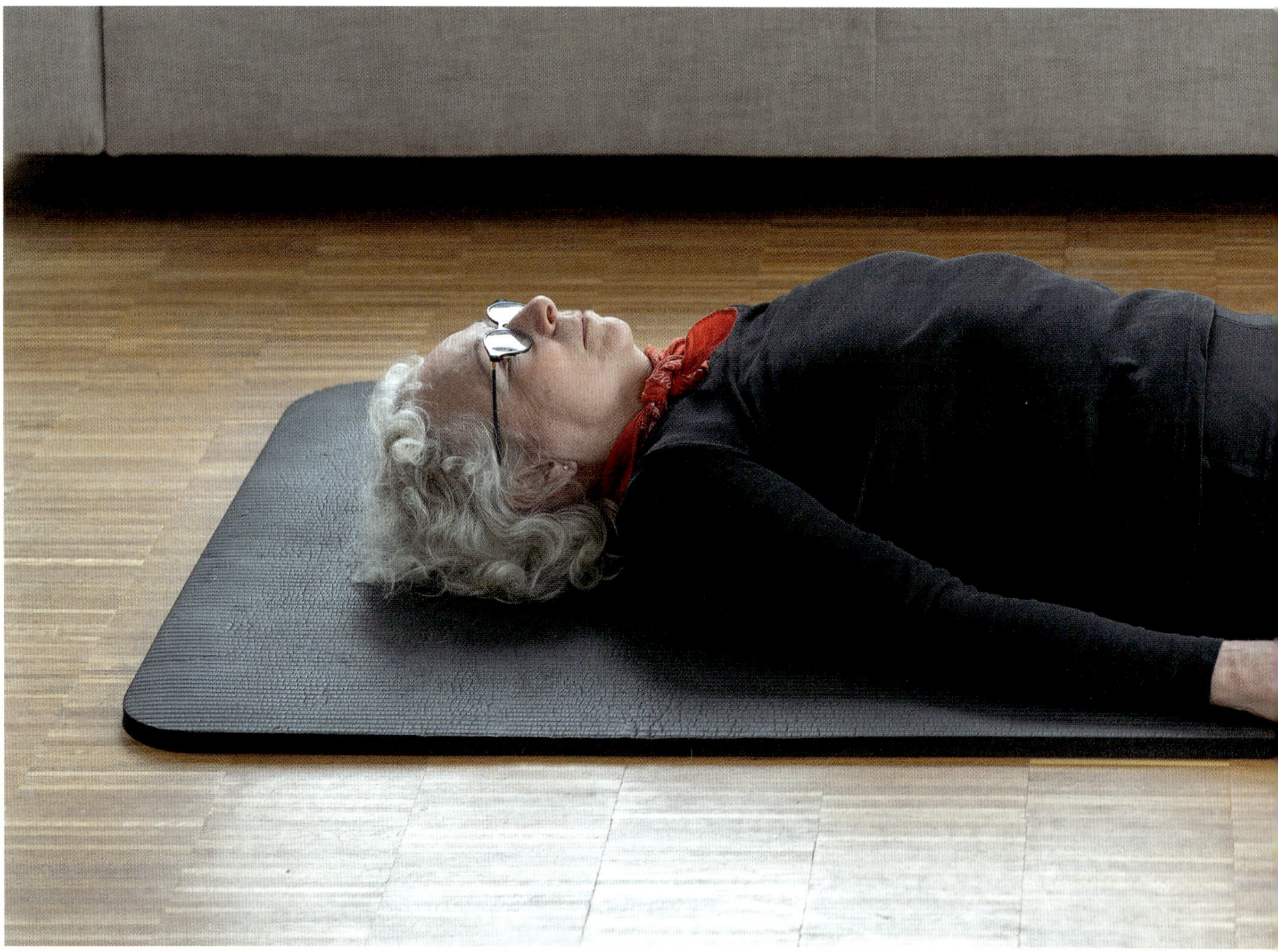

Zum Ende lockerlassen und der Entspannung in jedem Bereich nachspüren. Schritt für Schritt wieder zurück kommen, zuerst in Gedanken, dann in kleinen Bewegungen, etwas räkeln und zum Schluss die Augen öffnen und langsam wieder aufstehen.

TRAININGSVORSCHLAG

- 2–3 Mal pro Woche an nicht aufeinanderfolgenden Tagen
- 1–2 Durchgänge

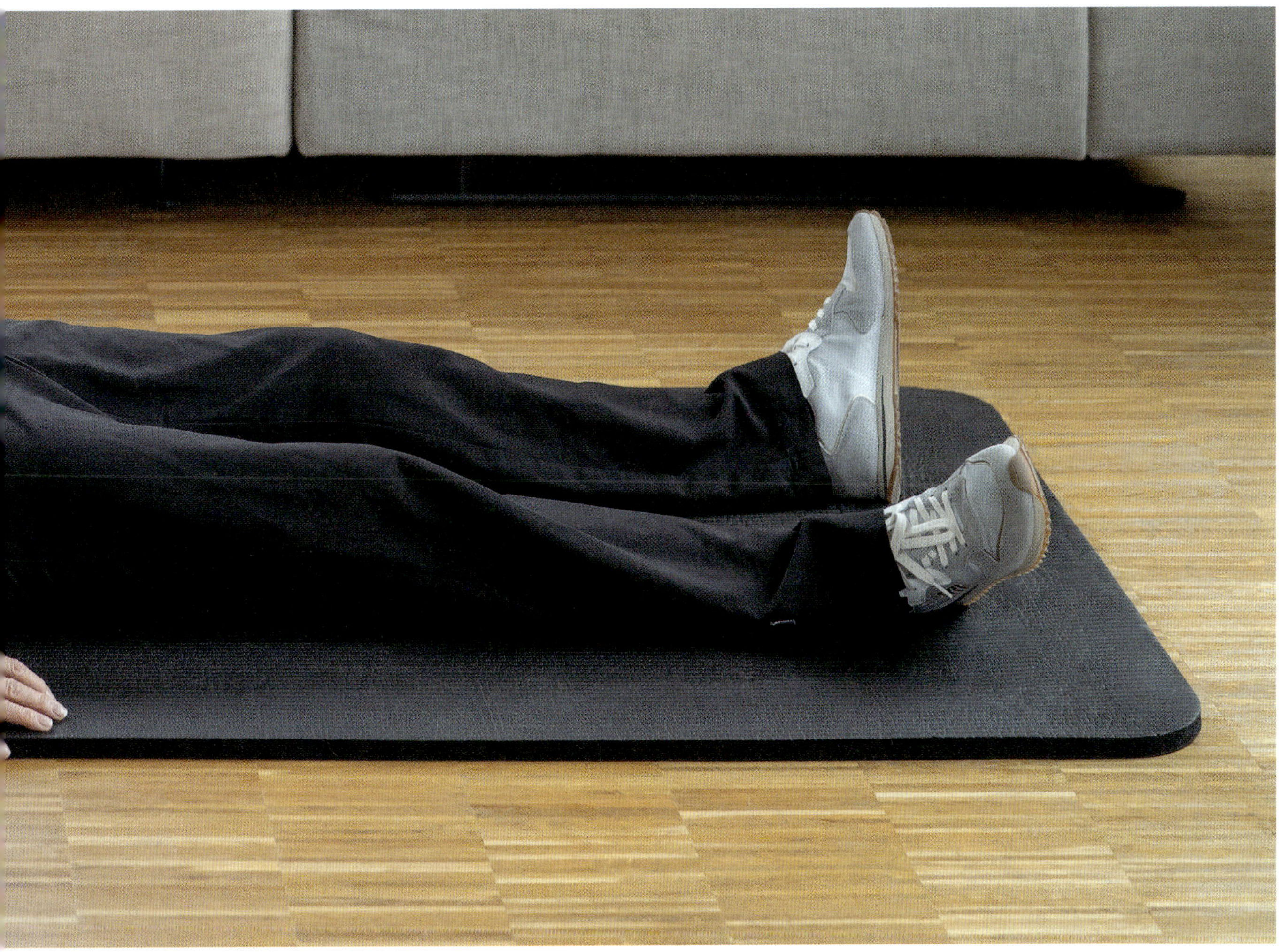

DAS GEHIRN TRAINIEREN

Im Alter leidet oft die geistige Fitness, sodass man Dinge leichter vergisst und sich Sachen schwieriger merkt. Der Verlust der Gedächtnisleistungen kann jedoch durch einfache Maßnahmen kompensiert werden. Ziel der geistigen Fitness ist es, das Gehirn immer wieder herauszufordern. Sicherlich haben Sie schon oft gelesen, dass Sport nicht nur positive Auswirkungen auf den Körper und die Muskulatur hat, sondern auch gut für das Gehirn ist. Je nach Übung werden Konzentration, Balance und Koordination trainiert, Ihr Gehirn wird gefordert und aktiviert. Die Durchblutung verbessert sich, was wiederum auch Ihrem Gedächtnis zugutekommt.

Doch neben körperlichem Sport gibt es natürlich auch Denksport, das heißt ein Training fürs Gehirn. Dabei ist das Lesen von Zeitungen, Zeitschriften und Büchern bereits eine gute Möglichkeit, um sich geistig fit zu halten. Für Kulturbegeisterte gibt es neben Museumsbesuchen für besonders ehrgeizige Senioren an vielen Universitäten die Möglichkeit, an bestimmten Vorlesungen teilzunehmen. Auch kann das Erlernen einer neuen Sprache nicht nur den eigenen Horizont erweitern, sondern hilft auch Ihrer geistigen Fitness.

Wer Spaß an Rätseln und Fragen zu Geschichte, Politik und anderen Themen hat, findet auf den nächsten Seiten einige Beispiele für den Einstieg ins Gedächtnistraining. Die Lösungen finden Sie auf Seite 126.

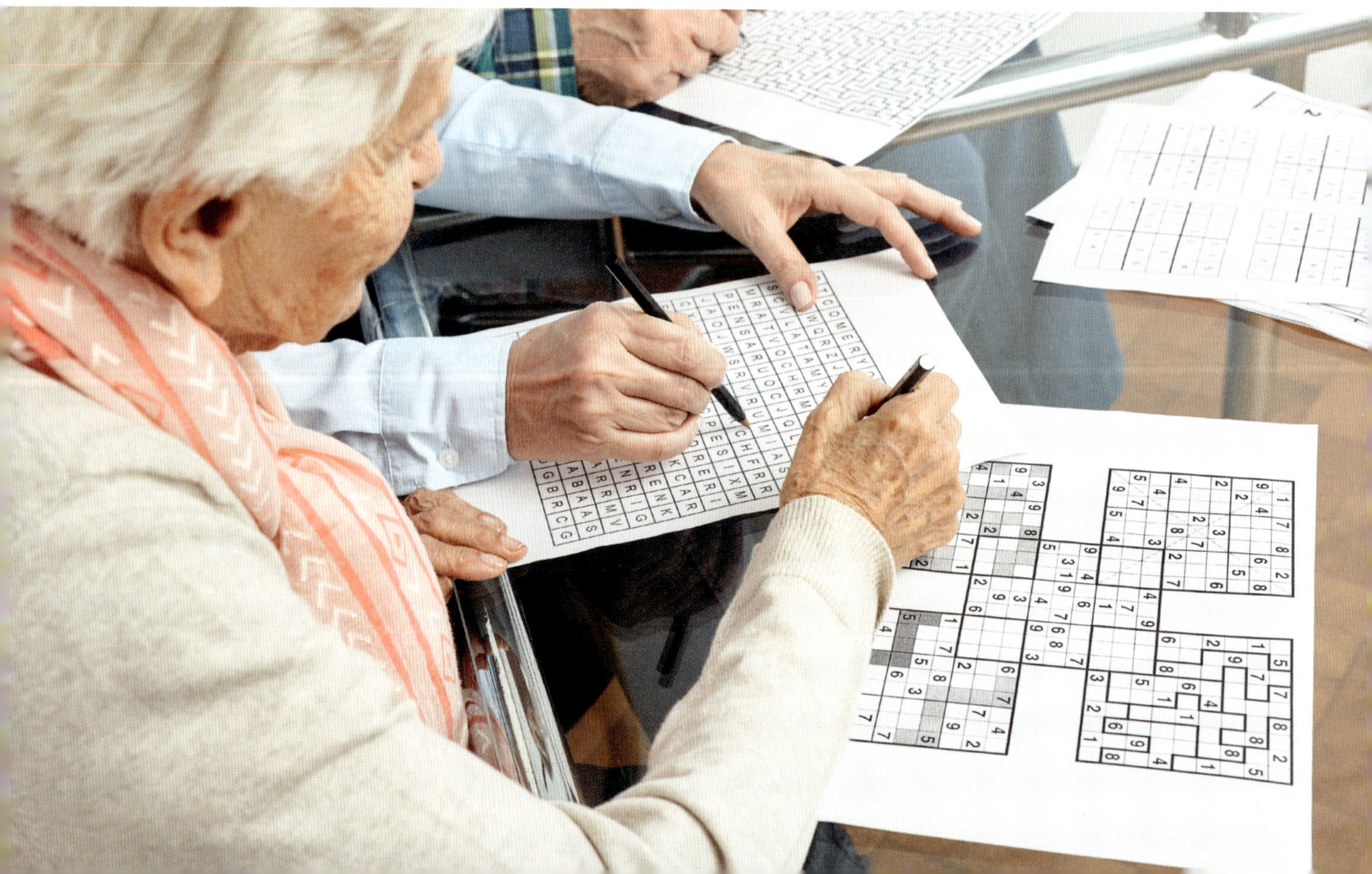

GESCHICHTE & POLITIK

1 **Das „konstruktive Misstrauensvotum“ gab es bisher nur zwei Mal in der Geschichte der Bundesrepublik Deutschland. Welcher Bundeskanzler wurde dadurch abgelöst?**

A) Helmut Schmidt
B) Helmut Kohl
C) Gerhard Schröder
D) Konrad Adenauer

2 **Wann endete der Zweite Weltkrieg in Europa?**

A) 07. August 1945
B) 15. Juni 1944
C) 08. Mai 1945
D) 27. November 1946

3 **Wann wurde der Beitritt der Deutschen Demokratischen Republik zur Bundesrepublik Deutschland „vollendet“?**

A) 22. März 1991
B) 03. Oktober 1990
C) 01. Januar 1991
D) 23. Dezember 1989

4 **Wann endete der Erste Weltkrieg?**

A) 1917
B) 1918
C) 1919
D) 1916

5 **Wer war der erste Präsident der Vereinigten Staaten von Amerika?**

A) George Washington
B) Abraham Lincoln
C) Thomas Jefferson
D) John Adams

6 **Welcher antike Herrscher eroberte Ägypten?**

A) Julius Caesar
B) Alexander der Große
C) Augustus (Octavian)
D) Ashokar

7 **Welche Stadt wurde 1453 erobert und markierte das Ende des Byzantinischen Reiches?**

A) Konstantinopel
B) Rom
C) Athen
D) Bamberg

8 **Wann begann der Zweite Weltkrieg in Europa?**

A) 1938
B) 1939
C) 1940
D) 1941

9 **Wann wurde die Magna Carta unterzeichnet?**

A) 1200
B) 1215
C) 1250
D) 1189

10 **Welches Ereignis markierte den Beginn der Französischen Revolution?**

A) Die Hinrichtung von Marie Antoinette
B) Der Sturm auf die Bastille
C) Die Ernennung von Napoleon Bonaparte
D) Der Sturz von Maximilien Robespierre

11 **Welches war die Hauptursache für den Amerikanischen Bürgerkrieg?**

A) Der Kampf um territoriale Expansion
B) Die Abschaffung der Sklaverei
C) Kulturelle Unterschiede zwischen den Staaten
D) Religiöse Konflikte zwischen den Staaten

12 **Welches Jahr markiert das Ende des Kalten Krieges?**

A) 1985
B) 1989
C) 1991
D) 1995

GESCHICHTE & POLITIK

13 Wer war der erste Mensch, der den Mond betrat?

A) Neil Armstrong
B) Buzz Aldrin
C) Yuri Gagarin
D) John Glenn

14 Wann wurde die Berliner Mauer gebaut?

A) 1958
B) 1961
C) 1965
D) 1971

15 Welche Dynastie herrschte im antiken China vor der Qin-Dynastie?

A) Tang-Dynastie
B) Han-Dynastie
C) Shang-Dynastie
D) Zhou-Dynastie

16 Wann begann die industrielle Revolution?

A) Im 16. Jahrhundert
B) Im 18. Jahrhundert
C) Im 15. Jahrhundert
D) Im 20. Jahrhundert

17 Wer war Parteichef der Sowjetunion während des Zweiten Weltkriegs?

A) Leonid Breschnew
B) Josef Stalin
C) Nikita Chruschtschow
D) Wladimir Putin

18 Welche Stadt war das Zentrum der italienischen Renaissance?

A) Florenz
B) Venedig
C) Mailand
D) Rom

19 Welches Ereignis führte zum Beginn des Ersten Weltkriegs?

A) Die Unterzeichnung des Versailler Vertrags
B) Die Ermordung von Franz Ferdinand
C) Die Besetzung der Sudetenländer
D) Der Beginn des Russisch-Japanischen Krieges

20 Wer war der erste Premierminister Großbritanniens?

A) Winston Churchill
B) Margaret Thatcher
C) Robert Walpole
D) Tony Blair

MUSIK

1 **Wer komponierte die „Ode an die Freude" (Freude, schöner Götterfunken)?**

A) Wolfgang Amadeus Mozart
B) Johannes Brahms
C) Ludwig van Beethoven
D) Johann Sebastian Bach

2 **Welcher dieser Begriffe beschreibt die Lautstärke in der Musik?**

A) Rhythmus
B) Tempo
C) Dynamik
D) Harmonie

3 **Welcher Begriff beschreibt die Kombination von drei oder mehr Noten, die gleichzeitig gespielt werden?**

A) Intervall
B) Akkord
C) Oktave
D) Tonart

4 **Wer ist bekannt für seine Rolle als Leadgitarrist von „Queen"?**

A) Paul McCartney
B) Brian May
C) Eric Clapton
D) Jimmy Page

5 **Welches ist ein Schlaginstrument?**

A) Flöte
B) Violine
C) Schlagzeug
D) Trompete

6 **Welcher Komponist ist berühmt für seine „Neunte Sinfonie" und war taub, als er sie komponierte?**

A) Wolfgang Amadeus Mozart
B) Ludwig van Beethoven
C) Franz Schubert
D) Johann Sebastian Bach

7 **Welches Genre wird oft durch das charakteristische Klavierstück „Für Elise" von Beethoven repräsentiert?**

A) Barockmusik
B) Opernmusik
C) Klassische Musik
D) Jazzmusik

8 **Welches Instrument spielt man, indem man mit einem Bogen über Saiten streicht?**

A) Klavier
B) Trompete
C) Schlagzeug
D) Violine

9 **Welches ist ein bekanntes Orchesterwerk von Johann Sebastian Bach?**

A) „Die Moldau"
B) „Rhapsody in Blue"
C) „Die vier Jahreszeiten"
D) „Brandenburgische Konzerte"

10 **Welches Instrument wird normalerweise mit den Händen gespielt und erzeugt Töne, indem die Saiten gezupft oder angeschlagen werden?**

A) Klavier
B) Trompete
C) Gitarre
D) Posaune

LANDESKUNDE

1 Was ist die Hauptstadt von Kanada?

A) Vancouver
B) Montreal
C) Ottawa
D) Toronto

2 Welche ist die größte Insel der Welt?

A) Hawaii
B) Grönland
C) Borneo
D) Madagaskar

3 Welches ist das flächenmäßig größte Land der Welt?

A) China
B) Kanada
C) USA
D) Russland

4 Welches Land wird als das Land der aufgehenden Sonne bezeichnet?

A) China
B) Japan
C) Indien
D) Südkorea

5 Welches Land hat keine offizielle Amtssprache auf Bundesebene?

A) Kanada
B) Deutschland
C) USA
D) Australien

6 Welches Land wird auch als die Schweiz des Nahen Ostens bezeichnet?

A) Iran
B) Saudi-Arabien
C) Libanon
D) Irak

7 Welches ist das kleinste Land der Welt?

A) Monaco
B) San Marino
C) Liechtenstein
D) Vatikanstadt

8 Welches Land hat die längste Küstenlinie der Welt?

A) Australien
B) Kanada
C) Russland
D) USA

9 Welches Land wird auch als das Land der tausend Seen bezeichnet?

A) Schweden
B) Norwegen
C) Finnland
D) Island

10 Welches Land liegt NICHT sowohl in Europa als auch in Asien?

A) Iran
B) Türkei
C) Kasachstan
D) Russland

DEUTSCHE WAHRZEICHEN

1 Welche Stadt ist bekannt für ihre barocke Architektur?

A) Rothenburg ob der Tauber
B) Köln
C) Dresden
D) Hamburg

2 Was ist die höchste Kirche der Welt?

A) Freiburger Münster
B) Ulmer Münster
C) Kölner Dom
D) Aachener Dom

3 Welches Bauwerk ist ein Schloss in Bayern und eine der beliebtesten Sehenswürdigkeiten Deutschlands?

A) Moritzburg
B) Sanssouci
C) Neuschwanstein
D) Wartburg

4 In welcher deutschen Stadt steht eines der am besten erhaltenen römischen Stadttore der Welt?

A) Heidelberg
B) Koblenz
C) Mainz
D) Trier

5 Welches Bauwerk ist eine berühmte Brücke in Hamburg?

A) Köhlbrandbrücke
B) Hohenzollernbrücke
C) Müngstener Brücke
D) Rendsburger Hochbrücke

6 Welche Stadt ist bekannt für ihren Dom und Karl den Großen?

A) Mannheim
B) Aachen
C) Nürnberg
D) Tübingen

7 Welcher Turm ist das Wahrzeichen von Berlin?

A) Europaturm
B) Olympiaturm
C) Fernsehturm
D) Messeturm

8 Welche Burg liegt hoch über dem Rhein und ist ein Symbol für die Romantik des Mittelrheintals?

A) Hohenzollern
B) Neuschwanstein
C) Marksburg
D) Wartburg

9 Welche Stadt ist für ihr jährliches Oktoberfest bekannt?

A) Stuttgart
B) Frankfurt
C) München
D) Düsseldorf

10 Welches Denkmal ist ein bekanntes Symbol für die Wiedervereinigung Deutschlands?

A) Brandenburger Tor
B) Berliner Mauer
C) Marienplatz
D) Hamburger Rathaus

LÖSUNGEN UND ERINNERUNGSÜBUNGEN

GESCHICHTE & POLITIK

1 A
2 C
3 B
4 B
5 A
6 B
7 A
8 B
9 B
10 B
11 B
12 C
13 A
14 B
15 D
16 B
17 B
18 A
19 B
20 C

MUSIK

1 C
2 C
3 B
4 B
5 C
6 B
7 C
8 D
9 D
10 C

LANDESKUNDE

1 C
2 B
3 D
4 B
5 C
6 C
7 D
8 B
9 C
10 A

DEUTSCHE WAHRZEICHEN

1 C
2 B
3 C
4 D
5 A
6 B
7 C
8 C
9 C
10 B

ERINNERUNGSÜBUNGEN:

Merken Sie sich folgende Begriffe:
(Sie haben pro Aufgabe 60 Sekunden Zeit, dann decken Sie die Begriffe ab. Notieren Sie die Begriffe, die Sie sich gemerkt haben, gehen Sie dann zu den nächsten Begriffen. Erst am Ende vergleichen Sie, wie viele Treffer Sie hatten.)

1. Bundeskanzler – Wahlen – Parteien – Demokratie – Bundestag – Regierung

2. Vogel – Katze – Hund – Pferd – Fisch – Kuh

3. Messer – Gabel – Löffel – Teller – Schüssel – Glas

4. Apfel – Banane – Orange – Erdbeere – Weintraube – Birne

5. Paris – Rom – Berlin – Madrid – London – Amsterdam

ERINNERUNGSÜBUNGEN:

6 Wasserstoff – Sauerstoff – Stickstoff – Kohlenstoff – Eisen – Gold

7 Gitarre – Klavier – Violine – Trompete – Flöte – Schlagzeug

8 Rot – Orange – Gelb – Grün – Blau – Violett

9 Karotte – Brokkoli – Tomate – Gurke – Paprika – Zwiebel

10 Ägypten – Nigeria – Südafrika – Kenia – Äthiopien – Marokko

11 Helium – Lithium – Natrium – Magnesium – Kalium – Calcium

12 Bach – Mozart – Beethoven – Chopin – Tchaikovsky – Brahms

13 2 – 3 – 5 – 7 – 11 – 13

14 Asien – Europa – Nordamerika – Südamerika – Afrika – Australien

15 Blau – Gelb – Schwarz – Grün – Rot – Weiß

16 Elefant – Löwe – Giraffe – Affe – Zebra – Nashorn

17 Frühling – Trockenzeit – Herbst – Sommer – Winter – Regenzeit

18 A1 – A3 – A5 – A7 – A9 – A11

19 Kopf – Arm – Bein – Bauch – Rücken – Hand

20 Januar – Oktober – März – Juni – Dezember – April

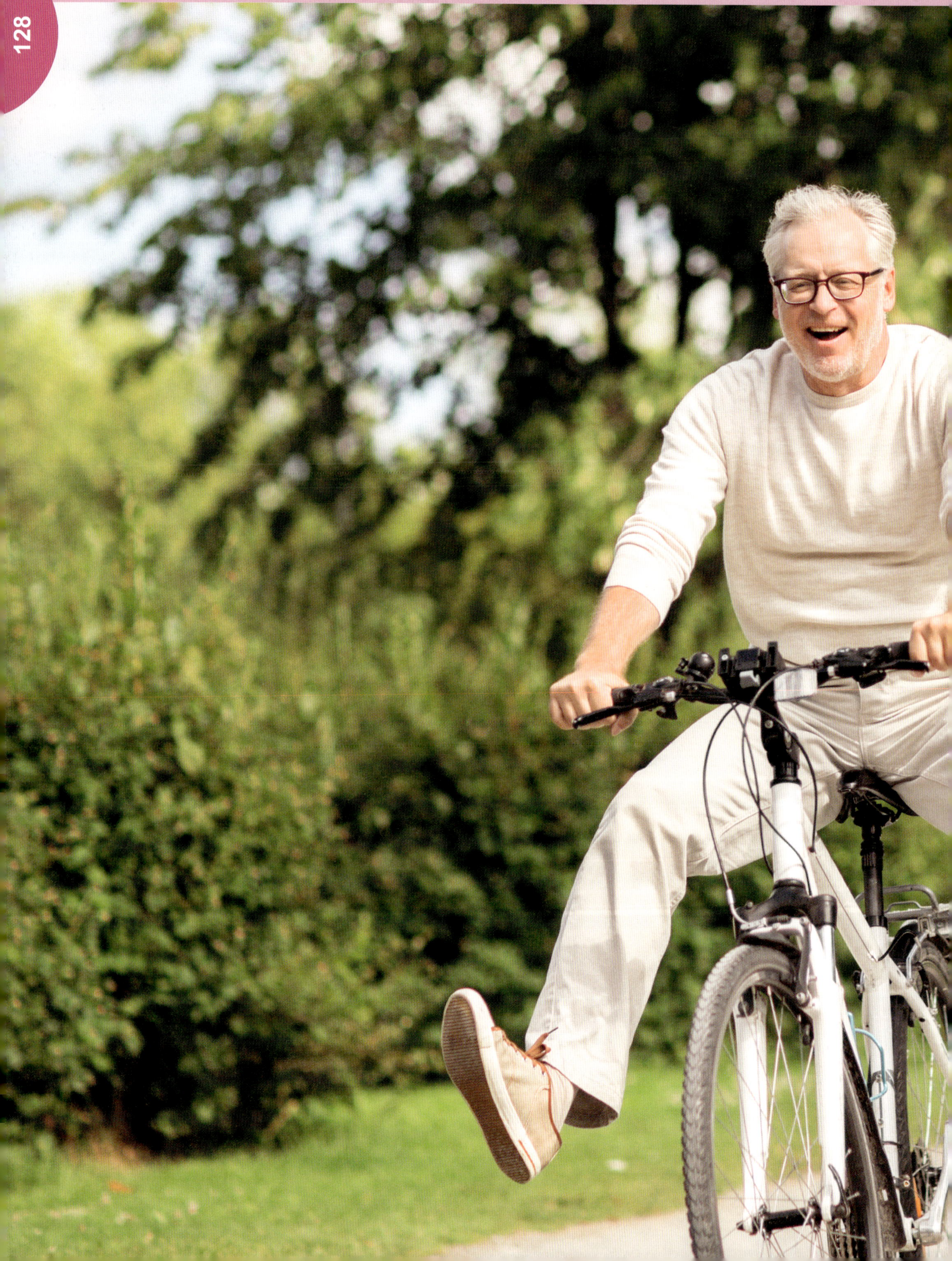

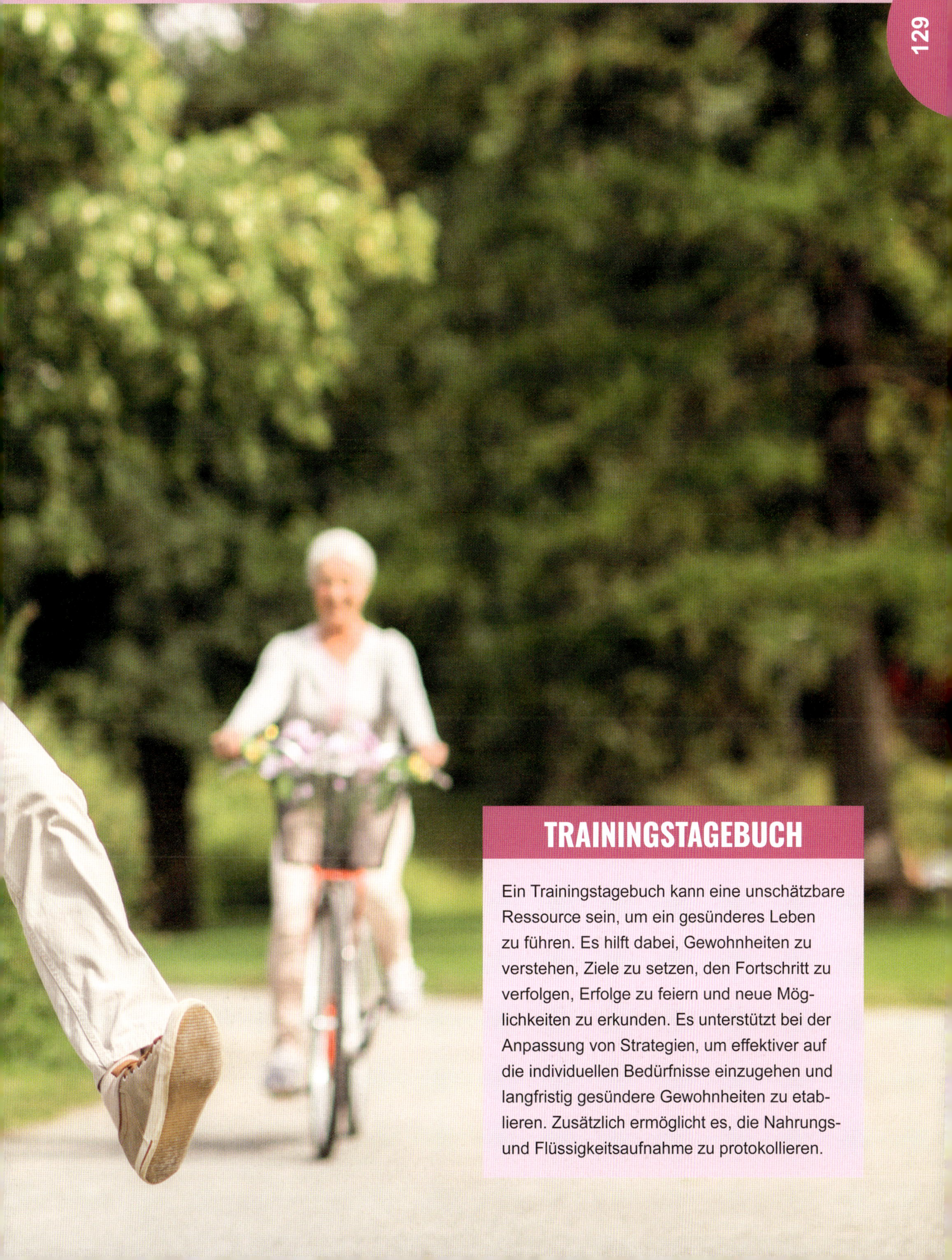

TRAININGSTAGEBUCH

Ein Trainingstagebuch kann eine unschätzbare Ressource sein, um ein gesünderes Leben zu führen. Es hilft dabei, Gewohnheiten zu verstehen, Ziele zu setzen, den Fortschritt zu verfolgen, Erfolge zu feiern und neue Möglichkeiten zu erkunden. Es unterstützt bei der Anpassung von Strategien, um effektiver auf die individuellen Bedürfnisse einzugehen und langfristig gesündere Gewohnheiten zu etablieren. Zusätzlich ermöglicht es, die Nahrungs- und Flüssigkeitsaufnahme zu protokollieren.

ZIRKELTRAINING

Wenn Sie alle Übungen des Buches durchgearbeitet haben und sie korrekt ausführen können, ist es an der Zeit, einen Trainingsplan zusammenzustellen. Dabei können pro Tag bestimmte Einzelübungen oder auch ein sogenanntes Zirkeltraining gewählt werden. Letzteres ist eine Organisationsform, bei der verschiedene Übungen in einer bestimmten Reihenfolge durchgeführt werden, wobei jede Übung für eine festgelegte Zeit oder eine Anzahl von Wiederholungen ausgeführt wird. Das Training wird in einer Art Kreislauf absolviert, wobei zwischen den Übungen kurze Pausen eingelegt werden, bevor man zur nächsten Übung übergeht.

Zirkeltrainings sind effektiv, um Kraft, Ausdauer und Koordination zu verbessern. Sie bieten eine vielseitige Möglichkeit, den gesamten Körper zu trainieren. Im Folgenden haben wir vier Zirkeltrainingseinheiten aus den bereits bekannten Übungen zusammengestellt. Sie können diese individuell verändern oder ein gänzlich neues Zirkeltraining zusammenstellen.

1. Schulterdrücken (Schulter- und Armstreckmuskulatur, siehe Seite 40/41)
2. Ausfallschritte rund um die Uhr (Koordination und Beinmuskulatur, siehe Seite 92/93)
3. Seitheben (Schulter- und Nackenmuskulatur, siehe Seite 48/49)
4. Kneelift cross (Koordination und Rumpfmuskulatur, siehe Seite 94/95)

Für einen moderaten Einstieg in das Zirkeltraining empfiehlt es sich, die Belastungsdauer mit 20 Sekunden kürzer als die Erholungsdauer von 30 Sekunden zu gestalten:

1. 20 Sek. Schulterdrücken, 30 Sek. Erholung mit Übungswechsel
2. 20 Sek. Ausfallschritte rund um die Uhr, 30 Sek. Erholung mit Übungswechsel
3. 20 Sek. Seitheben, 30 Sek. Erholung mit Übungswechsel
4. 20 Sek. Kneelift cross, 2–3 Min. Pause bis zum Beginn des nächsten Zirkels

TRAININGSVORSCHLAG

- 2–3 Mal pro Woche an nicht aufeinanderfolgendenden Tagen
- 2–3 Zirkel mit 20 Sek. Belastung und 30 Sek. Erholung
- 2–3 Min. Pause zwischen den Zirkeln

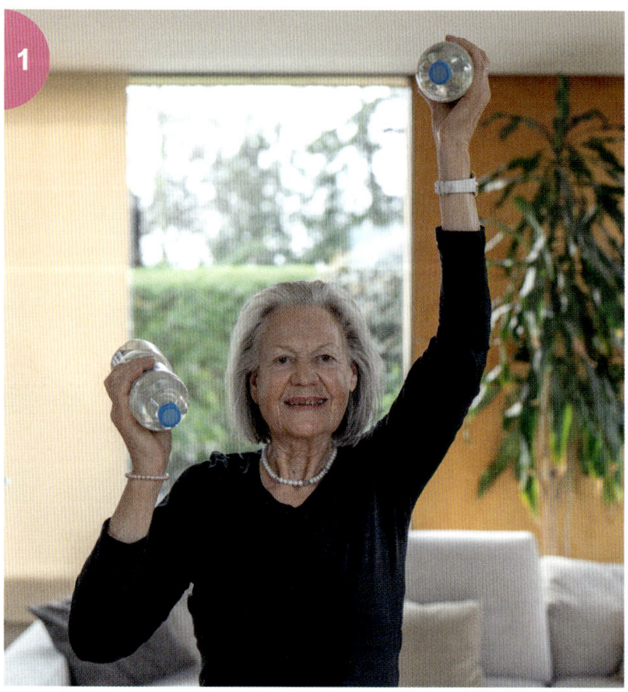

2

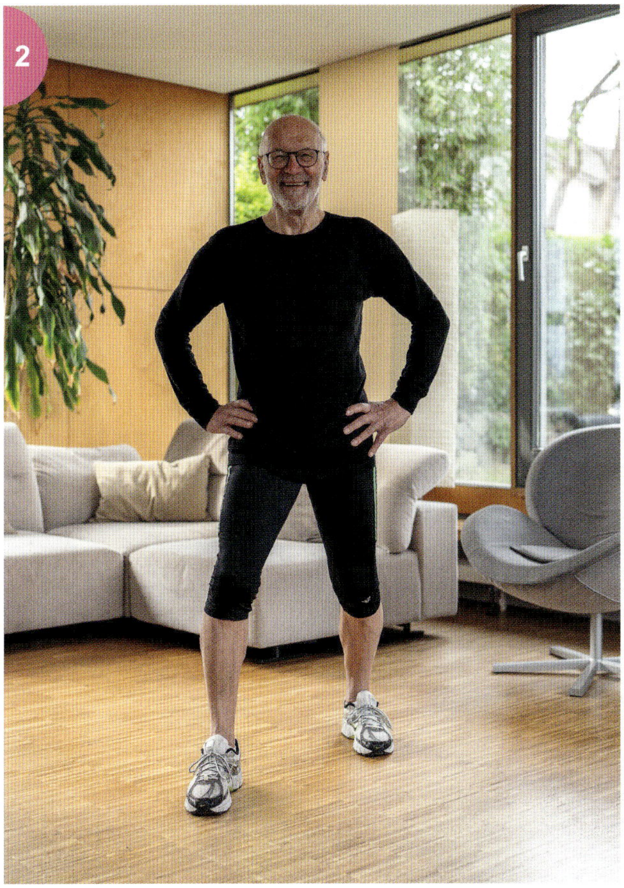

4

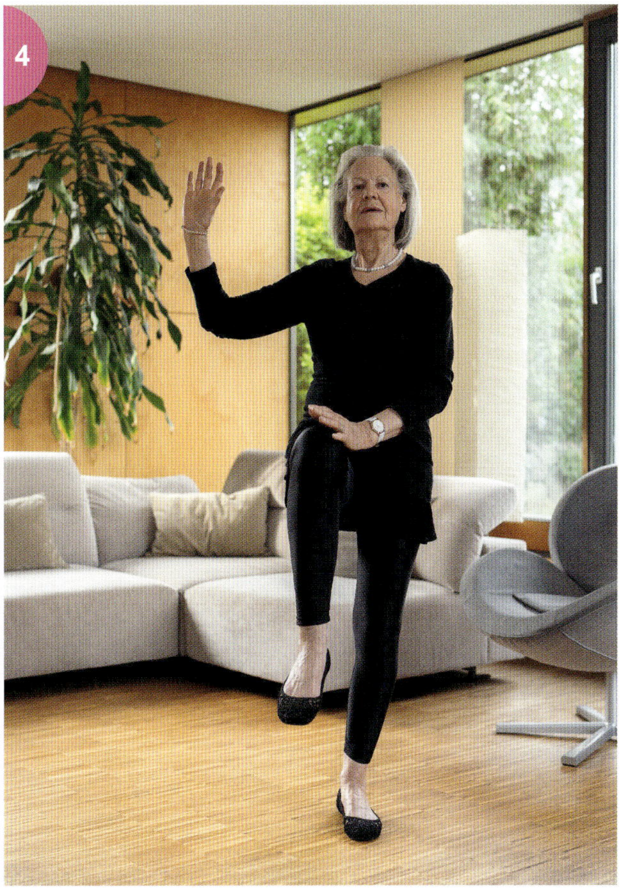

3

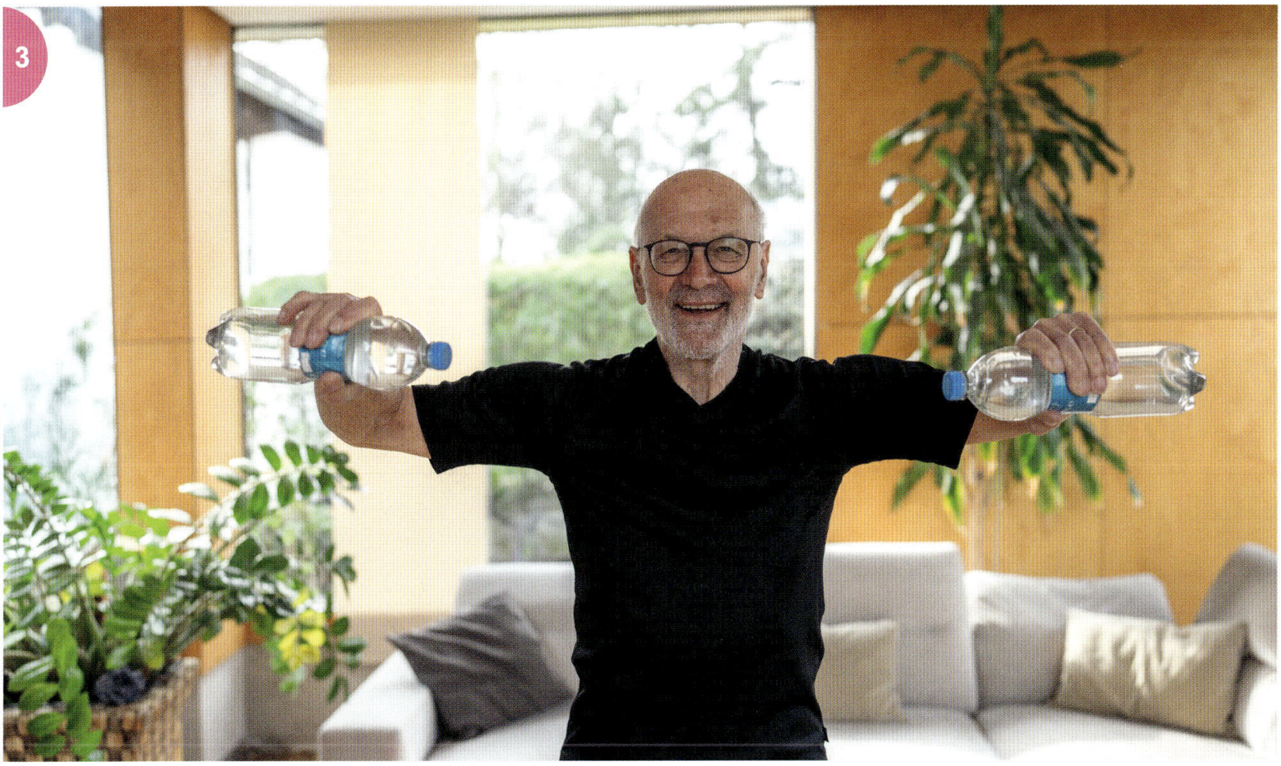

ZIRKELTRAINING

1 Step-Ups (Beinmuskulatur, siehe Seite 46/47)
2 Rudern vorgebeugt (Rücken- und Rumpfmuskulatur, siehe Seite 52/53)
3 Kniebeuge (Beinmuskulatur, siehe Seite 32/33)
4 Liegestütz (Brustmuskulatur und Armstrecker, siehe Seite 36/37)

1
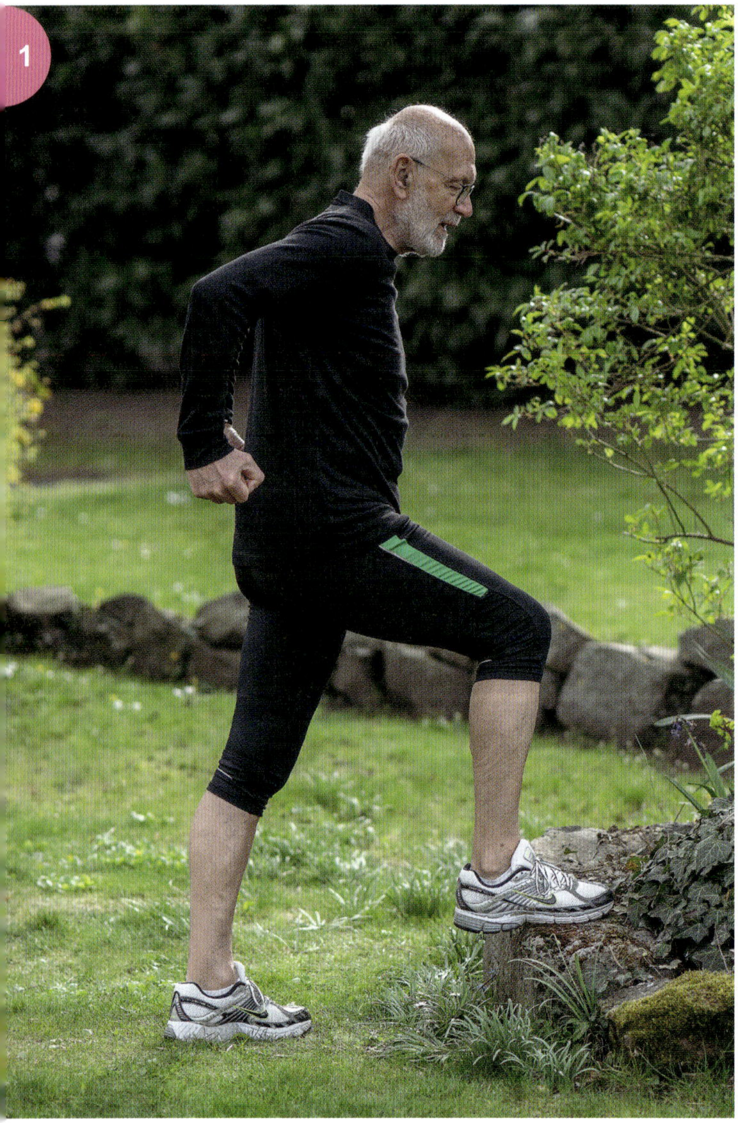

Für einen moderaten Einstieg in das Zirkeltraining empfiehlt es sich, die Belastungsdauer mit 20 Sekunden kürzer als die Erholungsdauer von 30 Sekunden zu gestalten:

1 20 Sek. Step-Ups, 30 Sek. Erholung mit Übungswechsel
2 20 Sek. Rudern vorgebeugt, 30 Sek. Erholung mit Übungswechsel
3 20 Sek. Kniebeuge, 30 Sek. Erholung mit Übungswechsel
4 20 Sek. Liegestütz, 2–3 Min. Pause bis zum Beginn des nächsten Zirkels

TRAININGSVORSCHLAG

- 2–3 Mal pro Woche an nicht aufeinanderfolgenden Tagen
- 2–3 Zirkel mit 20 Sek. Belastung und 30 Sek. Erholung
- 2–3 Min. Pause zwischen den Zirkeln

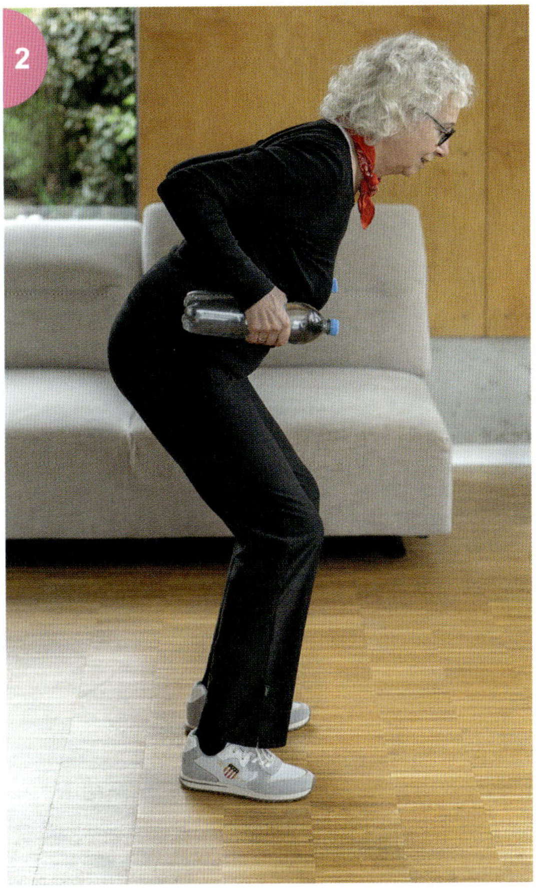
2

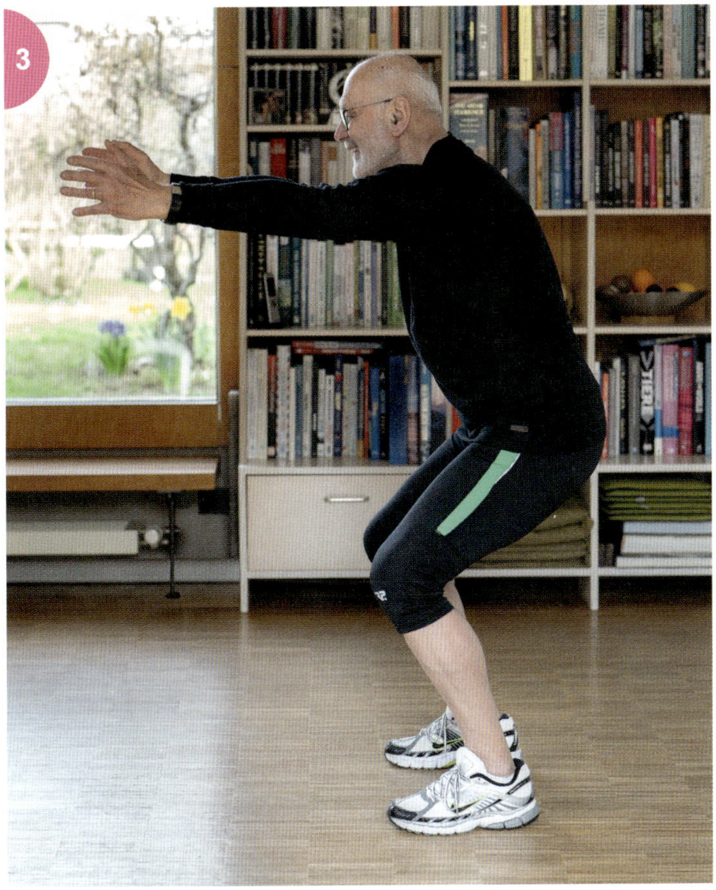
3

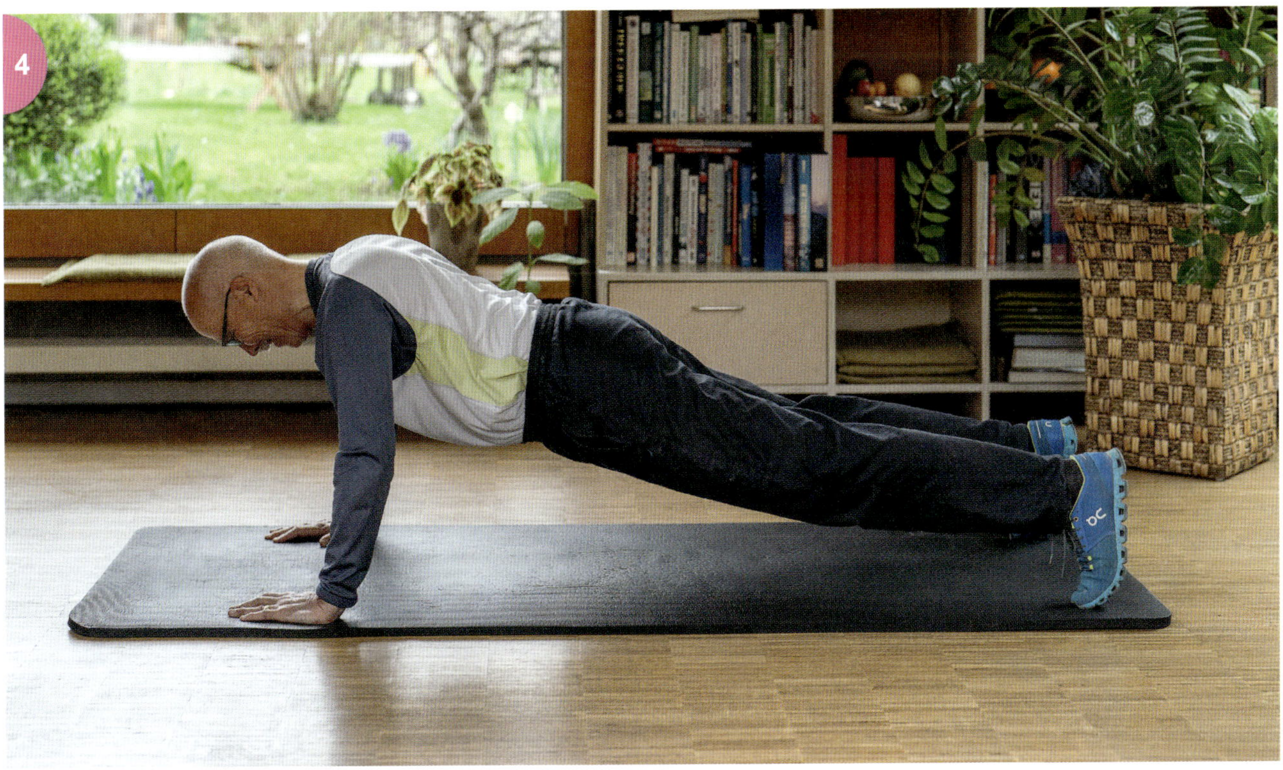
4

ZIRKELTRAINING

1 Ausfallschritte (Beinmuskulatur, siehe Seite 56/57)
2 Trizeps Kickbacks (Armstrecker und hintere Schultermuskulatur, siehe Seite 58/59)
3 Kniebeuge mit Holzhacker (Bein-, Rumpf- und Schultermuskulatur, siehe Seite 60/61)
4 Schwimmen (Rücken-/Rumpfmuskulatur, siehe Seite 54/55)

1

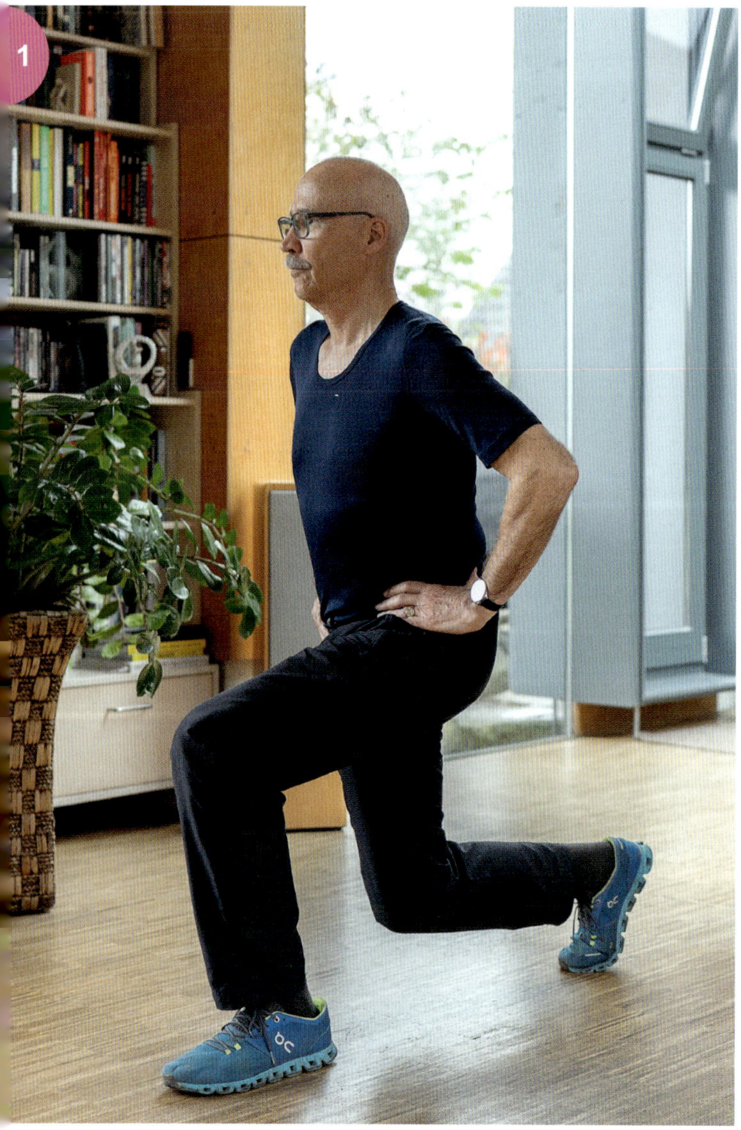

Für einen moderaten Einstieg in das Zirkeltraining empfiehlt es sich, die Belastungsdauer mit 20 Sekunden kürzer als die Erholungsdauer von 30 Sekunden zu gestalten:

1 20 Sek. Ausfallschritte, 30 Sek. Erholung mit Übungswechsel
2 20 Sek. Trizeps Kickbacks, 30 Sek. Erholung mit Übungswechsel
3 20 Sek. Kniebeuge mit Holzhacker, 30 Sek. Erholung mit Übungswechsel
4 20 Sek. Schwimmen, 2–3 Min. Pause bis zum Beginn des nächsten Zirkels

TRAININGSVORSCHLAG

- 2–3 Mal pro Woche an nicht aufeinanderfolgenden Tagen
- 2–3 Zirkel mit 20 Sek. Belastung und 30 Sek. Erholung
- 2–3 Min. Pause zwischen den Zirkeln

2

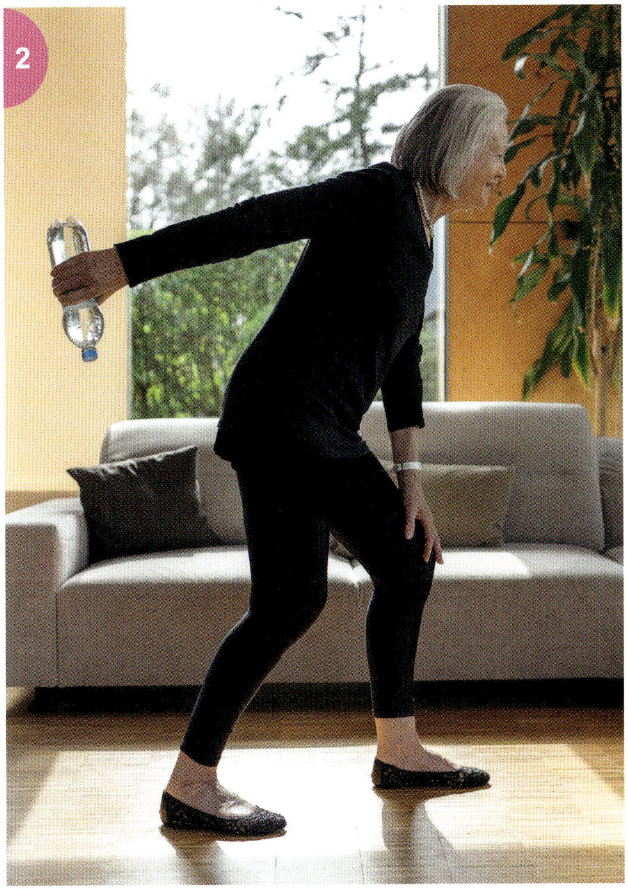

3

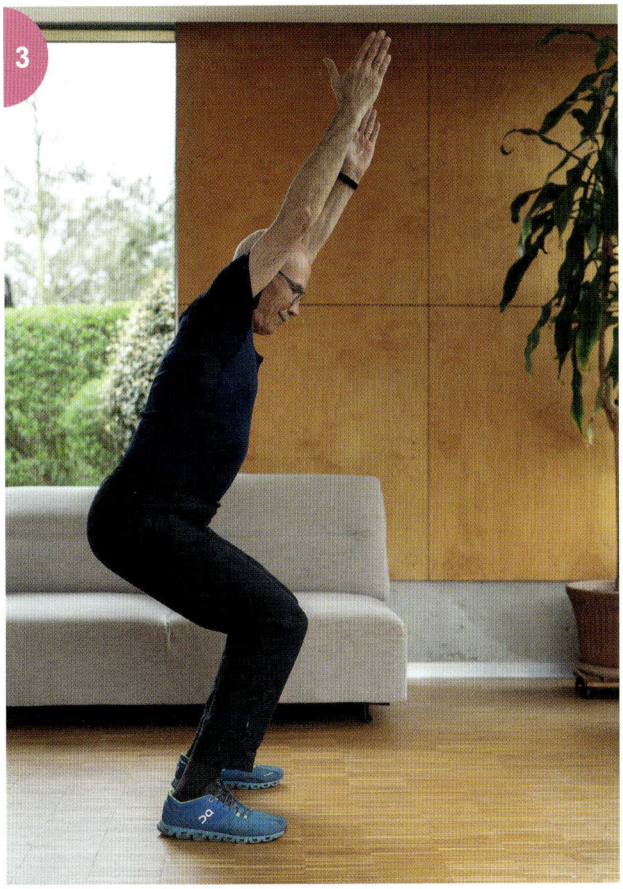

4

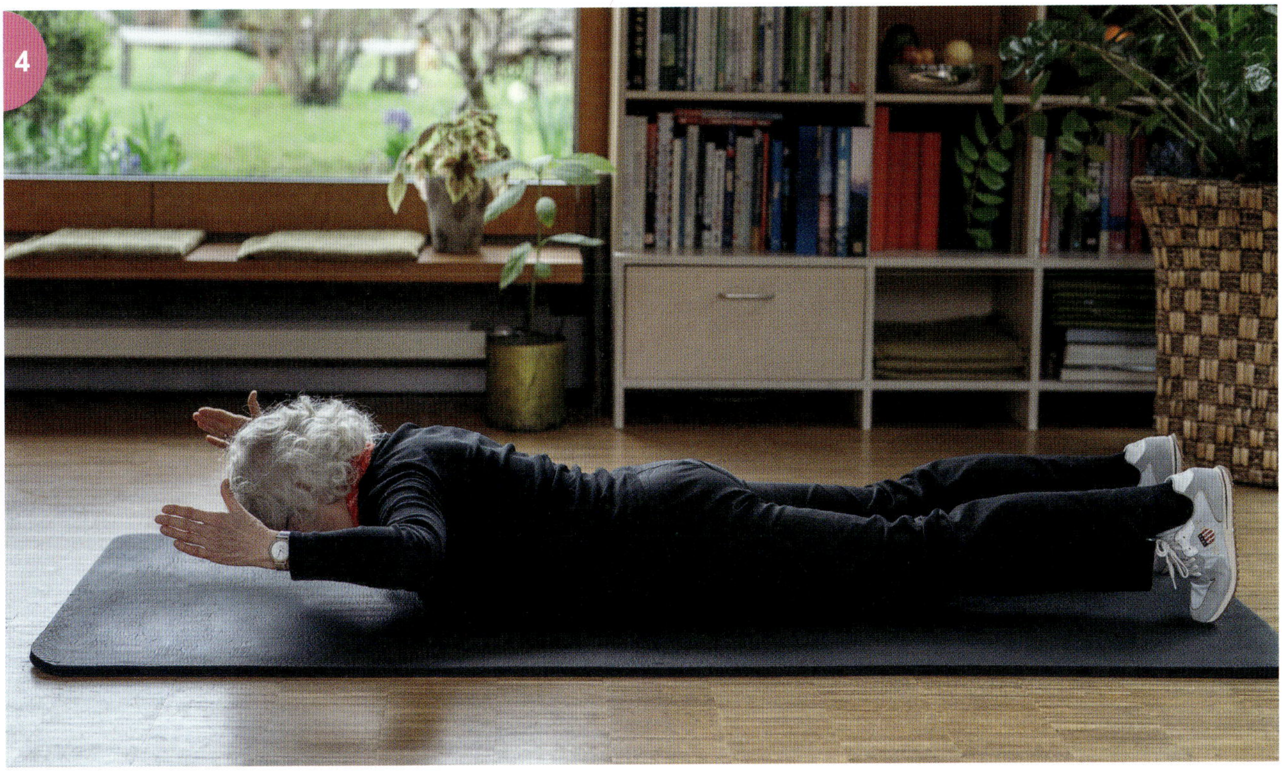

ZIRKELTRAINING

1. Planke (Rumpfmuskulatur, siehe Seite 38/39)
2. Beckenheben (hintere Oberschenkel- und Rückenmuskulatur, siehe Seite 68/69)
3. seitliche Planke (Rumpfmuskulatur, siehe Seite 50/51)
4. Schwimmen (Rücken-/Rumpfmuskulatur, siehe Seite 54/55)

Für einen moderaten Einstieg in das Zirkeltraining empfiehlt es sich, die Belastungsdauer mit 20 Sekunden kürzer als die Erholungsdauer von 30 Sekunden zu gestalten:

1. 20 Sek. Planke, 30 Sek. Erholung mit Übungswechsel
2. 20 Sek. Beckenheben, 30 Sek. Erholung mit Übungswechsel
3. 20 Sek. seitliche Planke, 30 Sek. Erholung mit Übungswechsel
4. 20 Sek. Schwimmen, 2–3 Min. Pause bis zum Beginn des nächsten Zirkels

TRAININGSVORSCHLAG

- 2–3 Mal pro Woche an nicht aufeinanderfolgenden Tagen
- 2–3 Zirkel mit 20 Sek. Belastung und 30 Sek. Erholung
- 2–3 Min. Pause zwischen den Zirkeln

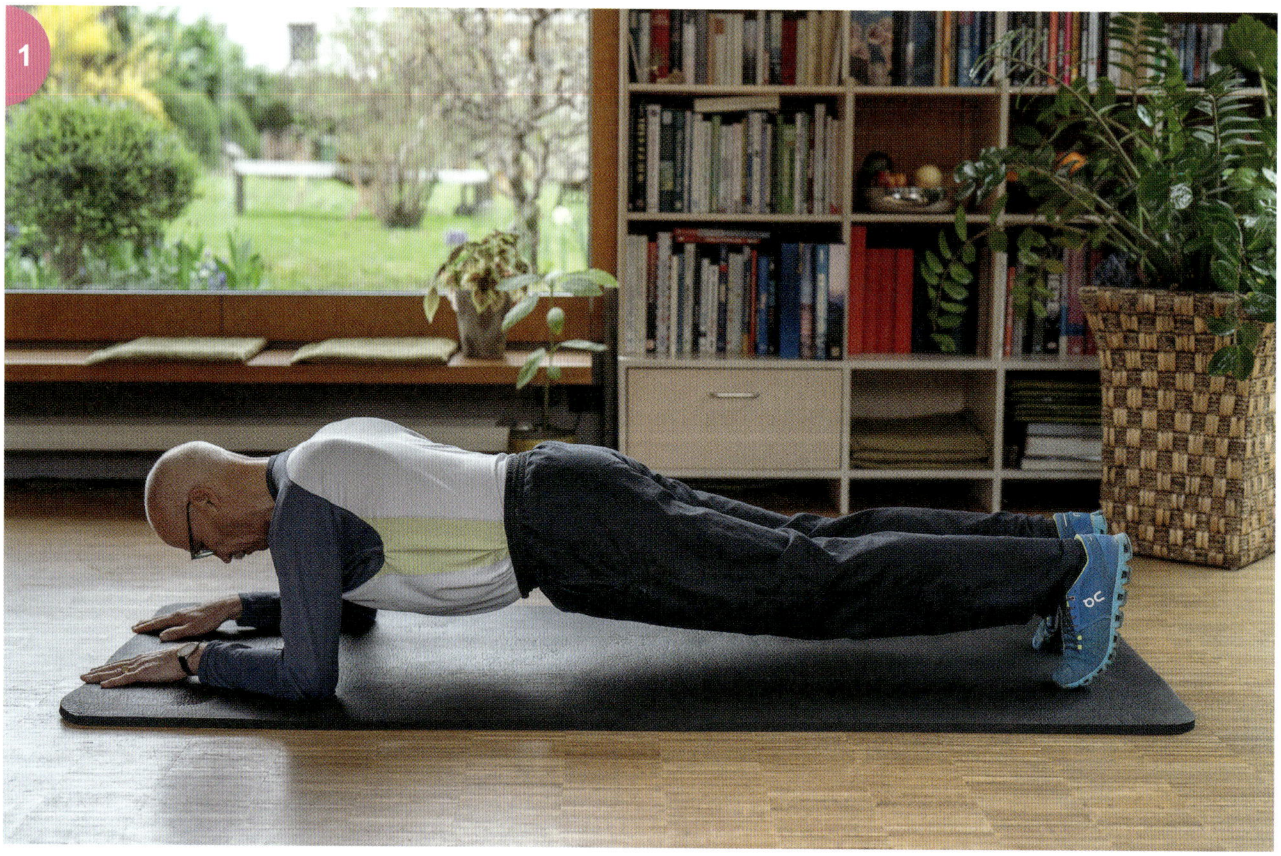

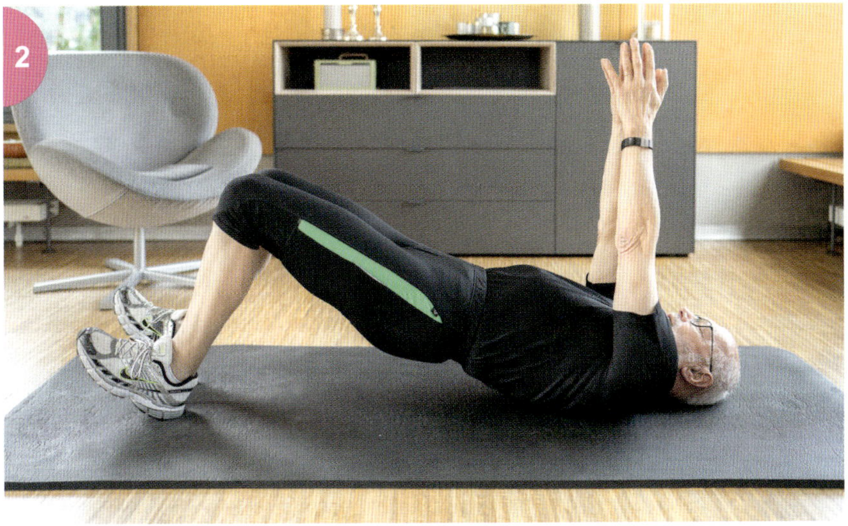
2

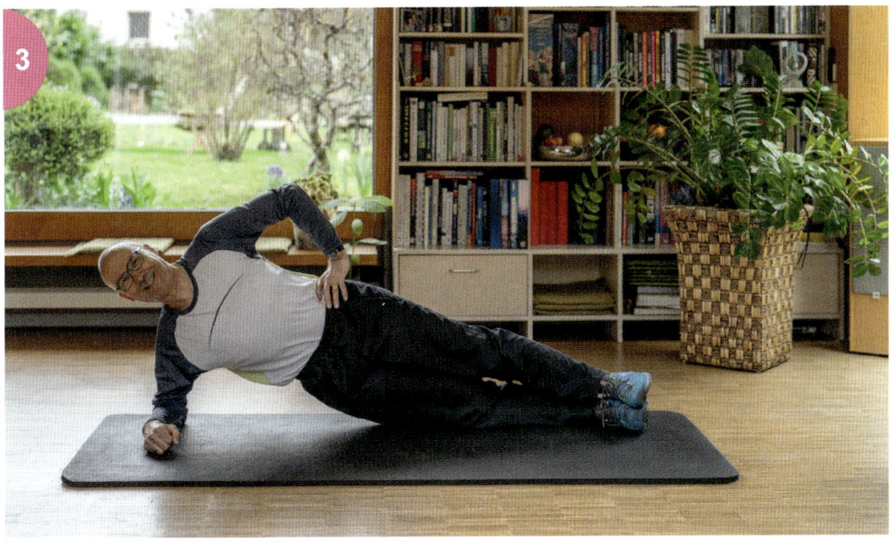
3

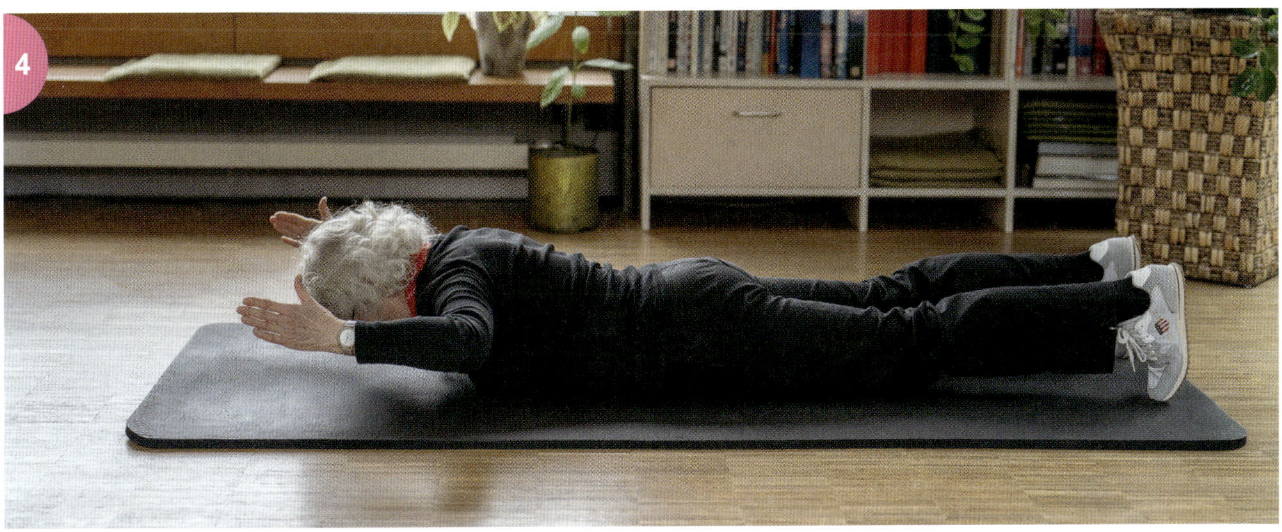
4

TRAININGSTAGEBUCH

Trainingstagebücher dienen dazu, ein gesünderes und kontrolliertes Leben zu unterstützen und dabei gute sowie schlechte Gewohnheiten zu verstehen, Ziele zu setzen und den Fortschritt zu verfolgen. Auch kann über einen längeren Zeitraum eine Steigerung der Übungen sinnvoll sein, um den Trainingseffekt beizubehalten.

Hier sehen Sie eine bereits teilweise ausgefüllte Trainingstagebuchseiten. Sie müssen nicht immer alles ausfüllen; tragen Sie die Dinge ein, die Ihnen wichtig und sinnvoll für Ihr individuelles Training erscheinen. Es kann jedoch sehr motivierend sein, wenn Sie eintragen, wie viel Zeit Sie pro Tag in Ihre Fitness investiert haben.

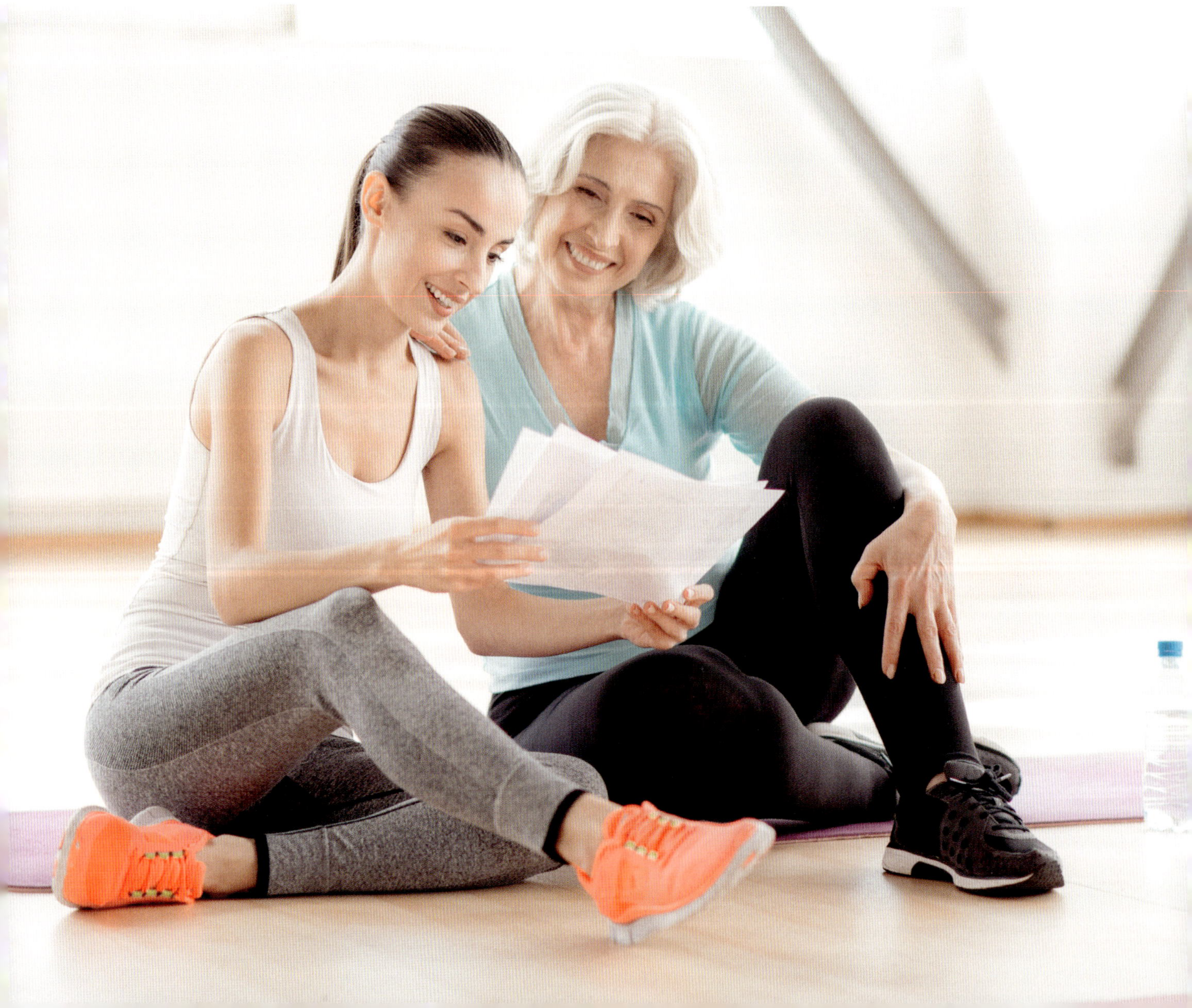

Stimmung | Energielevel | 24.11.23 Datum

Frühstück	Mittagessen	Abendessen
Dinkelbrot mit	Kohlrabisuppe	Backcamembert mit
Avocado und Rucola	Hähnchenschnitzel mit	2 Toastecken und
1 Rührei	Eierspätzle und	Preiselbeeren
	Chinakohlsalat	

Snacks	Flüssigkeit à 250 ml	Gewicht:
Apfelkuchen mit Sahne		79,2 kg
		Vitamine:
		B12-Tablette
	Schlafdauer: 6,5 Std.	
	Aufgewacht: 1 X	

Fitnessübung/Sport	Wdh.	Dauer	Puls min./max.	Notizen:
Hase und Jäger	3 x 17	13 Min.	62/67	etwas leicht
Kniebeugen	2 x 10	9 Min.	68/108	etwas anstrengend
Schwimmen	/	30 Min.	/	entspannend

FR (7), M (13), S (16), F (18), A (19)

5 6 7 8 9 10 11 12 13 14 15 16 17 18 19 20 21 22 23 24 1

FR = Frühstück · M = Mittagessen · A= Abendessen · S = Snack · F = Fitness

Stimmung

Energielevel

Datum

Frühstück	Mittagessen	Abendessen

Snacks	Flüssigkeit à 250 ml	Gewicht:
		kg
		Vitamine:
	Schlafdauer: Std.	
	Aufgewacht: X	

Fitnessübung/Sport	Wdh.	Dauer	Puls min./ max.	Notizen:

5 6 7 8 9 10 11 12 13 14 15 16 17 18 19 20 21 22 23 24 1

FR = Frühstück · M = Mittagessen · A= Abendessen · S = Snack · F = Fitness

Stimmung

Energielevel

Datum

Frühstück	Mittagessen	Abendessen

Snacks	Flüssigkeit à 250 ml	Gewicht:
		kg
		Vitamine:
	Schlafdauer: Std.	
	Aufgewacht: X	

Fitnessübung/Sport	Wdh.	Dauer	Puls min./ max.	Notizen:

5 6 7 8 9 10 11 12 13 14 15 16 17 18 19 20 21 22 23 24 1

FR = Frühstück · M = Mittagessen · A= Abendessen · S = Snack · F = Fitness

Stimmung

Energielevel

Datum

Frühstück	Mittagessen	Abendessen

Snacks	Flüssigkeit à 250 ml	Gewicht:
		kg
		Vitamine:
	Schlafdauer: Std.	
	Aufgewacht: X	

Fitnessübung/Sport	Wdh.	Dauer	Puls min./ max.	Notizen:

5 6 7 8 9 10 11 12 13 14 15 16 17 18 19 20 21 22 23 24 1

FR = Frühstück · M = Mittagessen · A= Abendessen · S = Snack · F = Fitness

Stimmung

Energielevel

Datum

Frühstück	Mittagessen	Abendessen

Snacks	Flüssigkeit à 250 ml	Gewicht:
		kg
		Vitamine:
	Schlafdauer: Std.	
	Aufgewacht: X	

Fitnessübung/Sport	Wdh.	Dauer	Puls min./ max.	Notizen:

5 6 7 8 9 10 11 12 13 14 15 16 17 18 19 20 21 22 23 24 1

FR = Frühstück · M = Mittagessen · A = Abendessen · S = Snack · F = Fitness

Gesund und beweglich bis ins hohe Alter

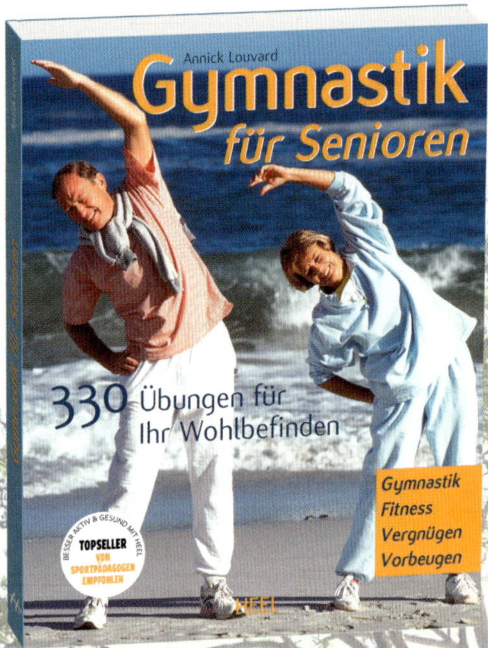

160 Seiten, 450 Abbildungen,
165 x 210 mm, Softcover
ISBN 978-3-89880-565-0
€ 18,00

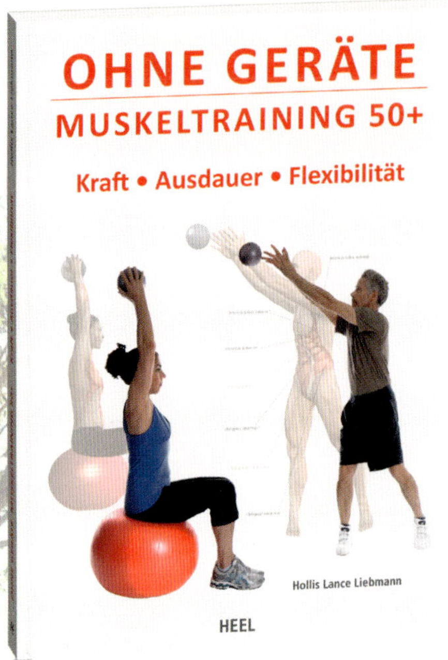

160 Seiten, zahlreiche Farbfotos und
Illustrationen, 215 x 270 mm, Softcover
ISBN 978-3-86852-920-3
€ 19,99

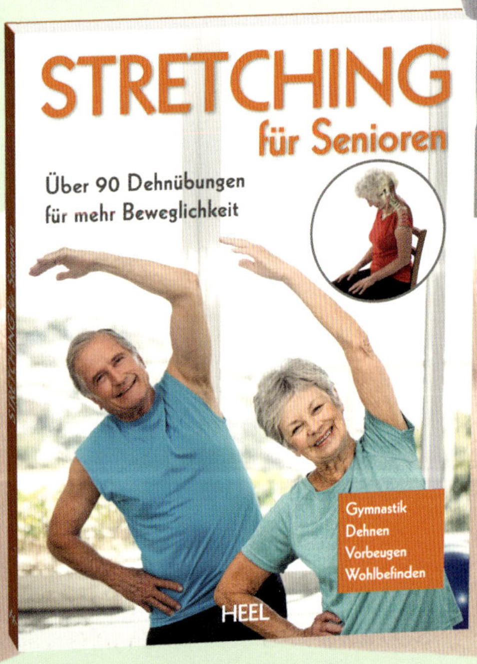

144 Seiten, zahlreiche Farbfotos,
210 x 274 mm, Softcover
ISBN 978-3-96664-196-8
€ 18,-

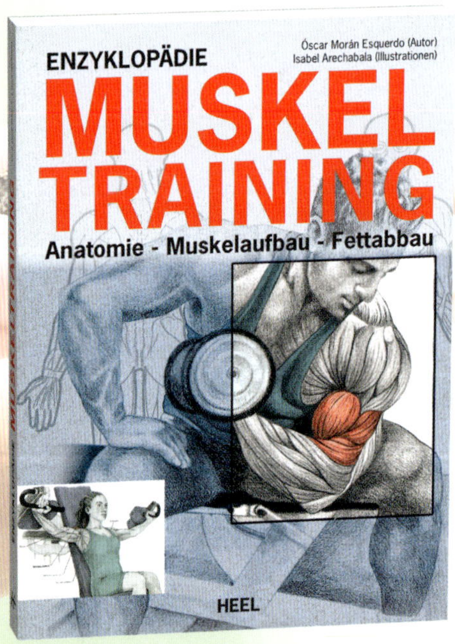

336 Seiten, zahlreiche farbige
Illustrationen, 210 x 295 mm, Softcover
ISBN 978-3-86852-123-8
€ 35,-

Unser komplettes Programm erhalten Sie in jeder Buchhandlung und im Internet unter www.heel-verlag.de